JN127139

コメディカルのための
専門基礎分野テキスト

シリーズ監修

自治医科大学名誉教授
日本内科学会名誉会員　　北村　諭
埼玉県立大学前学長　　　北川定謙

長野保健医療大学特任教授　福田恵美子　編集

人間発達学 改訂6版

中外医学社

●執筆者一覧 （執筆順）

福田恵美子　長野保健医療大学保健科学部特任教授
篠川裕子　神戸大学医学部保健学科（非常勤講師）
日田勝子　国際医療福祉大学福岡保健医療学部教授
外里冨佐江　長野保健医療大学保健科学部教授
森　直樹　山形県立保健医療大学保健医療学部准教授
境　信哉　北海道大学大学院保健科学研究院リハビリテーション科学分野教授
田附松代　どんぐり発達クリニック（言語聴覚士)
青木智子　平成国際大学教授
黒渕永寿　自治医科大学附属病院リハビリテーションセンター室長補佐

6版の序

「ゆく河の流れは絶えずして，しかももとの水にあらず．よどみに浮かぶうたかたは，かつ消えかつ結びて，久しくとどまりたるためしなし．～」と鴨長明の方丈記にある．

世の変化はうたかたのように留まることはないが，本書は大幅に揺るがされない身体的・精神的発達に視点を置き基本枠を示した．回復を促していくセラピストの思考過程は，螺旋状の発達過程を重要視し，段階を踏んだ対応を実践していると思う．

人間の発達は，幼児教育の発達過程にある子どもや発達障害関係の分野にのみ必要と思われがちである．しかし多くの小児科医，精神科医，PT，OT，ST，CP，幼児教育者，小中学校・高校・大学の教育者，障害者雇用の関係者達から，対象者と接していて，幼児期の発達が参考となると伝えられることが多い．人間発達学が，人の生涯を考えての学問であることを再認識するような評価である．

執筆者の方々は，螺旋的で連続的な発達過程の文章表現を模索しながら筆を運んで下さっている．

第6版の特徴は，厚労省と文科省の最新のデータ，現代のニーズに応えられるよう「コラム」で示し，社会的な問題や健康に関する考え方を示し，客観的な視点が持てるよう新たな尺度も含めた．

人が辿ってきた生活の過程を大切にし，対象児・者の動作・行動・行為は，必ず何らかの意味があって行ってきたことを理解し，二次障害を最小限に留められる対応を心がけられたら，この本に思いをこめた意図が達成される．

人を理解するには，身体の構造と機能と環境との相互関係で判断することが大切である．心身の構造や機能を把握して第6版を読んで頂けるとありがたい．

日頃の業務や学会などで大変お忙しい中，快諾しご協力頂いた執筆者の方々と，中外医学社の宮崎様，編集の沖田様に，第6版が出版できたことに感謝致します．

2022年7月

福田恵美子

初版の序

　人間発達学は，人と関係する職種にとって，人間の基礎となる知識を学びとることができる学問の1つである．これは発達過程にある子どもや発達障害関係の分野にのみ必要と思われがちであるが，高齢社会の現在，多くの小児科医や発達領域に携わっているPT・OT・ST達は，高齢者と接する時に，今まで子どもに提供してきた知識や技術が大変役に立っていると述べている．人間発達学は子どもの領域に限った学問ではなく，人の生涯を考えての学問であることを再認識して触れて頂きたいと感じている．

　本書を執筆して頂いた方々は，OTの分野で臨床と研究を重ね，現在も追い求めておられる方々である．本書では，社会環境が変化しても大幅に揺るがされない身体的・精神的発達に視点を置いてその基本枠を捉えることにした．健常な発達過程と障害学を学んでいるコメディカルスタッフは，臨床実践から，断片的な発達の捉え方でなく，螺旋的発達の連続性を重要視した人間発達過程の捉え方の必要性を感じている．著者達は，螺旋的で連続的な発達過程をどのように表現したら判りやすいのか模索しながら執筆して下さったため，少々重複している部分もある．

　本書の特徴は，前半に全般的な人間発達過程を，後半に深く掘り下げたい領域として視覚，ハンドスキル，感覚・知覚・認知，言語，コミュニケーション，対人機能領域を取り上げ，詳細に述べた点にある．また健常な発達を捉える評価指標を取り上げ，その特徴を示した．健常児の発達の捉え方は，各職種により把握している側面に多少の相違が生じてはいるが，健康な状態を把握していることに変わりはない．

　障害児・者と関係している職種においては，人が障害を持ち行動・行為が滞ったとき，人が辿ってきた発達過程に戻って考える参考として本書を活用し，優しい無理のない対応を心がけて頂けたら著者の一人として大変嬉しい．

　中外医学社の荻野様，上村様に暖かく支えて頂き完成した本であることに感謝したい．

2005年1月

福田恵美子

■目　次■

1章　人間発達の概念

1 **人間発達 human development とは** ‥‥‥‥‥‥‥‥＜福田恵美子＞　2
　　1. 人間の発達‥‥‥‥‥‥‥‥‥‥‥‥‥‥‥‥‥‥‥‥‥‥‥‥‥‥‥2
　　2. 発達過程と発達期の区分 ‥‥‥‥‥‥‥‥‥‥‥‥‥‥‥‥‥‥‥‥3
　　3. 発達に関する用語‥‥‥‥‥‥‥‥‥‥‥‥‥‥‥‥‥‥‥‥‥‥‥4
　　4. 発育の 4 原則‥‥‥‥‥‥‥‥‥‥‥‥‥‥‥‥‥‥‥‥‥‥‥‥‥4
　　5. 発達とは‥‥‥‥‥‥‥‥‥‥‥‥‥‥‥‥‥‥‥‥‥‥‥‥‥‥‥6

2 **発達概念の歴史的変遷**‥‥‥‥‥‥‥‥‥‥‥‥‥‥‥‥＜福田恵美子＞　8
　　1. 「小さな大人」としての概念時代‥‥‥‥‥‥‥‥‥‥‥‥‥‥‥‥9
　　2. 子ども固有の存在としての認識時代 ‥‥‥‥‥‥‥‥‥‥‥‥‥‥10
　　3. ルソーの「エミール」にみる発達概念時代 ‥‥‥‥‥‥‥‥‥‥‥10
　　4. 「エミール」以降にみる発達概念時代 ‥‥‥‥‥‥‥‥‥‥‥‥‥10
　　コラム 1. 児童虐待に関する法律の経緯 ‥‥‥‥‥‥‥‥‥‥‥‥‥‥12

3 **発達理論：先人たちの理論の概要**‥‥‥‥‥‥‥‥‥＜福田恵美子＞　13
　　1. 運動機能の発達‥‥‥‥‥‥‥‥‥‥‥‥‥‥‥‥‥‥‥‥‥‥‥13
　　　　a. ゲゼルの発達理論：成熟優位説 ‥‥‥‥‥‥‥‥‥‥‥‥‥‥13
　　　　b. マックグローの発達理論 ‥‥‥‥‥‥‥‥‥‥‥‥‥‥‥‥‥15
　　　　c. エアハルトの発達学的把持理論 ‥‥‥‥‥‥‥‥‥‥‥‥‥‥19
　　2. 感覚・知覚機能の発達 ‥‥‥‥‥‥‥‥‥‥‥‥‥‥‥‥‥‥‥‥20
　　　　エアーズの感覚統合理論 ‥‥‥‥‥‥‥‥‥‥‥‥‥‥‥‥‥‥20
　　3. 認知機能の発達‥‥‥‥‥‥‥‥‥‥‥‥‥‥‥‥‥‥‥‥‥‥‥20
　　　　ピアジェの発生的認知理論 ‥‥‥‥‥‥‥‥‥‥‥‥‥‥‥‥‥20

  4. 心理・社会的機能の発達 ………………………………… 23

    a. フロイトの発達理論: 心理・性的発達論 ……… 23

    b. エリクソンの発達段階（人生の 8 段階）: 人生周期説…… 23

    c. ボウルビーの愛着理論 ………………………………… 26

2章 ライフステージにおける生活活動の発達過程と取り組んでいる課題

1 胎芽・胎児期 ……………………………………… ＜福田恵美子＞ 28

  1. 胎芽・胎児の発育過程 ……………………………………… 28

  2. 知・情・意の基盤 …………………………………………… 31

  3. 異常状態の発現時期 ………………………………………… 31

2 新生児期 ……………………………………………… ＜福田恵美子＞ 36

  1. 新生児の健康状態 …………………………………………… 36

  2. 在胎期間と出生体重による分類 …………………………… 37

  3. ハイリスク要因と症状 ……………………………………… 38

  4. 新生児期と母子関係 ………………………………………… 39

3 乳児期 ………………………………………………… ＜篠川裕子＞ 41

  1. 身体的発達 …………………………………………………… 41

    a. 体重と身長 ……………………………………………… 41

    b. 頭位 ……………………………………………………… 43

    c. 骨と歯 …………………………………………………… 43

  2. 運動的機能の発達 …………………………………………… 44

  3. 認知的機能の発達 …………………………………………… 50

  4 情緒・社会的機能の発達 …………………………………… 53

4 幼児期 ………………………………………………… ＜篠川裕子＞ 56

 （1）前期 ………………………………………………………… 56

  1. 身体的発達 …………………………………………………… 56

   a. 身長・体重・頭囲 ··································· 56

   b. 骨と歯 ··· 56

  2. 運動的機能の発達 ································· 57

   a. 粗大運動の発達 ································· 57

   b. 微細運動の発達 ································· 57

  3. 認知的機能の発達 ································· 58

   a. 認知の発達 ······································· 59

   b. 言語の発達 ······································· 59

  4. 情緒・社会的機能の発達 ······················ 60

（2）後期 ··· 63

  1. 身体的発達 ··· 63

  2. 運動的機能の発達 ································· 63

   a. 粗大運動の発達 ································· 63

   b. 微細運動の発達 ································· 64

  3. 認知的機能の発達 ································· 65

   a. 認知の発達 ······································· 65

   b. 言語の発達 ······································· 65

   c. 思考・概念の発達 ······························ 66

  4. 情緒・社会的機能の発達 ······················ 67

5 **学童期** ································ ＜日田勝子＞ 69

（1）低学年 ·· 69

  1. 身体・生理的機能の発達 ······················ 69

   a. 身体的発達 ······································· 69

   b. 骨や歯の発達 ···································· 69

  2. 運動的機能の発達 ································· 71

  3. 認知的機能の発達 ································· 71

   a. 認知の発達 ······································· 71

   b. 言語の発達 ······································· 72

  4. 情緒・社会的機能の発達 ······················ 74

   a. 感情の発達 ······································· 74

　　　b．社会性の発達 ……………………………………… 75

（2）高学年 …………………………………………………… 78

　1．身体・生理的機能の発達 ……………………………… 78

　2．運動的機能の発達 ……………………………………… 78

　3．認知的機能の発達 ……………………………………… 79

　　　a．認知の発達 …………………………………………… 79

　　　b．記憶の発達 …………………………………………… 81

　　　c．言語の発達 …………………………………………… 81

　4．情緒・社会的機能の発達 ……………………………… 83

　　　a．感情の発達 …………………………………………… 83

　　　b．性格的発達 …………………………………………… 85

コラム 2．成長した現代の子供たち ……………………… 70

　　　 3．コロナ流行と子どもの運動能力 …………………… 80

　　　 4．小・中学生のいじめ ………………………………… 86

6　青年期 ……………………………………… ＜日田勝子＞　89

（1）中学生 …………………………………………………… 89

　1．身体・生理的機能の発達 ……………………………… 89

　　　a．身体的機能の発達 …………………………………… 89

　　　b．生理的機能の発達 …………………………………… 89

　　　c．健康状態 ……………………………………………… 91

　2．認知・心理・社会的機能の発達 ……………………… 92

　　　a．認知的機能の発達 …………………………………… 92

　　　b．心理・社会的機能の発達 …………………………… 93

（2）高校生 …………………………………………………… 95

　1．身体・生理的機能の発達 ……………………………… 95

　2．認知・心理・社会的機能の発達 ……………………… 96

　　　a．心理・社会的機能の発達 …………………………… 96

　　　b．生活と意識 …………………………………………… 97

（3）大学・社会人 ………………………………………… 102

　1．身体・生理的機能の発達 …………………………… 103

   2. 認知・心理・社会的機能の発達 ……………………………… 103

     a. 認知的機能の発達 ………………………………………… 103

     b. 心理・社会的機能の発達 ………………………………… 103

 コラム 5. 男女の身長・体重の変化 ……………………………… 90

   6. 不登校 ……………………………………………………… 94

   7. 年齢別の死因 ……………………………………………… 98

   8. ヤングケアラー …………………………………………… 101

7 成人期 ……………………………………………… ＜外里冨佐江＞ 105

（1）前期 ……………………………………………………………… 105

   1. 身体・生理的機能の発達 ………………………………… 105

   2. 心理・社会的機能の発達 ………………………………… 106

     a. 職業について …………………………………………… 106

     b. 結婚・出産について …………………………………… 108

     c. 育児について …………………………………………… 110

     d. 虐待について …………………………………………… 111

（2）中期 ……………………………………………………………… 112

   1. 身体・生理的機能の発達 ………………………………… 112

   2. 運動的機能の発達 ………………………………………… 113

   3. 心理・社会的機能の発達 ………………………………… 114

     a. 心理的機能の発達 ……………………………………… 114

     b. 社会的機能の発達 ……………………………………… 114

（3）後期 ……………………………………………………………… 116

   1. 身体・生理的機能の発達 ………………………………… 117

     a. 身体的機能の発達 ……………………………………… 117

     b. 生理的機能の発達 ……………………………………… 117

   2. 運動的機能の発達 ………………………………………… 120

   3. 心理・社会的機能の発達 ………………………………… 121

     a. 心理的機能の発達 ……………………………………… 121

     b. 社会的機能の発達 ……………………………………… 121

 コラム 9. 不妊症 …………………………………………………… 105

  10. フリーターとニート………………………………………107

  11. バブル崩壊……………………………………………………107

  12. 成人の発達障害……………………………………………108

  13. 性同一性障害，トランスジェンダー，LGBT（GLBT）…………110

  14. メタボリックシンドローム（内臓脂肪症候群）……………113

  15. メンタルヘルス……………………………………………115

  16. 過労死等防止対策推進法………………………………115

8 高齢期………………………………………＜外里冨佐江＞ 123

（1）前期……………………………………………………………123

 1. 身体・生理的機能の発達………………………………129

  a. 身体的機能の発達………………………………129

  b. 生理的機能の発達………………………………131

 2. 運動的機能の発達………………………………………135

  a. 姿勢制御……………………………………………135

  b. 歩行…………………………………………………136

 3. 知的機能の発達…………………………………………137

  a. 知能…………………………………………………137

  b. 記憶…………………………………………………139

  c. 生活…………………………………………………139

 4. 心理・社会的機能の発達………………………………140

  a. 心理的機能の発達………………………………140

  b. 社会的機能の発達………………………………143

（2）後期……………………………………………………………143

 1. 身体・生理的・運動機能の発達………………………143

 2. 心理・社会的機能の発達………………………………145

  a. 個性化と統合……………………………………147

  b. 死について…………………………………………147

  c. 死とその受容，信仰……………………………149

コラム 17. 高齢者の定義について………………………………123

  18. フレイル………………………………………………124

19. サルコペニア ……………………………………… 125

20. ロコモティブシンドローム ……………………… 127

21. 記憶の分類 ………………………………………… 139

22. 脳と感情の老化 …………………………………… 141

23. 百寿者 ……………………………………………… 144

24. 経験知 ……………………………………………… 145

25. 高齢者像 …………………………………………… 146

26. 老衰 ………………………………………………… 148

27. 新しい最期の迎え方 ……………………………… 149

3章 ライフステージにおける機能別発達過程と取り組んでいる課題

1 原始反射，姿勢反射・反応 ……………………… ＜森　直樹＞ 154

1. 原始反射 …………………………………………… 154

    a. 脊髄レベル …………………………………… 154

    b. 脳幹レベル …………………………………… 158

2. 姿勢反射・反応 …………………………………… 161

    a. 中脳レベル …………………………………… 161

3. 平衡反応 …………………………………………… 163

    a. 大脳皮質レベル ……………………………… 163

2 姿勢調整，移動運動 …………………………… ＜森　直樹＞ 167

1. 胎児期の運動発達と乳幼児の自動運動の特性 …… 167

    a. 胎児の運動発達 ……………………………… 167

    b. U字現象 ……………………………………… 168

    c. ジェネラルムーブメント …………………… 169

2. 姿勢と運動の制御 ………………………………… 170

    a. 姿勢反射 ……………………………………… 170

    b. 姿勢調整 ……………………………………… 171

    c. 姿勢調整の段階的発達 ……………………… 172

    d. 運動と姿勢の制御レベル …………………… 173

      e. 姿勢制御と運動発達理論 ·· 174

      f. 姿勢制御に寄与する感覚機構の発達 ····························· 176

   3. 移動運動 ··· 179

      a. 移動運動 locomotion の発達 ··································· 179

      b. 歩行制御の仕組み ··· 179

      c. 歩行の発達について ·· 180

3 **視覚・眼球運動** ·· ＜境　信哉＞　184

   1. 視覚の発達 ··· 184

      a. 視覚発達研究の方法 ·· 184

      b. 胎児期における視覚の発達 ····································· 186

      c. 出生後の視覚の発達 ·· 186

   2. 眼球運動の発達 ·· 191

      a. 胎児期における眼球運動の発達 ······························ 191

      b. 出生後の眼球運動の発達 ·· 192

  コラム 28. 子どもの大脳性視覚障害 ····························· 192

4 **ハンドスキル** ··· ＜境　信哉＞　193

   1. ハンドスキルの発達に影響する様々な要因 ··············· 193

   2. 種々のハンドスキルの発達 ····································· 193

      a. リーチ ··· 193

      b. 把握 ·· 195

      c. 自発的リリース ·· 197

      d. 手内操作スキル ·· 197

      e. 筆記用具の把持 ·· 198

      f. ハサミの操作 ·· 200

5 **聴覚・言語の機能と発達** ························· ＜田附松代＞　202

  （1）聴覚の発達 ·· 202

   1. 胎児期における聴覚機能の発達 ······························ 202

   2. 新生児・乳児の聴覚機能の発達 ······························ 202

   3. 幼児期における聴覚機能の発達 ······················ 205

   4. 幼児以降の聴覚機能 ······························· 205

   5. 聴覚の機能 ····································· 213

(2) 言語発達の機能 ·· 214

   1. 乳児期における言語・コミュニケーションの発達 ·········· 215

      a. 新生児期における授乳を通してのコミュニケーションの変化 215

      b. 乳児のクーイングの始まり ···················· 215

      c. 咽頭の拡張と傾聴の姿勢 ····················· 215

      d. 移動が可能になり, 発語の準備が整う ············· 216

      e. 「聴く」力の成長 ························· 217

   2. 幼児期における言語・コミュニケーションの発達 ·········· 217

      a. 探索行動を通し, 語彙を身につける ·············· 218

      b. 自発語の表出 ·························· 218

      c. 言語理解・表出の爆発的増加 ··················· 220

      d. 適切なターンテイキングを行う ················· 220

      e. 物語を聴くこと・自身で物語ることを楽しむ ·········· 220

   3. 学童期における言語・コミュニケーションの発達 ········· 221

   4. 言語の機能 ····································· 221

コラム 29. 胎児も聞いていた ····························· 203

    30. Auditory Neuropathy（AN）とは？ ··············· 207

    31. 聴こえにくさが孤独へ ························ 212

6 　心理・社会的（対人関係）機能 ············· ＜青木智子＞ 222

   1. 情緒の発達 ····································· 222

   2. 思考の発達 ····································· 223

      a. アニミズム ··························· 224

      b. 自己中心性 ··························· 224

   3. 社会性の発達 ···································· 226

      a. 信頼関係の獲得としつけ ····················· 226

      b. 対人関係 ···························· 227

      c. 社会人への準備 ························· 228

      d. 交友関係の発達 ……………………………………………… 228

4章　生涯発達に関する各種検査

1 生涯発達検査の意義 ……………………………………… ＜福田恵美子＞　232

2 発達測定尺度 …………………………………………………………… 234

  （1）小児系尺度 ………………………… ＜黒渕永寿　田附松代＞　234

    1. 発達検査の目的 …………………………………………… 234

    2. 発達検査の種類 …………………………………………… 234

    3. 各発達検査の概要解説と検査表 ………………………… 237

      a. 一般的発達検査 ……………………………………… 237

      b. 知能発達検査 ………………………………………… 242

      c. 社会性（行動）の発達検査 ………………………… 246

      d. 感覚・知覚・認知の処理過程の発達検査 ………… 250

  （2）高齢者の検査について ……………………… ＜外里冨佐江＞　260

    1. 測定尺度の種類 …………………………………………… 260

    2. 身体機能評価 ……………………………………………… 266

    3. 活動能力の評価 …………………………………………… 271

    4. 精神機能の評価 …………………………………………… 278

    5. 心理的評価 ………………………………………………… 278

索　引 …………………………………………………………………… 289

1章

人間発達の概念

人間発達 human development とは

1 人間の発達

　人間に関する用語は，「ヒト」「人」「人間」と表現されているのを目にすると思う．表1にその違いを簡単に述べておく．

　人間は，生物として地球上に存在し，社会の中で生活し，心理・社会的に個々人の任務を遂行し，一生涯を全うしていく生物である．人間は生まれながらにして，生物として育ち生きていく能力を備えている．抽象的な表現で「育ち」という言葉が用いられているが，育ちは，成長と発達の側面で観察される現象を示している．ヒトの育ちに関して，竹下[1]は，表2のように述べている．

　発達過程の乳・幼児期には，主に身体的に顕著な成長を遂げ，子どもが生活する環境の中で，人間としての身体的な基礎作りがなされ，身体活動から生じる心理・社会的な実体験を通して青年期の準備をしている．青年期には，ダイナミックに心理・社会的発達を遂げ，大人としての基礎が構築されていく．成人期や高齢期には，心身ともに質的な変化を成し遂げる時期であるが，身体的には必然的に停滞または下降傾向を示すが，精神的には円熟期

表1　人間に関する用語

「ヒト」	人間の生物学上の標準和名で，生物の一種として用いられる．
「人」	法律において使われる．
「人間」	人文，社会学において使われる．

表2　人間に関する育ちの用語

①生命を持つ生物としての育ち
②進化に宿命された素因と環境に影響された育ち
③学習と努力により，心を持つ人間としての育ち

JCOPY 498-07693

を迎え，人生を創りあげていく．人間は能動的に取り組むことで，人生の最後まで，心身ともに何らかの形で発達を遂げていく生物である．

2 発達過程と発達期の区分

発達とは，「分化（specialization）と統合（integration）が繰り返されて進展し，相互作用をもって，特定の方向に向かう変化である」といえる．年齢が進むにつれて，人間になる諸要素が明確（分化）になり，それらが相互に関連しあって統合され，単純な状態から複雑な状態へと経過していく過程である．

その経過には発達期があり，それに関しては，教育，社会，法律，医療的などの種々の立場により種々の区分がなされている．コメディカルの立場から，生物学的な側面と心理・社会的な側面から，表3のような区分を提案した．年齢の重なりは，発達過程がきちんと区分できるものではないと判断したからである．また，子

表3 人間発達期の区分

区分		年齢
胎児期 （早産児）		9週〜出生（40週） 37週以前
新生児期		出生後4週
乳児期		0〜 1歳
幼児期	前期	1〜 3歳
	後期	3〜 6歳
学童期		6〜12歳
青年期	前期	12〜18歳
	後期	18〜22歳
成人期	前期	22〜35歳
	中期	35〜50歳
	後期	50〜60歳
高齢期	前期	65〜74歳
	後期	75歳〜

時期	快楽	自己主張	自己統制	達成・有能感	自己認識	社会的満足
年齢	0〜1歳	1〜3歳	3〜7歳	7〜15歳	15〜22歳	22歳〜
課題	自己中心的な哺乳，摂食，基礎的身体活動，喃語，感覚遊び，甘え（親子の絆）					
		言語的要求，対人交流，目的遊び，物事に対する関心の喚起				
			多語文，疑問文の応答，ルール遊び，応用的身体活動への関心の喚起			
				集団活動，課題の達成，自己実現，社会的促進		
					自己実現，他者との出会い，価値観，自己概念	
						職業人としての継続，仕事観，家族の形成・世話

図1 発達段階の区分（子どもの能動的行動の視点から）

表 4　発達に関する用語の定義

成長　growth
　　細胞分裂により生物が量的に増大していく成熟への過程で，種々の器官や臓器をつくりそれらが集合して個体となる．形態の量的変化を指し測定することができる．身長や体重はその代表である．「体が育つ」ことといえる．

発達　development
　　生物学的構造や機能が，分化，多様化，複雑化していく過程で，潜在している機能が時間と共にその姿を現し，経験，練習，訓練，教育などによる学習が加わった現象である．「精神を中心として構造や機能が育つ」ことといえる．

成熟　maturation
　　生物学的に充分に安定した構造・機能になっていくことである．充分に成長，発達することでもある．性成熟，骨成熟，脳成熟などはその代表である．

発育　growth and development
　　「成長，発達」を統合した言葉である．

成育　development
　　動物が育って成熟する，または大きくなることである．

どもの能動的行動の視点から，図 1 を参考にすると臨床的に役に立つのではないかと考える．近年，子どもたちの行動が能動性に欠け，指示待ち人間になっているのではないかと言われている．子どもの能動的な行動を図 1 から読み取って対応してはいかがだろうか．

3　発達に関する用語

　人間が単純な状態から複雑になっていく過程の用語は，「成長」「発達」「成熟」「発育」「成育」など，種々の言葉で表現されている．これらの言葉を定義したものを表 4 に示す．要約すると，「成長とは，体が育つこと」，「発達とは，精神を中心として，構造や機能が育っていくこと」といえる．

　運動や動作が変化していく過程を運動発達，精神的（心的・知的）に行動が変化していく過程を精神発達という．

4　発育の 4 原則

　人間は，個人的なものばかりでなく進化論的な立場からも年齢，性別，民族，発達パターン，生体機能などにおいて，異なった形，大きさ，現象などを示し，個々人による差が生じていて，多様化 heterogeneity を示している．

表5　発育の4原則

1. 順序性と方向性
   - 乳児期の運動発達は，中枢神経系の成熟と関連していて，一定の順序性と方向性を示している.
   - 順序性：進化の過程で獲得してきた遺伝的なもので，遺伝子によってコントロールされているが，ある程度の個人差はある.
     - (例)　在胎内での発育に少々の個人差はあるが，おおよそ同じ期間に同じような発育をしている.
       機能の発達は，おおよそ以下の順序で発育する（中枢神経と末梢神経の髄鞘化と深く関わっている).
       定頸⇒寝返り⇒座位⇒這う⇒つかまり立ち⇒独歩
       注視⇒手で遊ぶ⇒玩具で遊ぶ⇒人と遊ぶ
   - 方向性：①頭部から尾部へ：例えば，見る⇒上肢を届かせる⇒足も使う
       ②身体の中枢部から末梢部へ：例えば，上腕の運動は指先よりも早く発達する.
       ③粗大運動から微細運動へ：乳児の粗大な全身運動⇒目的的な正確な運動に
       ④発育が進むほど，個人的な違いが大きくなる：個人的要因と環境的要因が関係
2. 速度の多様性
   - 時期，臓器，性別，機能の成熟などにより異なる（図2).
     - (例)　身長は，時期的には，乳児期，学童期後期，青年期前期に急速に伸びる. 性差では，学童期後期頃は女児が，青年期前期頃は男児が伸びる.
       脳は，出生後急に大きくなって，5歳くらいで成人の80％くらいの重量になる.
       生殖器は，青年期前期頃より急速に発育し，成人の大きさに達する.
3. 敏感期の存在
   - 身体的器官や精神機能の現象には，決定的に重要な時期がある.
     - (例)　母親の妊娠初期（妊娠3カ月目が終わる前）に風疹に感染すると，新生児が白内障や心臓奇形をもって生まれてくる.
       乳児は，生後7カ月（～10カ月）くらいまでに母親との愛着関係を作りあげるといわれている.
       2歳半までの間目隠しをして物を見せないと，永久に物が見えるようにはならないと言われている.
4. 相互作用の影響
   - 細胞や臓器，生活の場における刺激や情報の作用が影響しあっている.
     - (例) 生存のプログラムを作動させることに関わっている.
       出生直後の母子相互作用に関わっている.

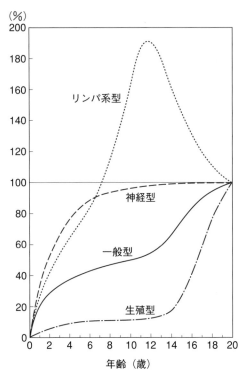

(%)

図2 スキャモンの臓器別発育曲線
(小林寛道, 他. 幼児の発達運動学.
京都: ミネルヴァ書房; 1990 より
許諾を得て転載)

20 歳のときの身体各部・器官の重
量を 100 として, 20 歳に至るまで
の各発達時期のその重量の割合を発
達曲線で示してある.

身長・体重や内臓系の発育は, 乳幼
児期の第一次成長期後, 学童期にお
いてプラトーに達しており, 特に学
童期前期における成長速度はゆっく
りとしている. 脳や重量, 頭径等の
発達を示す神経系も, 出生から急激
に発達し, 5 歳までには成人の
80％の成長を遂げ, 12 歳ではほぼ
100％に達する. また, 免疫力を高
めるリンパ組織の発達は, 生後 12,
13 歳にてピークを迎え 100％を超
えるが, 徐々に大人のレベルに戻っ
ていく.

それらは, 遺伝子によりコントロールされた秩序と順序に従って発育してい
る. その原則を表 5 に示す.

発育に関して, 成長は生涯上昇カーブをたどるわけではないが, 精神的な
質的変化は程度の差はあるが上昇カーブを継続し, 年代相応に発達してい
く. 高齢期になっても意識的に身体を動かして鍛えていたり, 頭脳労働を怠
らないで日々の生活を送っていることが, 脳の成熟を高め生涯発達を促して
いくことになる.

図 2 のスキャモンは米国の解剖学者で, 出生後に身体各臓器の重量が変化
する過程を作っている.

5 発達とは

発達は, 中枢神経系 (central nervous system: CNS) が中心になり末梢
神経 (peripheral nervous system: PNS) を介して全身と協調し, 種々の機

能を拡大していく．神経系がうまく機能するには，五感と言われている目（視覚），耳（聴覚），鼻（嗅覚），舌（味覚），皮膚（触覚）と，意識に登りにくい固有感覚，前庭感覚などからの外部情報が正しく入力されることが重要である．コメディカルワーカーのセラピーは，外部からの感覚入力が脳内で処理され，瞬時に運動・動作・行動として見える形で表現される現象である．感覚-運動の統合（sensory-motor integration）がなされた結果であるといえる．

　発達過程では，生物的・遺伝的な因子と環境的・文化的な因子の相互作用により，個人差が生じている．

●文献

1) 竹下研三. 人間発達学. 東京: 中央法規出版; 2009. p.1.

<福田恵美子>

2 発達概念の歴史的変遷

　人間の発達を考えるとき，子どもの時期の発育を抜きにしては考えられない．個々人の所属する民族，社会，国，文化的背景を考慮しなければならない．人間は，生涯にわたり発達を続けていくが，小児期の発育にはめまぐるしいものがある．

　発達の概念が現在のように明らかになってきたのは，ヨーロッパにおける人権や思想の流れと関わりがあったようである．それは，子どもの存在が人権として認められるようになったり，医学の発展による社会の変化があったりして，世の中の思想や社会的変化が大いに関係していたようである．1850年代のイギリスにおいては，孤児院を子ども専門の病院に変えることで，子ども感を見つめ直すきっかけになっている．

　わが国でも，医療面で1965（昭和40）年に子どもの専門病院が開院されてきた．

　教育面では，1872（明治5）年に学生発布がなされ，まずは全国に小学校を設置することに注力がなされ，1882（明治15）年に全国的に教育の統一化がなされている．明治政府のもとで教育の統一化により教育制度が確立され，子どもに対する教育配慮に力が注がれていった．

　保健・福祉面では，母子保護法（1937年，昭和12年），児童憲章，児童福祉法（1946年，昭和21年），児童虐待防止法（2000年，平成12年）が施行されていった．児童虐待防止法に関して汲みいれられた条文には，児童福祉法で謳われていたにもかかわらず運用されていなかった内容があった．そのため，児童虐待防止法では，学校の教職員，児童福祉施設の職員，医師などによる早期発見の努力義務や警察官の立ち入り援助要請などを行うようになっている．児童虐待防止法の2回目の法改正（2007年，平成19年）においては，①国・地方公共団体の取り組み強化，②子どもの安全確認のための立ち入り調査の強化，③保護者に対する面会・通信の制限強化，④保護

JCOPY 498-07693

者に対する指導に従わない場合の措置の明確化，などが盛り込まれて，子どもの権利を守るための行政の姿勢が強化され明確になっている．

　近年になり子どもたちの体格が向上し，死亡率は低下し，子どもの発達，子どもの人権は安泰のように見えるが，家庭環境や社会環境における問題が，子どもたちの発育を脅かしている．核家族化している現在，行政主導で取り組んでいる課題は，子育てが苦手な親に対する乳幼児期の育児支援や発達過程の理解などである．保護者の考え方や子どもの発達に関する保護者の理解と子どもの行動にずれが生じると，保護者は「育てにくいわが子」と感じ，周囲からは「しつけが行き届いていない」と非難され，保護者の行き場がなくなっている．保護者のイライラやうつ傾向は，子育てに大いに影響を及ぼしてしまうため，社会的に対応していかなければない．子どもの幼稚園や保育園への行き渋り，不登校，いじめ，保護者による虐待，心身症，うつ状態などは，子どもの発達の阻害因子となっている．このような現象から，子どもの発達を社会的問題として捉え，対応策を講じることが重要である．

　子ども観の視点から，発達が顕著な時期の子どもに焦点を当て，発達概念の歴史的変遷について以下で述べる．

1 「小さな大人」としての概念時代

　歴史的に西欧の中世社会では，子どもは「小さな大人」として意識された時期があった．それは質的な違いではなく量的な違い（サイズ）として考えられていた．当時の宗教画に，その姿が窺える．

　中世は5〜15世紀のゲルマン民族の暗黒時代と現代との過渡期にあたり，復興期（ルネサンス）とも呼ばれていた時代で，ペストが流行した時代でもある．

　この時代の乳幼児の哺乳期間は，5，6歳まで続き，離乳から何年も経たない7歳くらいにはもう大人扱いされ，仕事や遊戯を共有していたようである．このような現象は，幼児期の終了と共に，子どもを大人の仲間に入れてしまう社会であったともいえる．

2 子ども固有の存在としての認識時代

　子どもがやっと固有の存在として社会に認められるようになったのは，16世紀に入ってからのことであり，17世紀から18世紀になってから，子どもの社会的地位が確立してきたようである.

　子どもを年齢的に区分するという考え方は，18世紀末から19世紀になってからできあがったようである. 現在は当たり前のように年齢を区分して，子どもの年齢にあった対応をしているが，長い歴史で考えると近年のことである.

3 ルソーの「エミール」にみる発達概念時代

　発達の著しい「子どもの発見」が明確に概念化されたのは，ジャン-ジャッククルソー Jean-Jacques Rousseau がエミールを書き上げ，子どもが独自の存在であることを説いたときからのようである. ルソーは「成熟」の概念を発見し，「自然の教育」といったが，この成熟は生理的な感覚面だけではなく，知的な面も含んでいた. また，「人間の発達段階の存在」を発見し，人生には下記のような区切りを設けていた.

　　A 快楽主義: 快・不快に基づく時期で，言語の発生までの幼児期とそれ
　　　　　　　　以降の12歳までの子ども期
　　B 実利主義: 適・不適の判定に基づく時期で，15歳までの子ども後期
　　C 理想主義: 幸福や完全性の理性的判断を育てる時期で，15歳からの青
　　　　　　　　年期

　発達概念を把握するために，人間の発育過程初期の生物的存在を「快・不快」，集団参加の時期を「適・不適」，社会的存在としての時期を「理性的判断」として段階づけをして，人生の節目を考慮して捉えている. 発達の階層性と節目の時期は，発達を科学的に解明していこうとする表れであったのであろうか.

4 「エミール」以降にみる発達概念時代

　ルソーの「エミール」以降の発達の捉え方は，教育的観点から，成育・発育という大枠で捉えられている.

JCOPY 498-07693

1) ヨハン ハインリッヒ ペスタロッチ（スイス）
Johann Heinrich Pestalozzi（1746 〜 1827 年）

　ペスタロッチは教育実践家で，ルソーの感覚器官を通じて教えていく方法論を受け継いでいる．教育の実践は，主として初等教育段階のものであった．知・徳・体（知識・道徳・感覚）の調和的発達と，弱者への配慮ある教育を提唱した．ルソーの影響を受けて，孤児教育と小学校教育に力を注いだ．

2) フリードリッヒ ブイルヘルム アウグスト フレーベル（ドイツ）
Friedrich Wilhelm August Frobel（1782 〜 1852 年）

　フレーベルはペスタロッチの教育実践を幼児教育に応用し展開し，教育の中心に自己活動をおいている．理性は外部から他動的に与えられるものではなく，自己活動を通してのみ育成できると主張している．彼は自ら教育施設をつくり，「キンダーガーデン：こどもの園（幼稚園）」と名づけ，子どもを自然の中で自由に能動的な活動を重視して教育を行っていた．わが国では，幼児教育の祖として認識されていて，キンダーブックが発刊されたり沢山の遊具が販売されたりしている．

3) 19 世紀末から 20 世紀の発達教育概念

　以下の先人たちにより，教育の観点から発達を促していこうと考えられ，集団生活の中で子どもの発達を実践してきている時期である．

　　　　ドモラン Domolins（フランス）によるロッシュの学校
　　　　レディ Reddie（イギリス）によるアボッホムの学校
　　　　リー Lee（ドイツ）による田園教育会
　　　　デューイ Dewey（アメリカ）によるシカゴ大学の実験学校
　　　　モンテッソリ Montessori（イタリア）による幼児の家

　子ども自身の興味・関心のあることを大切にし，自らの学ぶ力をいかに発達させるかが教育論の要となっている．

4) 心理学的発達段階論期

　フロイト Freud により精神の段階発達説の潮流を生み出した時期である．

　子どもを固有の存在として認識するようになってからの発達概念は，身体的・精神的に，幼児期の教育や学童教育の視点から，整えられた環境や自然の環境の中で，遊びを通して自主的に活動し，習得しながら発達していくも

のとして捉えられてきた経緯がある.

コラム1 **児童虐待に関する法律の経緯**

児童虐待の定義は「保護者が児童に対し,外傷につながる身体への暴行を加えること,猥褻行為をすることまたはさせること,保護者としての監護を著しく怠ること,心的外傷を与える言動を行うこと」としている.これらの行為を禁止している法律が「児童虐待の防止等に関する法律(児童虐待防止法)」である.

わが国の1930年代の不況期には「母子心中」,「もらい子殺し」,「児童身売り」などの現象が続出していたため,1933(昭和8)年に児童を保護する責任のある者を対象とした法律の児童虐待防止法が制定された.1947(昭和22)年には,子どもの権利を守るための「児童福祉法」の成立により児童虐待防止法は廃止された経緯がある.しかし社会情勢の変化に伴って児童虐待が深刻化したが,児童福祉法の適切な運用がなされなかった.

国連では1989(平成元)年に「児童の権利に関する条約(子どもの権利条約)」が採択され,わが国も2000(平成12)年に児童虐待に関して再び検討され2004(平成16)年の改正法で,18歳未満の児童に対する虐待を「身体的虐待,性的虐待,ネグレクト(育児放棄等),心理的虐待」と定義し,「児童虐待の防止等に関する法律(児童虐待防止法)」が制定された.児童虐待防止法では,児童福祉法の適切な運用のために,①児童虐待の定義,②学校教職員,児童福祉施設職員,医師など,職務上関係する専門職による早期発見の努力義務,③立ち入り調査の際の警察官の援助要請,④保護者の同意なしの入所措置の場合の保護者との面会・通信制限できるなどの規定がなされている.

この法律により,児童の安全確保のための立ち入り検査や養育支援事業などが推進されてきた.2011(平成23)年には,虐待する親から子を守るために,2年以内の親権停止を認める民法改正も行われた.上記のような経緯から,子どもが守られるようになっている.

<福田恵美子>

発達理論: 先人たちの理論の概要

　発達理論は，人間の行動を理解することを助け，次の行動を予測する手がかりを与えてくれる．先人たちは，子どもと大人の発達が質的に異なっていることに気づいた．子どもの頃の経験が大人の内面に存在する基礎を形成していることと判断し，子どもの発達時期に関する発達理論を構築していった経緯がある．先人たちの中で人間の生涯に関して一貫した理論を提唱したのはエリクソン Erikson で，乳児期から老年期に至るまでの理論を提唱している．

　以下に，運動・感覚知覚・認知・心理社会的機能に分けて主要な理論について説明する．

1 運動機能の発達

a. ゲゼルの発達理論: 成熟優位説 (1880 ～ 1961 年)

　ゲゼル Arnold Gesell（アメリカ）は小児科医であり児童心理学者でもある．運動発達を中心に，発達事実を観察，調査した結果を克明に記述している．彼の研究方法は，生後 4 週目からチェックリストに沿って，1 週毎に観察した縦断的方法である．一卵性双生児の 2 人を対象に，行動の出現が内的なパターンによって形成されているとする研究を行っている．6 週間訓練を受けた子どもも訓練を受けなかった子どもも，その時期が来れば同じように階段を登ることができたとして，敏感期を考慮した成熟を重視している．発達の基本的な形とその順序性は，生得的機構によって決定されていて，予め決められたプログラムによって一定の順序で進み，環境はその方向性に影響を与えるだけであるとする，成熟論を提唱した．これは神経筋系の成熟に対応して発達したものであるとした．彼はこの研究を発達形態学的研究と呼び，以下の原理を打ち立てた（5 頁，表 5 を参照）．

1) 方向性の原理 principle of developmental direction

行動の発達は，以下の方向に従う．

- ・頭部から尾部へ（外胚葉）：皮膚，神経組織，耳・鼻の感覚上皮，水晶体
- ・尾部から頭部へ（中胚葉）：骨，筋肉，血管，造血器，泌尿・生殖系
- ・身体の中枢部から末梢部へ（内胚葉）
  ：消化管，甲状腺，肝・膵臓の実質

2) 相反交互作用の原理 principle of reciprocal interweaving

手足の屈曲・伸展などは，交互に繰り返しながら，特定の時期に発現し高度なものに至る．

3) 優位機能の原理 principle of functional asymmetry

人間行動の発達は，どちらか一側が優位に発達することにより，均衡・迅速・適応の基礎ができてくる．

4) 個別的成熟の原理 principle of individuating maturation

行動は全体的な活動体系の中の個別的分化として成熟し，一定の順序で進行していく．健常な子どもは，ほぼ同じような順序をたどって発達していて，個々の子どもは固有のペースで各行動を獲得していく．外的刺激による反応も，この成熟の基礎により行われている．

5) 自動調節の原理 principle of self-regulation fluctuation

安定は，不安定な状態の繰り返しの中で徐々に形成され，発達過程のある時期には，大人から見て問題行動とも思える行動が出現することもある．

またゲゼルは健常児の観察・調査から，行動発達検査をあみ出している．この検査では小児の行動を，自由場面での行動および一定条件でコントロールされた場面での行動の両方で観察し，特に後者の行動を生活年齢の順序で整理して，4つの行動側面に大別している．その側面を以下に示す．

a) 運動行動（粗大・微細）

姿勢，把握，移動運動，協応動作など．

b) 適応行動

過去の経験による適応性，注意，知能，構成力，探求力など．

JCOPY 498-07693

c) 言語行動

独り言, 模倣, コミュニケーション, 理解力など.

d) 個人－社会的行動

他人への反応, 家庭環境, 社会環境, 社会的習慣などへの適応.

これを 4 週, 3 カ月, 6 カ月の間隔で生後 4 週より 42 カ月間にわたって項目を配列し, 主な年齢を中心にして評価し, 発達係数 (DQ ＝発達指数 /暦年齢× 100) を算出している. この検査は家族との面接, 身体条件, 神経学的な診断を幅広く織り込み全体的に診断するのが原則と言われている.

b. マックグローの発達理論

マックグロー McGraw MB は特定の子どもを定期的に観察し, 事前に選

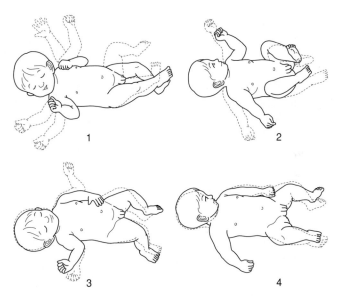

図 3 モロー反射における身体の動きの段階的分類

(McGraw MB. The neuromuscular maturation of the human
infant. Hafner Publishing; 1969, 社団法人日本作業療法士協会,
監修. 作業療法学全書. 改訂第 2 版. 第 6 巻 作業治療学 3
「発達障害」. 東京: 協同医書出版社; 1999 より許諾を得て転載)
赤破線から黒線のように動く

3. 発達理論：先人たちの理論の概要　15

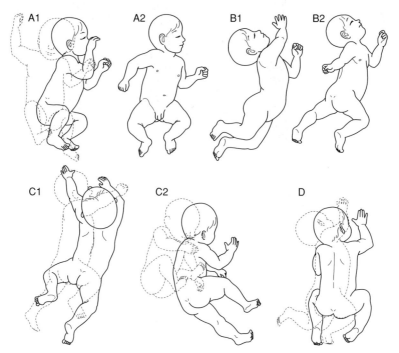

図4 背臥位から腹臥位への寝返りに含まれる4種の姿勢
(McGraw MB. The neuromuscular maturation of the human infant. Hafner
Publishing; 1969, 社団法人日本作業療法士協会, 監修. 作業療法学全書.
改訂第2版. 第6巻 作業治療学3「発達障害」. 東京: 協同医書出版社;
1999より許諾を得て転載)
A相: 新生児, B相: 脊柱伸展, C相: 自動的寝返り, D相: 完全習得
赤破線から黒線のように動く

んだ行動をフィルムに記録し, 分析し, 時間の経過による変化を描き出して
いる. 彼は, 特定の行動の発達が, 中枢神経系の解剖学的構造と関係すると
した.
　選択した行動は, モロー反射, 把握反射, 水中運動, 逆吊り反応, 姿勢変
換 (背臥位〜腹臥位), 四つ這い運動, 座位姿勢, 直立歩行であり, それぞ
れにいくつかの相を設定している. モロー反射 (図3), 姿勢変換 (背臥位
〜腹臥位) (図4), 四つ這い運動 (図5), 座位姿勢 (図6), 直立歩行 (図7)
の発達過程を示す.

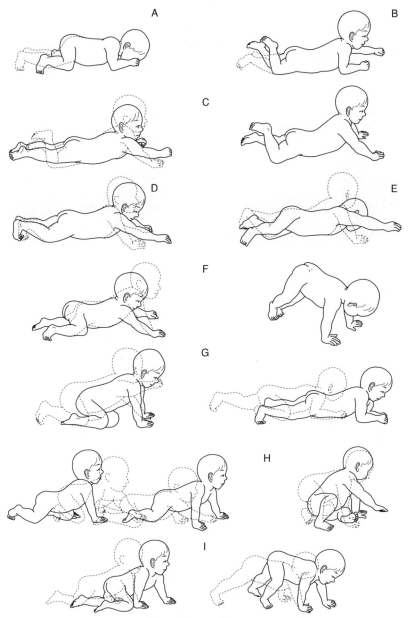

図5 腹臥位の発達の9相

(McGraw MB. The neuromuscular maturation of the human infant. Hafner
Publishing; 1969, 社団法人日本作業療法士協会, 監修. 作業療法学全
書. 改訂第2版. 第6巻 作業治療学3「発達障害」. 東京: 協同医書
出版社; 1999 より許諾を得て転載)
赤破線から黒線のように動く

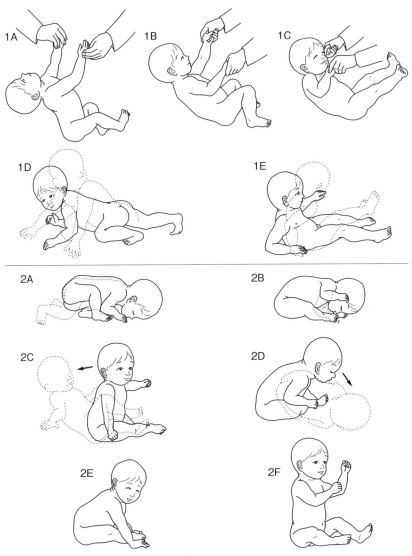

図6　座位獲得までの神経筋発達

（McGraw MB. The neuromuscular maturation of the human infant. Hafner Publishing; 1969，社団法人日本作業療法士協会，監修．作業療法学全書．改訂第2版．第6巻　作業治療学3「発達障害」．東京：協同医書出版社；1999より許諾を得て転載）
1：座位へ起き上がりの姿勢（5相），2：抗抵抗座位姿勢（6相）
赤破線から黒線のように動く

JCOPY 498-07693

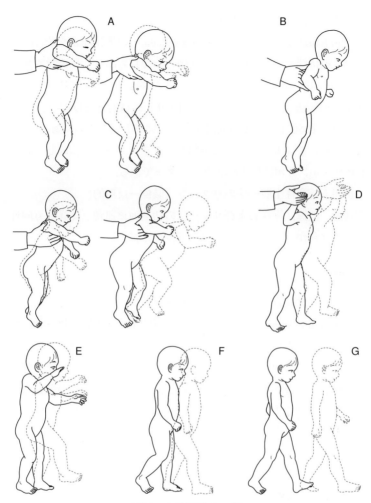

図7 立位移動の7相

(McGraw MB. The neuromuscular maturation of the human infant. Hafner Publishing; 1969, 社団法人日本作業療法士協会, 監修. 作業療法学全書. 改訂第2版. 第6巻 作業治療3 「発達障害」. 東京: 協同医書出版社; 1999 より許諾を得て転載) 赤破線から黒線のように動く

c. エアハルトの発達学的把持理論

　エアハルト Rhoda P. Erhardt は，ゲゼル，ピアジェ Piaget，ハルバーソン Halverson らの把持理論を統合的に研究し，多くの脳性麻痺児と健常人を把持機能の観点から臨床的に分析し，ビデオに収めた画像を分析し，理論

を提示している．そして 1978 年にゲゼル，ピアジェ，ハルバーソン，パルマター Perlmutter，フランツェン Frantzen らの把持理論を統合的に研究したものを把持理論とその臨床への応用として打ち出し，発達学的把持能力評価（Erhardt Developmental Prehension Assessment：EDPA）を編集し，その後重度の障害児の適応を検討し，1979 年に改訂版 EDPA を作成した．現行改定版は 1982 年に臨床的検討を重ねて完成されたものである．

把持発達過程を 3 セクションに分類し，クラスター図を作成している（図 8）．3 セクション分類は以下の 3 クラスターである．

①初期不随意性上肢—手のパターン（肢位—反射的）
②到達，把握，操作およびリリースの初期随意運動（認識的方向性）
③前書字動作（クレヨンまたは鉛筆握りと描画）

2 感覚・知覚機能の発達

エアーズの感覚統合理論（1923 〜 1988 年）

エアーズ Jean Ayres はアメリカの作業療法士で，人間が無意識に使っている感覚（触覚，固有覚，前庭覚，視覚，聴覚）が相互に機能を発揮することにより，社会的な適応行動が可能になることを研究し，感覚統合理論を提唱した．感覚が統合される脳機能に着目し，入力された感覚が登録され，概念化し，行動を起こしていく過程を提示した（図 9）．また南カリフォルニア感覚統合検査（SCSIT）として標準化した検査を作り，評価から治療へと結び付けている．

3 認知機能の発達

ピアジェの発生的認知理論（1896 〜 1980 年）

ピアジェ Jean Piaget はスイスの生物学者で，子どもの言語・思考・知能に独自の実験的観察を通して 5 段階に分け，発生的認知理論を提唱した．認知過程は，シェマ（既知習慣）が認知構造を持つ高次の思考形態への変化の過程である．シェマは，同化と調節という知的適応から必然的に生まれてくるとした．同化とは，新しい状況や問題に直面したとき，既存のものに照らしながら新しく自分のものに取り入れることである．調節とは，新しく外部の物事にあうように働きを変え，以前よりも解決しやすくすることである．

 JCOPY 498-07693

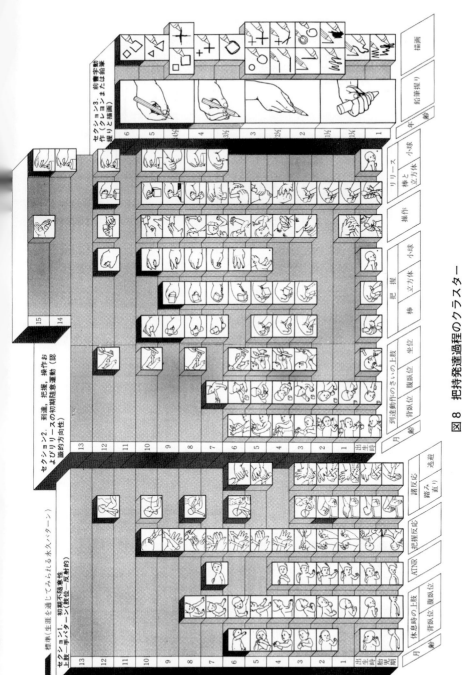

図8 把持発達過程のクラスター

(Erhardt RP. Developmental Hand Dysfunction. RAMSCO; 1982, 紀伊克昌, 訳. 手の発達機能障害. 東京: 医歯薬出版; 1988. p.37 より許諾を得て転載)

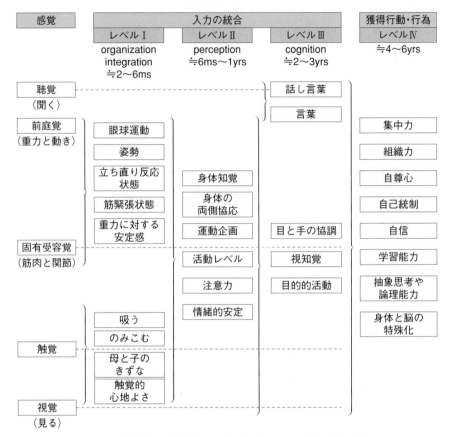

図9　各感覚間の統合過程とその結果による獲得行動・行為
(1976 by Western Psychological Services をアレンジ)

5段階を以下に示す.

1) 感覚運動的知能の段階（～2歳まで）

見ること，触れることによって物の存在を知る時期.

2) 象徴的思考の段階（～4歳まで）

眼前の事物を心象や言語によって代表させる象徴的機能が発達し，物を心に思い浮かべることができる時期.

3) 直感的思考の段階（～7，8歳まで）

幼時の思考は，知覚によって統制されていて，直感的判断が中心になる時期.

4) 具体的操作の段階（〜11，12 歳まで）

心的活動が組織化され，体系化されて，全体構造を形成してくると，部分や全体を自由に分けて考え，操作可能になる時期.

5) 形式的操作の段階（11，12 歳以降）

思考が現実世界から解放され，推理することが可能になる. 仮説演繹的思考や実験的思考が可能になる時期.

4 心理・社会的機能の発達

a. フロイトの発達理論：心理・性的発達論（1856 〜 1939 年）

フロイト Freud Sigmund はウィーンの精神科医で，意識の奥に無意識の世界があり，無意識の世界に抑圧された願望と，抑圧する自我 ego の力との間の葛藤が人間の精神生活を支配していると考えた.

パーソナリティの構造について，外界と深層にある欲望，イド ids とを媒介し，両方の調和を図る自我が存在するとした. また外界の社会規範と共に，個人の精神に内在化した良心ともいうべき超自我 super-ego が存在することを主張した. さらに欲望の原動力となるものは性愛 libido であると強調した. 彼はパーソナリティの著しい発達は乳幼児期から青年期にあり，それ以後は衝動の表現と調整のパターンが確立されると考えた.

彼の提唱した発達段階とは，口唇期（乳児期），肛門期（幼児前期），男根期（幼児後期），潜在期（学童期），性器期（思春期以降）である.

b. エリクソンの発達段階（人生の8段階）：人生周期説（1902 〜 1994 年）

アメリカの社会心理学者のエリクソン Erikson は，フロイトの精神分析理論を発展させ，生涯発達論を提唱した. 8つの発達段階を示し，各段階には特有の課題があり，その課題を解決して次の段階に進む. しかし各段階には不可能なものも生じ，「危機」が存在すると考えた（図 10）.

8つの段階を図 10 に示す. 相反する2つの考えがバランスを保っていられることが，望ましい状態になる.

理論の特徴は，以下の3点である.

　　a. 個人の発達に関係する文化や歴史的時代の重要性を強調した.
　　b. 生涯を通した発達を論じた.

	1	2	3	4	5	6	7	8
成熟期 VIII								統合 対 絶望, 嫌悪 〈知恵〉
成人期 VII							世代性 対 停滞 〈世話〉	
成人前期 VI						親密 対 孤立 〈愛〉		
青年期 V					アイデンティティー 対 アイデンティティー拡散 〈忠誠〉			
学童期 IV				勤勉性 対 劣等感 〈有能〉				
幼児期後期 III			自主性 対 罪悪感 〈目的〉					
幼児期前期 II		自律性 対 恥, 疑惑 〈意志〉						
乳児期 I	基本的信頼 対 基本的不信 〈希望〉							

対角線に当たる部分は、それぞれの発達段階の危機を表す.

図10 エリクソンの発達図式：心理社会的危機 (Erikson, 1982)

JCOPY 498-07693

表6 エリクソンによる個体発達分化に関する理論的図式

段階	心理・社会的危機所産	人格的活力（徳）	重要な対人関係の範囲	社会価値，秩序に関係した要素	心理・社会的行動様式	儀式化の個体発生	心理・性的段階
I	信頼：不信	希望	母および母性的人間	宇宙的秩序	得る，見返りに与える	相互的認知	口唇期
II	自律性：恥，疑惑	意志	両親的人間	"法と秩序"	つかまえ，はなす	善悪の区別	肛門期
III	自主性：罪悪感	目的	核家族的人間	理想的原型	ものにする（まねる），らしく振舞う（遊ぶ）	演劇的	エディプス期
IV	勤勉性：劣等感	有能	近隣，学校内の人間	技術的要素	ものを造る（完成する），ものを組み合わせ組み立てる	遂行のルール	潜伏期
V	同一性：同一性拡散	忠誠	仲間グループ，グループ対グループ，リーダーシップのモデル	知的・思想的な将来の展望	自分になり切る（あるいはなれない），他人が自分になり切ることを認め合う	信念の共同一致	青年期
VI	親密性：孤立	愛	友情における相手意識，異性，競争・協力の相手	いろいろな型の協力と競争	他人の中に自己を見出す，見失う		
VII	世代性：停滞性	世話	分業ともち前を生かす家族	教育と伝統の種々相	存在を生む，世話をする	世代継承的認可	性器期
VIII	統合性：絶望	知恵	"人類" "私のようなもの"（自分らしさ）	知恵	一貫した存在を通して得られる実存・非存在への直面		

（鑪幹八郎，他編．シンポジウム青年期 3 自我同一性研究の展望．京都：ナカニシヤ出版；1984 より許諾を得て転載）

c. 人生の各期には「危機」があり，それらに対処しなければならない．

c. ボウルビーの愛着理論 (1907 ～ 1990 年)

　ジョン・ボウルビー John Bowlby はイギリス出身の医学者で，外科医の父親の勧めで，大学で心理学を学んだ後医学を学び，精神科医，精神分析家として活躍した．当時の新しい分野の児童精神分析に関心を持ち，専門を精神分析学と児童精神医学におき，精神医学に動物行動学的視点を取り入れ，愛着理論，早期母子関係理論を提唱した[1]．

　愛着理論は，1950 年代のイタリアで，孤児院や乳児院に収容されていた戦災孤児の発達，身長や体重の増加，罹病率，死亡率，環境適応不良などが問題となり，施設病と疑われたとき，調査に加わり実証研究を行った経緯から提唱された理論である．

　彼は，母親による世話と幼児の心的な健康の関連性について，1951 年に論文を発表した．新生児が自分の最も親しい人を奪われ，新しい環境に移され，環境が不十分であるために生じる不安定さが，発達の遅れや抵抗力の低下，精神的な問題を生じるとして，「母性的養育の剥奪」(deprivation of maternal care) の概念を提唱した．この概念は，世界保健機関による養育者を失った子どもたちのための福祉プログラムの根幹となった．1958 年には「母子関係の理論」の研究で，子どもと母親の結びつきの本質の成果をまとめている．母子間には，生物学的な絆のシステムが存在し，その関わりが母子の情緒的関係の発達に影響を及ぼしていると述べていて，コンラート・ローレンツなどの動物行動学的な研究成果を熟知していたため，人間の子どもたちにもその傾向があると述べている理論である．

　ボウルビーの愛着理論は，第二次世界大戦後のすさんだ時期の子どもたちの研究であるため，現代の子どもたちへの応用には，環境要因を考慮して考えても良いのかもしれない．また，乳幼児期の虐待や不登校児童の行動現象としての一要因として考慮しても良いのかもしれない．

●文献

　1) 小此木啓吾, 他編. 精神分析学辞典. 東京: 岩崎学術出版社; 2002. p.549.

＜福田惠美子＞

2章

ライフステージにおける生活活動の発達過程と取り組んでいる課題

1 胎芽・胎児期

　現在ある我々の姿は，出生前 prenatal と出生後 postnatal の発達により
存在している．

　胎内の発育を，光学システムを用いて視覚化し世の中に貢献した人はレ
ナート　ニルソン Lennart Nilsson で，1960 年代にスウェーデンや他国の研
究者と協力してたぐいまれな胎児の映像を撮影してきた．現在では，超音波
像や核磁気共鳴像の画像により胎内の発育状態を観られるようになっている．

　出生前の発育区分は，臨床で役に立つ出生後の発育状態を知る内容として
は表 7 の小林の区分[1] がわかりやすいと判断して活用した．一般的に産科
系では，妊娠 0 ～ 3 週（1 カ月），4 ～ 7 週（2 カ月），8 ～ 11 週（3 カ月），
12 ～ 15 週（4 カ月），16 ～ 19 週（5 カ月），20 ～ 23 週（6 カ月），24 ～
27 週（7 カ月），28 ～ 31 週（8 カ月），32 ～ 35 週（9 カ月），36 ～ 39 週（10
カ月）と分類しているようである．

1 胎芽・胎児の発育過程 [1-4]

　胎芽期は 14 日～ 8 週まで，胎児期は子宮内で臓器が形成され，その機能
が発達し，子宮外で生きる準備をしている時期であり，妊娠 9 週から出生ま
でである[1]（表 7）．

　着床直後約 16 日で胎芽となり胎芽胚葉を形成していた細胞は，外胚葉，
中胚葉，内胚葉に分化する．細胞分化をかさねて臓器を完成し，人間の原型

表 7　出生前の発育区分

受精卵期	0 日～ 14 日
胎芽期	14 日～ 8 週
胎児期	9 週～出生（40 週）

（小林　登. 子ども学. 東京: 日本評論社; 2001.
p.14-5[1] から抜粋）

としての胎児に発育する．人間が生きていくには，人間の内的情報（例えばホルモン系）と外的情報（例えば感覚器系）により，組み込まれた作動システムを働かせているといえる．このシステムはプログラミングされていて，情報が与えられてはじめて作動を開始し，秩序をもって機能していく仕組みになっている．

a. 胎芽期（14 日〜8 週）

　妊娠 3 週末期に胎芽は長さが 0.8 〜 1.6mm，体重は約 1g となる．全ての器官の起源は存在しているが痕跡的である．鰓弓と尾をもっている．妊娠 4 〜 7 週では，胎芽は 2.5 〜 3cm，体重は約 4g である．胎盤ができはじめ，母体との繋がりがしっかりしてくる時期である．脳が他の部分よりも急に発達するので，頭部が身体の大部分を占める．尾は短くなり四肢の隆起が現れる．4 週頃になると，心臓はまだ完成していないが，内因的な仕組みにより拍動を始めている．この拍動は，ひとたび作動すると死に至るまで拍動をし続ける．5 週目に内耳，6 週目に外耳と中耳の発育途上の折りたたまれたような形の輪郭が現れる．

b. 胎児期（9 週〜出生）

　妊娠 9 〜 11 週では，胎児の身長が 7 〜 9cm，体重は約 20g である．内臓や中枢神経の発達が盛んになる時期である．目は閉じているが，10 週になると眼瞼の兆しが現れる．口は開閉し頭は回転し，吸引反射へと発展する．肝臓ができ排泄を行う．性別が判る時期でもある．頭部，体幹，四肢が区別でき，11 週で指趾が分化し爪が形成され，指趾の軟骨ができはじめ，筋肉は力強く動く．10 〜 13 週で足裏や手掌，指趾の先端に指紋ができはじめる．心拍動を超音波ドップラー法で認めることができる．臍帯が長くなり，羊水の中で胎児は動き始める．

　12 〜 15 週で胎盤が完成する．胎児の身長が 14 〜 17cm，体重は約 100g となる．皮膚は赤く透きとおって産毛が生え始まる．内臓がほぼ完成し活発に動く．手足が少しずつ動き始める．腸には胎便が存在し，心拍動や胎動が明らかになる．

　16 〜 19 週で胎児の身長が約 25cm，体重は約 250g となる．母体は胎動

を自覚する．頭部は鶏卵ほどの大きさで，毛髪と爪が生える時期である．心臓の動きが活発となり，神経・骨・筋肉の発達が進む時期になる．

20〜23週で胎児の身長が約30cm，体重は約650gとなる．皮膚には胎脂がつき始め，眉や睫毛が生えて顔がはっきりしてくる．完全な耳が形成され聴覚が発達してくる時期でもある．妊娠20週を過ぎると，歩行運動のような反射運動（原始歩行，足踏み反射，ステッピング反射や把握反射など）を始める．23週で手足は完全にできあがり，親指が口に滑り込む．

24〜27週で胎児の身長が約35cm，体重は約1000〜1100gとなる．瞼が上下に分かれ，目は開き，皮膚は赤く皺が多い．脳が発達する時期である．泣き声は弱く呻吟するだけで，肺と腸管の発達が不充分である．

28〜31週で胎児の身長が約40cm，体重は約1600〜1800gとなる．筋肉や内臓器官が発達し，体全体がしっかりしてくる．外の音や光に反応する．

32〜35週で胎児の身長が約45cm，体重は約2000〜2500gとなる．皮下脂肪が増加し身体は丸みを帯びる．肌はピンク色になる．内臓機能はほぼ完成し，肺呼吸機能は完成する．妊娠35週では，刺激により反射的な歩行運動がみられ，母親は胎動として感じ始める．歩行は，脳脊髄の運動神経，骨盤，下肢，上肢がシステマティックに働いて行われプログラミングされた

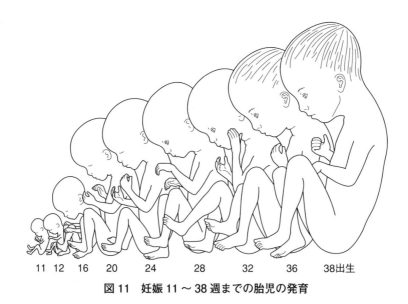

11 12　16　　20　　　24　　　　28　　　　32　　　36　　　38出生

図11　妊娠11〜38週までの胎児の発育

行動である．

　36 〜 39 週で胎児の身長が約 50cm，体重は約 3000 〜 3300g となる．皮膚は淡紅色で，皮下脂肪に富み，全身の産毛はほとんど消失する．内臓諸器官が充分に発達している．

　図 11 に，妊娠 11 〜 38 週までの胎児の発育過程を示した [4]．

　出生直後の新生児は，「産声」で呼吸は作動し呼吸運動が始まる．昼夜を問わずリズムをもって死に至るまで呼吸し続ける．呼吸器系は気道，肺，胸郭，呼吸筋などからなる．呼吸は出産という外的刺激により作動されるといえる．

② 知・情・意の基盤 [1]

　知・情・意の反応は目に見えるものではないが，行動を観察することで判断できる．また陽電子放射断層撮影法（PET）により，新生児でも脳の活性化している領域を見ることができる．超音波などを使って観察される胎児の行動は，感覚器系からの刺激により反応を見ることができ，プログラミングされた行動であるか推測することが可能である．

③ 異常状態の発現時期 [3, 4]

　出生時体重 500g 以下の胎児は生き延びることができないといわれているが，それ以下で正常に生き延びた報告もなされている [4]．

　先天異常の危険は，0 〜 3 週は胚子死，3 〜 8 週は臓器形成期で胚子の奇形，8 〜 38 週は器官系の発育と成熟期であり胎児の機能異常（精神発育遅延など）が生じやすい時期である．3 〜 8 週は異常発生に最も感受性が高い時期といわれている．

　20 〜 23 週の時期に産まれた胎児は，泣くことができるが，肺は充分に発達していないため独力で生活することができない．NICU（新生児集中治療室）での重点的な管理の下で生存の可能性もあるが，死亡率は 70％と高く，合併症や後遺症が生じやすいようである．

　24 〜 27 週の時期に産まれた胎児は，肺と腸管の発達が不充分なため成育が困難で，NICU での濃密な管理が必要となる．

表8　胎芽・胎児の行動発達と異常の危険

時期	妊娠月数	身体的特徴	行動発達	異常の危険
胎芽期	0〜3週 (1カ月)	着床 脊索および神経管の形成（CNSの原基） →神経堤を形成 　（脳・脊髄神経の知覚神経節） 細胞柱を形成→体節形成 血管の形成開始（原始心臓循環器系） 胎盤形成開始 胎芽形成 体の原型形成（痕跡的） 胎児長 0.8〜1.6 cm/胎児重 1 g	胎芽運動	胚子死
	4〜8週 (2カ月)	手足の形成 胎盤形成終了 他の部分よりも脳が急に発達 耳の折りたたまれたような輪郭が現れる 胎児長 2.5〜3.0 cm/胎児重 4 g	羊水増加 呼吸運動 心拍動観察 上下肢運動など胎児 　運動活発	先天異常 （無脳症など）
胎児期	9〜11週 (3カ月)	内臓中枢神経の発達が盛んになる 閉眼，開口，肝臓ができる 性別が判る 頭部・体幹・四肢の区別可，爪の形成 指趾軟骨でき始める 胎児長 7〜9 cm/胎児重 20 g	羊水中で動き始める	機能異常 （精神発育遅 　延など）
	12〜15週 (4カ月)	胎盤完成 産毛の生え始め 内臓完成 胎児の成長 胎児長 14〜17 cm/胎児重 100 g	胸部の呼吸様運動 羊水の吸飲・排尿 心拍動，胎動が明ら 　かになる 目の開閉運動 宇宙遊泳行動	
	16〜19週 (5カ月)	胎動自覚 毛髪・爪が生える 心臓・神経・骨・筋肉の発達が進む 胎児長約 25 cm/胎児重 250 g		

表8　つづき

時期	妊娠月数	身体的特徴	行動発達	異常の危険
胎児期	20〜23週 (6カ月)	顔がはっきりする，完全な耳の形成 聴覚発達 手足が完全にできあがる 身長約30 cm/体重約650 g	聴覚反応・触覚反応・味覚反応 フラッシュライトに対する反応行動 反射運動を始め，胎動が強くなる 指吸い運動（指を口にもっていく）	肺発達不充分
	24〜27週 (7カ月)	瞼が分かれ開眼 脳が発達する 身長約35 cm/体重約1000〜1100 g	泣き声弱い	肺・腸管発達不充分
	28〜31週 (8カ月)	身体がしっかりし，子宮外生存が可能になる 外部の音や光に反応 身長約40 cm/体重約1600〜1800 g	手の開閉行動 回転運動 原始反射	
	32〜35週 (9カ月)	皮下脂肪の増加で丸みを帯びる 内臓機能・肺呼吸機能ほぼ完成 身長約45 cm/体重約2000〜2500 g	刺激で反射的歩行運動が見られる	
	36〜39週 (10カ月)	産毛の消失 内臓諸器官が充分に発達 身長約50 cm/体重約3000〜3300 g		

　28〜31週の時期に産まれた胎児は，充分なケアを行えば生きることが可能な状態にあるようである．

　胎児は母親にとって生物学的には異物であるため，母親は自らの免疫拒絶反応から胎児を守るため免疫能を低下させている．そのため胎児は感染症に罹患するリスクが生じやすくなる．胎児感染症は，トキソプラズマ（toxoplasma），風疹ウイルス（rubella virus），サイトメガロ・ウイルス（cytomegalovirus），単純ヘルペス・ウイルス（herpesvirus）等（others）で頭文字をとってトーチス症候群（TORCH）と呼ばれている[5]．

　妊娠中に母体が受けるストレスは，自律神経系，下垂体-副腎皮質／髄質への反応となり[5]，ストレスが多くなると流産や胎児の成長に影響を及ぼす

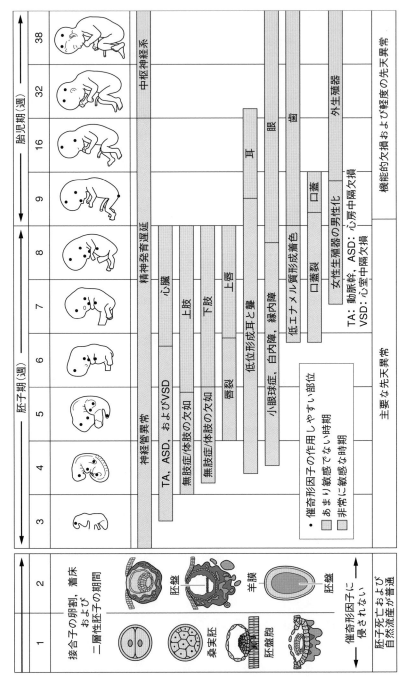

図 12　ヒト周産期発生における敏感期

ことになると言われている．また，喫煙や飲酒，薬剤使用なども胎児の成長や脳機能に障害を与える[5]と言われている．

表 8 に，胎芽・胎児の行動発達と異常の危険についてまとめた．

人間の発達は，脳内現象として敏感に感知する時期があり，敏感期または臨界期と言われている．感知して到達している動作や行動・行為の発達過程を，巻末の里程標（milestone）で示した．

敏感期に関しては，ハッテンロッカー（1921～1975）の一次視覚野のシナップスの研究に見ることができる．「脳が大きくなるのは，樹状突起の枝分かれとシナップスがふえ，容積が増している」こと，「乳児の脳のシナップスの密度は，ほぼ成人と同じである」ことを発見した[6, 7]．しかし，科学的に証明されていず，実際に脳機能の発達とどのように結びついているのか不明なのである．脳神経細胞においてもシナップス密度と似たような変化が起こっていて，胎児期にピークに達し出生する前に約半数が細胞死を起こしていることが明らかなようである[8]．

図 12 に，ヒトの周産期発生における敏感期を示した[4]．

●文献
1) 小林　登. 子ども学. 東京: 日本評論社; 2001. p.14-5.
2) ミリヤム フールイエルム，他．生まれる．東京: 講談社; 1982. p.84-126.
3) T. W. サドラー. ラングマン人体発生学. 9 版. 東京: メディカル・サイエンス・インターナショナル; 2006. p.31-152.
4) ムーア，他．ムーア人体発生学．6 版．東京: 医歯薬出版; 2005. p.17-111, 573-4.
5) 小西行郎, 赤ちゃんと脳科学. 東京: 集英社; 2006. p.96-9.
6) 榊原洋一. 子どもの脳の発達　臨界期・敏感期. 東京: 講談社＋α新書; 2004. p.81-96.
7) 豊泉太郎. つながる脳科学. 東京: 講談社; 2016. p.168-70.
8) 榊原洋一. 子どもの脳の発達　臨界期・敏感期. 東京: 講談社＋α新書; 2004. p.133-6.

<福田恵美子>

2 新生児期

　人間の世界は，地球の自転により昼夜があり，生命は自然の動きに調子を合わせ，太陽のエネルギーの恵みを受けて，生理的現象である概日リズム（サーカディアンリズム，生物時計とも呼ばれる）が生まれている．

　人間が38〜40週で産まれ，12〜13歳頃に生殖が可能となり，80歳頃に生涯を閉じる，という現象は，概日リズムが関係している．視交叉上核で昼夜を感知し，恒常性（ホメオスターシス）を維持している．生後すぐから3カ月前後までに，生物時計が自由に活動を開始し小刻みの睡眠状態であるが，生後4カ月前後には，睡眠時間が24時間に合わせ，ほぼ一定になってくる[1]．

　赤ちゃんは胎盤呼吸から肺呼吸が始まり，第一声としての産声（initial cry）をあげ．両親にとっては最高の喜びとなる．第一声の産声は，臍帯からの血流が停止し，種々の皮膚刺激，血液酸素飽和度の低下，水素イオン濃度の上昇などが重なって，脳幹の呼吸中枢に呼吸運動を開始させ，呼吸運動の開始は，胎児期に開いていた心臓の動脈管を閉鎖させる[2]と言われている．

1 新生児の健康状態

　新生児の健康状態は，Apgar score（1956年）（表9）で生後1分目と5分目に評価される．心拍数，呼吸，筋緊張，哺乳力（咽頭反射），皮膚の色などの状態から判断される．新生児は脳幹反射で生きている状態で，新生児の姿勢や刺激の反応からも推測することができる．

　世界保健機構（WHO）では，生後28日未満の時期を新生児期と呼んでいる．新生児は，母体内生活で胎盤を通して酸素（胎盤呼吸）と栄養を受けていた生活から，出生と同時に自分で呼吸をし，必要な栄養分を吸収する母体外生活をすることになり，大きな環境の変化を経験する．体温調節の自律，

表9 Apgar score

スコア	0点	1点	2点
心拍数	なし	＜100/分	≧100/分
呼吸	なし	弱く不規則な呼吸	強く泣く
筋緊張	だらりとしている	四肢をやや屈曲	四肢を活発に屈曲
咽頭吸引に対する反射	反応なし	顔をしかめる	咳あるいはくしゃみ
皮膚色	蒼白	末梢チアノーゼ	淡紅色

(竹下研三. 人間発達学. 東京: 中央法規; 2009. p.38, 40-4)[2]

肺呼吸の確立，種々の器官や機能が著しく変化して生理的適応過程がほぼ完了するまでの期間になる.

　動物は出生直後に自分の力で立ち上がり歩き出し母親のお乳を飲んで成長する. しかし，人は動物に比べると未熟で生まれて，乳児期に目覚しい成長，発達を遂げていく.

2　在胎期間と出生体重による分類

　新生児は，在胎期間と出生体重で測定分類が行われている. 在胎週数に比して体重の小さい新生児をLFD（light for date）児，体重と身長が小さい新生児をSFD（small for date）児と呼んでいる.

　在胎週数による分類では，在胎42週以上で産まれた赤ちゃんを過期産児（postterm baby），在胎37〜42週未満で産まれた赤ちゃんを正期産児（term baby），在胎37週未満で産まれた赤ちゃんを早産児（preterm baby）としている. 早産児の中で28週以上〜37週未満の児を妊娠28週以上の早産児，在胎22週以上〜28週未満の児を超早産児としている.

　出生体重による分類では，2500g未満の児を低出生体重児（low birth weight infant；LBWI），2500g未満の低出生体重児の中で1500g未満を極低出生体重児（very low birth weight infant；VLBWI），1000g未満児を超低出生体重児（extremely low birth weight infant；ELBWI）としている（表10）.

　わが国の低出生体重児の頻度は，男児で約6％，女児で約7％と言われて

表 10　在胎期間と出生体重による分類

	在胎期間	出生体重
正期産児	37 週以上～ 42 週未満	2500g 以上～ 4000g 未満
早産児	37 週未満	
早産児	28 週以上～ 37 週未満	
超早産児	22 週以上～ 28 週未満	
低出生体重児		2500g 未満全て
極低出生体重児		1000g 以上～ 1500g 未満
超低出生体重児		1000g 未満

いる．出生体重が少ない原因は，在胎週数が短く出生する早産と子宮内での胎児の体重増加が良くない子宮内発育制限（先天性心疾患，染色体異常，妊娠高血圧症候群，極端な痩せ，喫煙，飲酒など）の場合がある．

3 ハイリスク要因と症状

　低出生体重児や早産児，母親が糖尿病や甲状腺機能異常，仮死で生まれた児，妊娠時の健診で要注意点を指摘された児は元気そうに見えるが，ハイリスク児として注意して経過を追っていかなければならない．母親の糖尿病や母親が鎮静剤を服用している状態は胎内で影響を受けやすく，新生児期の母体の影響は，低血糖や無呼吸，授乳力低下をもたらす．

　中枢神経障害の多くは分娩前後にその原因が指摘されていて，新生児期からの医療が児の一生を左右してしまう．1975（昭和 50）年前後より，日本では各地に新生児集中治療室（neonatal intensive care unit；NICU）がつくられ，病児・早産で出生体重が小さい児は小児科医の手にゆだねられるようになった．新生児の死因は先天性の異常，仮死，呼吸障害，頭蓋内出血，敗血症などが主なものであり，それらの症状[2] の概要を下記に示す．

1）呼吸

呼吸窮迫症候群（respiratory distress syndrome）

　シーソー型胸腹運動，胸郭の陥没呼吸，呻吟，チアノーゼを主症状とし，生直後より困難を呈する．

　羊水の大量吸引や気管支肺異形成が背景にあり，早産児や低出生体重児に

認められ，肺サーファクタント（肺界面活性物質）の欠乏があるため，補充療法を行い効果をあげている．

2）血液循環

胎児期には肺機能は必要がないため，胎児の肺動脈血は，動脈管を通して心臓から直接大動脈に流れ，全身に運ばれる．生後動脈管は直ちに閉鎖する．新生児ショック状態では閉鎖が再度開いて，動脈管開存となり肺機能低下が生じる．

3）黄疸

全身への酸素供給は赤血球で行われる．赤血球は老化や血液型不適合で壊され，そこで生じるビリルビンは，胎盤を通して母親の肝臓に運ばれ，グルクロン酸抱合により処理される．しかし生後は自分の肝臓で処理するため，処理が追いつかず軽く黄疸が認められる（生理的黄疸）．ビリルビンは毒素があり脳の基底核に沈着しやすい．これは核黄疸の原因となり，20mg/dL以上で生じる．治療は光線療法，全血液交換が緊急に行われる．

4）代謝と免疫

新生児の水分含有率は80％（成人60％）である．胎盤機能が悪い（胎盤機能不全症）と低血糖，低カルシウム血症を起こす．

ろ紙に染み込ませた血液からわかる代謝異常には，フェニールケトン尿症，クレチン症（先天性甲状腺機能低下症）がある．

5）睡眠

光は網膜から視交叉上核細胞（光の減衰情報）に送られ，光の減衰情報が松果体でメラトニンの分泌を促す．メラトニンは脳幹網様体機能を減衰させ睡眠となる．日没と夜明けの明るさが，サーカディアンリズム（概日リズム）を作る．新生児は16時間以上を睡眠にあてている．

4　新生児期と母子関係

新生児期は母子関係確立に重要な時期ともいわれている．近年は分娩直後から母と児の接触を図り，さらに母児同室制が導入されている．日本の新生児医療は世界のトップレベルとなっているが，新生児期が最も死の危険にさらされるときである．

●文献

1) 竹下研三. 人間発達学. 東京: 中央法規; 2009. p.17-20, 50-2.
2) 竹下研三. 人間発達学. 東京: 中央法規; 2009. p.38, 40-4.

＜福田恵美子＞

乳児期とは出生後1年までの時期をさし，そのうち出生後4週間を新生児期としている．この時期の発達は一生涯の中で最も顕著で，子宮外から環境へ適応するために必要とされる様々な機能が発達する．

1 身体的発達

a. 体重と身長 （図 13 〜 16）

　出生時の体重は在胎期間と関連するが，男子 2980g，女子 2910g（平均値）で，身長は男子 48.7cm，女子 48.3cm（平均値）で，どちらもわずかに男子が大きい．乳児期の体重，身長の変化は急速で，体重は生後 3 〜 4 カ月で出生時の 2 倍に，1 歳時にはほぼ 3 倍となり，身長は 1 歳時では出生時の約 1.5 倍となる．

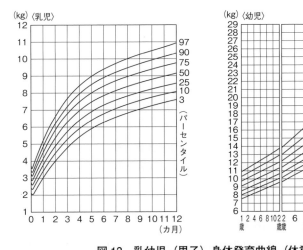

図 13　乳幼児（男子）身体発育曲線（体重）
（厚生労働省　平成 22 年乳幼児身体発育調査報告書より）

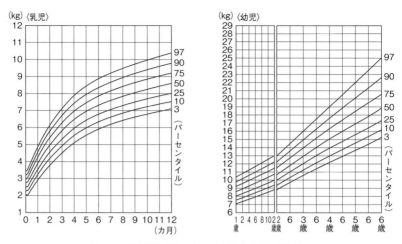

図 14　乳幼児（女子）身体発育曲線（体重）
（厚生労働省　平成 22 年乳幼児身体発育調査報告書より）

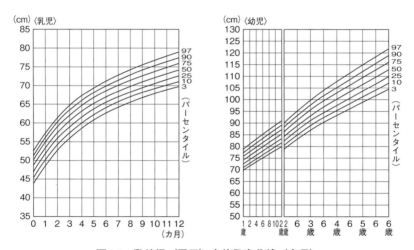

図 15　乳幼児（男子）身体発育曲線（身長）
（厚生労働省　平成 22 年乳幼児身体発育調査報告書より）

　新生児期の特徴として，出生後 2 〜 3 日に出生体重の 5 ％程度の体重減少がみられ，生後 7 〜 10 日で出生体重に戻る（生理的体重減少）．これは，哺乳量など水分摂取量に比べて，尿や皮膚からの水分損失量が多いことから

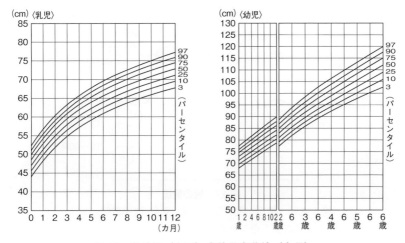

図 16　乳幼児（女子）身体発育曲線（身長）
（厚生労働省　平成 22 年乳幼児身体発育調査報告書より）

生じるといわれている.

　身長に対する頭部の割合（頭身比率）は, 成人が 7 頭身前後であるのに対して乳児は 4 頭身で, 頭部を占める割合が高い.

b. 頭位

　出生時の頭位は男子 33.5cm, 女子 33.1cm（平均値）で胸囲よりやや大きい. 新生児期では頭蓋骨の縫合は完成していない. このことは, その後の脳の発達を受けとめる役割を持つ. 生後 6 週から 3 カ月頃には小泉門が閉鎖し, 大泉門は 1 歳半頃に閉鎖する.

c. 骨と歯 （図 17）

　骨の成長は, 手根骨の発育（手根骨 8 個と橈骨・尺骨の遠位端を含む 10 個）で観察できる. 出生時は手根骨の化骨核が 0 個であるが, 3 カ月頃から化骨が見られ 1 歳時には 2 個に増加する.

　歯の発育は, 生後 6 〜 7 カ月頃から乳歯が萌出し, 下顎中切歯の 2 本から生え始める. 個人差はあるが, 1 歳時には上下の中切歯と側切歯の 8 本が生える.

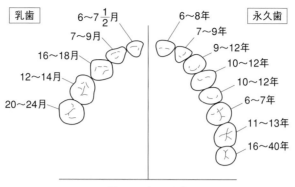

図 17 歯の発達

（原 寿郎. 標準小児科学. 5 版. 東京: 医学書院; 2003.
p.8 より許諾を得て転載）

2 運動的機能の発達

　乳児期の運動発達は中枢神経系の成熟と関連しており，その成熟は姿勢反射の発達を通して見ることができる．姿勢反射（3 章, 154 〜 166 頁）とは，姿勢の維持や身体の平衡機能保持のために反射的に生じる現象のことで，月齢が低い時期は原始反射（3 章, 154 〜 166 頁）（成人では生理的に見られず，乳幼児期の早期のみに出現して月齢が進むにつれて徐々に統合される反射）に分類される姿勢反射の影響を受ける．その後月齢が進むと立ち直りや平衡反応といった姿勢反射が出現し，運動は反射的でかつ全体的な動きから徐々に随意的で分離的な動きへと発達していく．

　運動発達は粗大運動と微細運動に分けられるが，相互に影響しあいながら発達する．粗大運動とは，座位や立位などの姿勢や動きの状態をいい，臥位（背臥位，腹臥位），座位，立位などの姿勢や寝返り，伝い歩き，歩行などから観察される．微細運動とは，上肢の運動の状態をいい，到達（リーチ），把握（握る・つまむ），放す（リリース），の基本動作と道具操作などの応用動作から観察される．粗大運動の姿勢別発達過程を（図 18 〜 21）に示し，微細運動の把握動作の発達過程を（図 22）に示す．

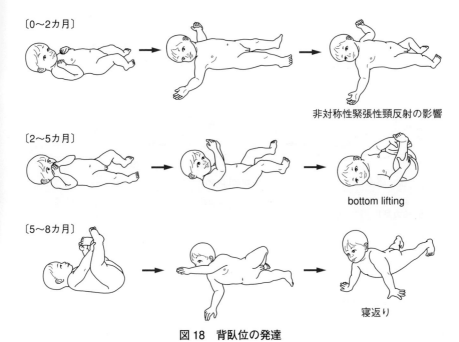

〔0〜2カ月〕

非対称性緊張性頸反射の影響

〔2〜5カ月〕

bottom lifting

〔5〜8カ月〕

寝返り

図18　背臥位の発達

a. 0〜2カ月

　粗大運動では，新生児は生理的な屈曲姿勢を示すが，月齢が進むにつれて背臥位では非対称性緊張性頸反射（ATNR）（3章，154〜166頁）の影響を受けた非対称姿勢を示すことが多い．腹臥位では頭部をわずかに挙上することはあるが，重力に抗した姿勢を保持することはできない．立位では初期起立や自動歩行（3章，154〜166頁）といった原始反射の影響を受けた姿勢や運動が見られる．また自発的に全身を動かす運動（ジェネラルムーブメント）（3章，154〜166頁）が見られるが，全体的な動きであり目的的な運動は難しい．このようにこの時期は，原始反射の影響を受けるため，頭部のコントロールが難しく姿勢を安定させることができず，自発運動も全体的な動きを示すのが粗大運動の特徴である．

　微細運動では，新生児期では軽く握っていることが多く，随意的な手指の動きは見られない．また，手掌把握反射（3章，154〜166頁）のような原始反射の影響を受け，物を握ったかのような反応が見られることがある．

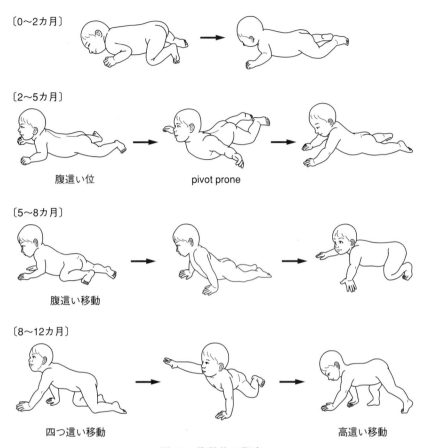

〔0～2カ月〕

〔2～5カ月〕

腹這い位　　　　　　　pivot prone

〔5～8カ月〕

腹這い移動

〔8～12カ月〕

四つ這い移動　　　　　　　　　　　　　　高這い移動

図 19　腹臥位の発達

b. 2～5カ月

　この時期の粗大運動は，随意的な運動と臥位姿勢の安定を得ることが特徴
である．原始反射の影響が減少するので，対称的で重力に抗した姿勢の保持
や随意的な運動が可能となる時期である．これにより，臥位姿勢が安定する
ため，臥位姿勢での重力に抗した自発的な運動が活発に見られるようにな
る．背臥位では，頭部の正中位保持や対称的な姿勢を保持することができ，
その姿勢で四肢を自発的に重力に抗して動かす活動が盛んになり，bottom
lifting（手で足を握る）が可能となる．腹臥位では上肢での支持がみられ，
腹這い位（on elbows）が可能となる．その後，抗重力伸展活動が活発となり，

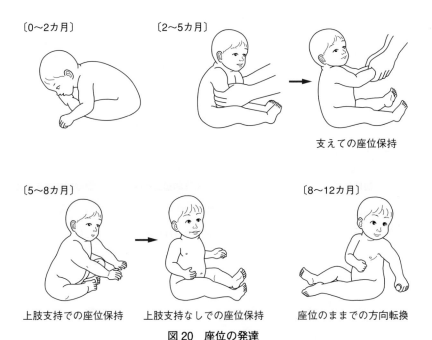

〔0〜2カ月〕　　〔2〜5カ月〕

支えての座位保持

〔5〜8カ月〕　　　　　　　　　　　　　　　　　〔8〜12カ月〕

上肢支持での座位保持　　上肢支持なしでの座位保持　　座位のままでの方向転換

図20　座位の発達

腹部を支点とした pivot prone をとるようになる．この腹臥位での抗重力伸展活動の経験は，その後に獲得する手掌での体重支持による腹臥位（on hands）には不可欠である．より重力に抗した姿勢である，座位や立位の獲得はまだ困難で，座位をとらせても脊柱の伸展が不十分で，支えがあれば頭部，体幹を垂直位に保持することができるが，支持なしでは困難である．立位においては原始反射の減少により，一時的に下肢での体重支持が困難になる時期（生理的起立不能）を経た後，体幹を支えられた状態で瞬間的に体重支持ができるようになる．

　微細運動では，粗大運動で対称的な姿勢が安定し，さらに上肢で体重を支持する経験を重ね，随意的に上肢を使いやすくなる．例えば，左右の手を合わせたり（正中指向），身体の部位や対象物に手を伸ばしたりすることが頻繁にみられるが，正確に手を伸ばすことはまだできない．また，手指と手掌を使った全体握り（手掌握り）が可能となり，物を持たせると口に運ぶことができる．だが，手指の伸展が不十分で，スムーズに物を放すことはできな

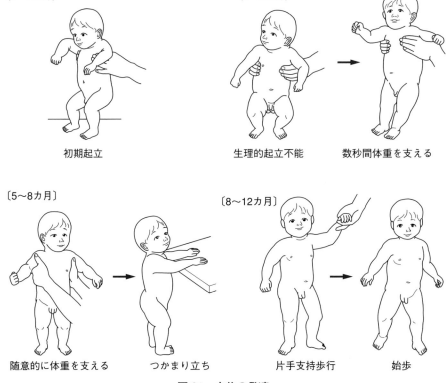

〔0〜2カ月〕

初期起立

〔2〜5カ月〕

生理的起立不能　　　数秒間体重を支える

〔5〜8カ月〕

随意的に体重を支える　　つかまり立ち

〔8〜12カ月〕

片手支持歩行　　　始歩

図 21　立位の発達

い.

c. 5〜8カ月

　粗大運動では，初めて移動手段を獲得する時期である．姿勢反射が発達し
立ち直り反応が出現することで，背臥位ではダイナミックな重心移動が可能
となり，寝返りが見られるようになる．腹臥位でも同様に抗重力姿勢での重
心移動を経験することで，腹這い移動が見られるようになり，さらに四つ這
い姿勢もとれるようになる．座位では手で支えての姿勢保持が可能となり，
その後は側方での支持へと拡大し，8カ月頃になると上肢支持なしでの座位
保持が可能となる．だが座位でのバランスはまだ不十分なため，後方に倒れ

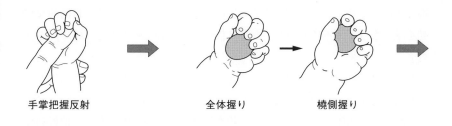

手掌把握反射　　　　　　全体握り　　　橈側握り

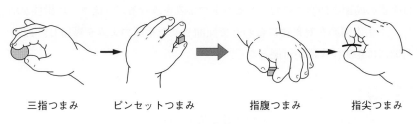

三指つまみ　　ピンセットつまみ　　　指腹つまみ　　　指尖つまみ

図22　微細運動の発達

ることがある．立位では随意的に下肢で体重を支えることができるようにな
り，つかまり立ちが可能となる．

　微細運動では，粗大運動で重心の移動が可能となることで，正中を交叉し
て手を伸ばし，両側に物を持ったり持ち替えをしたりするようになる．さら
に上肢支持なしでの座位が可能となると，上肢を支持として使用することか
ら解放されるため，一側上肢で確実に物に手を伸ばすなど，物を扱うことが
多くなる．これにより把握動作は全体握り（手掌握り）から橈側握りへと急
速に発達し，8カ月頃には橈側の手指の遠位部を利用した三指つまみも獲得
する．また放す動作は，把握動作より後に獲得しゆっくりと物を放すことが
可能となる．

d.　8〜12カ月

　粗大運動では様々な姿勢変換と歩行を獲得する時期である．この時期は平
衡反応が出現し，重心の移動が起きても姿勢を保つことができるようになる
ため，臥位から座位，座位から立位への姿勢変換や四つ這い移動を頻繁に行
うようになる．また，この時期の座位はかなり安定し，座位のままの方向転

換も可能となる．さらに，立位での平衡反応の出現にあわせて，目的的な移動を試みようとすることが多くなり，伝い歩きを経て一人歩き（始歩）を獲得する．

　微細運動では，上肢を伸ばすタイミングに合わせて，把握や放す動作が滑らかに遂行できるようになる．そのため12カ月になると，小さな容器に物を入れるなど正確に物を放すことや物を投げることが可能となる．把握動作はより小さな物を母指と他指とでつまむことができるようになり，9カ月頃は手指の関節を伸展させたピンセットつまみをみせるが，徐々に巧緻性が増し，手指の関節を対象物に合わせて屈曲させた指腹つまみを獲得し，12カ月頃には指尖つまみが可能となる．

③ 認知的機能の発達

　乳児期の認知的機能は，生物学者で発達的認知理論を提唱したピアジェが示す「感覚運動的段階」にあたり（表11），感覚と運動体験により外界から様々な情報を取り入れ，身体活動の関連性から環境を理解し，適応しようとすることが特徴である．ここでは，感覚の発達もあわせて説明する．

a. 0〜1カ月

　この時期は反射的な活動により，外界の情報を取り入れる時期である．反射では，視覚や聴覚刺激に対して瞬目反射や顔面聴覚反射が見られ，口腔周囲の触覚刺激により，探索反射や吸啜反射のような哺乳行動が見られる．

　感覚の発達はすでに胎児期に確認されているが，視覚は生後すぐには十分に機能しているとはいえない．新生児期では光に反応し，視力としては0.03〜0.05程度であり，およそ30cm程度離れた対象物に焦点を合わせることができる．この距離は母親が授乳時に子どもを抱いた際の母親と子どもの顔面の距離と同等とされている．聴覚は，胎児期から機能しているといわれ，新生児期でも明確な反応を示し，手をたたく音などに対して，反射や動きを止めるといった反応が見られる．また人の声とそれ以外の音を区別し，特に母親の声に反応する傾向が強い．この時期の発声は泣き声がほとんどであり，不快などを養育者に伝える役割を持つ．

表11　ピアジェが仮説化する各発達段階での子どもの思考特徴

発達段階	年齢の範囲	達成可能な典型と限界
感覚運動的段階 （誕生〜2歳）	誕生〜1カ月	反射的な活動（シェマ）を行使し外界を取り入れる.
	1〜4カ月	第一次循環反応（自己の身体に限った感覚運動の繰り返し），行為の協応.
	4〜8カ月	第二次循環反応（第一次循環反応の中にものを取り入れての繰り返し），視界から消えるとその対象を探索しようとしない.
	8〜12カ月	第二次循環反応の協応，隠された対象を探す，しかし最後に隠された場所でなく，最初にあった場所を探す.
	12〜18カ月	第三次循環反応（循環反応を介し，外界の事物に働きかけ，外界に変化をもたらす自分の動作に興味を持つ），目と手の協応動作が成立.
	18〜24カ月	真の心的表象の始まり，延滞模倣.
前操作的段階 （2〜7歳）	2〜4歳	記号的機能の発現，ことばや心的イメージの発達. 自己中心的コミュニケーション.
	4〜7歳	ことばや心的イメージのスキルの改善，ものや事象の変換の表象は不可能. 保存問題や系列化やクラス化の問題に対し一つの知覚的次元で反応（判断）.
具体的操作段階 （7〜12歳）		具体物を扱う限りにおいては論理的操作が可能になる. ものや事象の静的な状態だけでなく変換の状態をも表象可能，外見的なみえに左右されず保存問題や系列化やクラス化の問題解決が可能，だが科学的な問題や論理的変換のようにあらゆる可能な組合せを考えねばならぬ問題には困難を示す.
形式的操作段階 （12歳〜）		経験的事実に基づくだけでなく，仮説による論理的操作や，命題間の論理的関係の理解が可能である. より抽象的で複雑な世界についての理解が進み，たとえば，エネルギーの保存や化学的合成に関するような抽象的概念や知識が獲得される.

（無藤　隆，他編. 発達心理学入門I－乳児・幼児・児童. 東京: 東京大学出版会；1990. p.44 より許諾を得て転載）

b. 1〜4カ月

　この時期は，自分の身体の中で感覚と運動の循環を繰り返す時期であり，臥位姿勢が安定し両側の上肢も随意的に使用できるようになるため，探索行動として手や指をしゃぶるという行動が見られるようになる．このように左右の上肢や口との出会いによって，自分の身体のイメージが発達してくる．

　視覚の発達は，視力が徐々に向上して対象物を注視することができ，頸定を獲得する頃になると両眼視や追視が可能となる．この頃には目で自分の手を追えるようになり，手を眺める動作（ハンドリガード）を行うようになる．聴覚の発達では，徐々に泣くこと以外での自発的な発声（喉の奥で発する音：クーイング）を繰り返すようになる．また，頸定を獲得する頃には人の声がするほうを確認しながら頭を向けるようになり（音源定位），さらに笑い声を出すようになる．

c. 4〜8カ月

　今までは感覚と運動の循環は自分の身体の中で行われていたが，4カ月を過ぎる頃になると，それに"もの"が加わり，自分以外の"もの"に興味の対象が広がる．この時期は，座位が安定し上肢を支持だけでなく操作に使用することが多くなるため，"もの"に手を伸ばし，握り，口に持っていくといった外界への働きかける探索行動がより活発になる．

　視覚の発達は移動手段を獲得する頃には，両眼視がさらに発達し，奥行きの違いを知覚するようになり，届かない物にも近づこうとするなどの動きが見られるようになる．聴覚の発達でも移動を獲得するようになると，聞こえた方向に手を伸ばしたり，いろいろな方向の音源に対してまっすぐに頭を向けたりするようになる．また，6カ月頃から喃語（自発的に母音と子音を組み合わせた音を反復する発声）が見られるようになり，大人の声かけに対してさらに繰り返すようになる．

d. 8〜12カ月

　この時期は目的をもって関わることが多くなり，その目的を達成するために手段を選択することが可能となる．また，「物の永続性」を理解するようになるため，おもちゃを布で覆ってもその布の下からおもちゃを取り出すこ

とができるようになる.「物の永続性」とは,物が見えなくなっても,その物自体は存在し続けることがわかることで,見えなくても対象が存在することがわかり,次の場面を期待するようになるため,「いないないばあ」を何度も繰り返して楽しむようになる.また,立位が安定し,移動を獲得したことで動的な身体イメージの発達が見られるようになる.この身体イメージの発達はこの時期に獲得する簡単な動作の模倣にも影響を与える.

聴覚の発達では,喃語は養育者などに向けて発声するようになり,やりとりを繰り返していく中で,養育者の発音を模倣したような発声(ジャーゴン)が増えていく.また,日常の中で繰り返される簡単な言葉であれば理解するようになり,周囲の働きかけに動作で応じるようになる.その後10カ月を過ぎた頃,指さしにより要求を表現するようになると養育者は,子どもの指さしや発声に合わせて答えることを繰り返すため,子どもはその音を大人が使う場面や対象物とに関係があることを理解するようになる.そして,12カ月頃には言葉を初めて話すようになる(始語).

4 情緒・社会的機能の発達

乳児期は,基本的な感情の分化が見られるとされ,このことは対人関係やコミュニケーションの発達に大きく影響を与える.感情の分化については図23に示す.

a. 0〜1カ月

生後直後は興奮状態かそうでないかといった状態で,覚醒状態や生理的要因に基づいていることがほとんどであり,情緒的反応としてはかなり未分化な状態である.しかし,興奮状態が落ち着いて,ゆったりしている状態で微笑みを示すことが見られる.これは生理的微笑といわれ,後に見られる社会的微笑とは異なり,外界からの働きかけに対して起きる反応ではないとされる.

b. 1〜4カ月

この時期になると,満足して落ち着く,心地よいという状態は「快」の感情,空腹や苦痛などの状態は「不快」の感情というように感情の分化が徐々

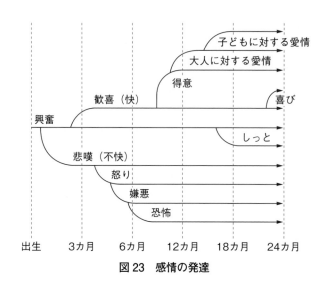

図23　感情の発達

に見られるようになる．快の感情は笑顔や笑い声という反応を示し，抱いたりあやしたりすることで，笑顔で反応したり声を出して笑うなど，周囲の働きかけに対して積極的に微笑みかける社会的微笑が見られるようになる．不快の感情は泣くことで示され，関わりを阻止されるなど，不満足な状態に対しても泣くといった反応で示すようになる．これらの感情は自己と環境や他者との関わりが起因して見られることから，対人関係の発達に影響を与えることになる．

c. 4〜8カ月

　この時期になるとまわりのものに興味を持ったり，甘えを受け入れられ，満たされることで歓喜するなど，快の感情から，様々な感情が分化する．また，不快の感情の要因によって泣き方を変え，要求の表現としての表出を行うようになる．このように感情を人に向けて表出するようになり，さらに分化が進む．不快の感情は，例えば甘えが満たされないなどによる「悲しみ」やおもちゃを取り上げられたことに対する「怒り」に分化していく．またこの時期は，養育者をはっきり認識するようになるため，見知らぬ人や物に対しては「恐れ」を示すようになる．そのため，6カ月頃より養育者から離れることに対する不安を示すようになる（母子分離不安）．

d. 8～12カ月

　8～9カ月頃になる母子分離不安は明確となり，養育者には接近を求め，見知らぬ人に対しては「人見知り」を示すようになる．物の永続性を理解しているため，視野から養育者が消えると泣き出したり，探して後追いをすることも見られるようになり，養育者との愛着を形成するようになる．

　人見知りが見られる頃，コミュニケーションにも変化が見られるようになり，それまでは，「自分ともの」あるいは「自分と人」とでのやりとりであったのに対し，9カ月頃になると「自分とものと人」との関係が成立するようになる（三項関係の成立）．これにより，大人が指さした対象に視線を向けることができたり（共同注意），指さしをするようになる．指さしの意味は要求であったり，自分の興味のあるものを大人に知らせるための指さしであったりと一つではなく，後に言葉を話すようになっても質問や応答での指さしが出現する．

＜篠川裕子＞

4 | 幼児期

(1) 前期

　幼児期前期とは1〜3歳までの時期をさし，乳児期についで急速な発達を示す時期である．歩行を獲得し，道具の操作に必要な微細運動が発達することにより，日常生活動作の介助量が減り，簡単な動作であれば自立できる時期である．さらに言葉を獲得し，探索行動や対人関係も発達することで，集団活動への準備がなされる時期である．

1 | 身体的発達

a. 身長・体重・頭囲

　体重の増加率は，幼児期に入ると徐々に減少し，1歳時では出生時の約3倍を示していたが，3歳頃では男子14.1kg，女子13.6kg（平均値）となり，出生時体重の4.7倍となる．

　身長の増加率も体重と同様で徐々に減少し，1歳時の身長は出生時の約1.5倍であったが，3歳頃の身長は出生時の1.9倍で，男子95.1cm，女子93.9cmとなる．また，頭身比率も変化し，2歳時では5頭身となる．

　頭囲は生後1年半で頭蓋骨縫合が完成し，この時期の頭囲は男子47.6cm，女子46.5cm（平均値）で，胸囲とほぼ同等となりその後はゆるやかに成長する．

b. 骨と歯

　骨の成長は手根骨の化骨核の数が1歳時には2個であったが3歳時では3〜4個となる．また，骨は男子より女子のほうが早く成長する特徴がある．

　歯の発育は，上下の中切歯と側切歯の萌出に続き，第一臼歯，第二臼歯，犬歯の順に3歳頃までに乳歯20本が生えそろう．

2 運動的機能の発達

　幼児期前半の運動発達の特徴は，粗大運動では歩行の安定，さらに応用歩行やジャンプなどの獲得である．微細運動においては，道具の操作や両上肢の協調動作の発達が特徴的である．

a. 粗大運動の発達

1) 1歳～1歳6カ月

　1歳頃の歩行は，バランスをとるために両上肢を挙上し，両下肢の股関節を外転位にして歩隔を広く取り，体幹を左右に揺らして歩くため不安定となりやすい．そのため，まだ四つ這い移動や伝い歩きがみられる．その後，徐々に歩行の安定性が増し，両上肢が下がり歩隔が狭くなり，続けて歩くようになる．1歳6カ月頃になると徐々に両上肢を交互に振ることができるようになるため，歩行のスピードもあがり，歩行が主な移動手段となる．また，階段昇降は片手を支えられることで上ることが可能となる．

2) 1歳6カ月～2歳

　この時期は歩行スピードを一定に調整できるようになり，目的的移動手段としての歩行が定着する．さらにしゃがみ位で遊ぶ，一段ずつであれば階段をひとりで昇降するなど，加重した状態での膝関節のコントロールが可能となる．また，歩行バランスの向上により，障害物を越えたり斜面を歩いたりといった応用歩行を獲得し，生活範囲が屋外へと広がる．

3) 2～3歳

　2歳を過ぎると応用歩行が安定し，その後走行やジャンプが可能となる．また，一側の下肢に体重をかけることができるようになるため，3歳時には両下肢交互で階段を上ることや停まっているボールを蹴ることもできるようになる．さらに腰を屈めてくぐったり，滑り台に挑戦したりと高低差のある空間を移動することもできるようになる．

b. 微細運動の発達

1) 1歳～1歳6カ月

　1歳頃，伸ばす・握る・放すといった上肢の基本動作を獲得し，容器から

物を出し入れする，おもちゃのはめはずしなど，基本動作を連結した探索活動や遊びを頻繁に行うようになる．このような活動を通して，力を調節しながらの操作や上肢を空間で保持しての操作，両上肢の協調動作を獲得していく．1歳6カ月頃には生活で使用するスプーンやクレヨンなど道具を使用するようになるが，その使用方法は未熟で，スプーンは手掌回内握り，筆記具は手掌回外握りで操作することが多く，肩の動きを使って上肢全体で動かしている場合が多い．

2) 1歳6カ月〜2歳

手関節や手指を協調的に使用することができるようになるため，容器のふたを持ちながらねじって開けるなど，複合的な運動を行うようになる．2歳頃には左右の手の使用回数やそれぞれの役割に違いがみられるようになり，このことが利き手の発達につながっていく．

3) 2〜3歳

2歳を過ぎると手指の分離運動が発達し，把握したものを手掌と手指間で移動や回転をさせる手内操作が可能となる．スプーンや筆記具の把持は，橈側の手指と尺側の手指が分離した手指-回内握りが可能となり，道具の操作も上腕部を安定させて，肘関節の動きで操作することができるようになる．また，ボールを前方に投げるといったタイミングを必要とする協調動作が可能となる．両手動作では左右異なった働きが必要となるハサミの使用もできるようになるが，回内位での把持となるため連続して切ることはまだできない．

3 認知的機能の発達

幼児期前期の認知発達は，ピアジェの示す感覚運動的段階の最終段階（2歳まで）から前操作的段階へと発達する（51頁，表11）．この時期は，表象（心の中の"もの"，イメージ）が出現し，さらに言葉の発達に伴い，コミュニケーションや思考の発達もみられるようになる．

a. 認知の発達

1) 1歳〜1歳6カ月

この時期は，目的を達成するために様々な手段を何度も思考錯誤して，物

への関わり方を変化させながら新しい手段を獲得するようになる. このように新しい手段を獲得すると, 容器を逆さまにして取り出したり, 蓋を閉めようと何度も回したりするなど, 物や空間への関わり方も多様となる. また, 上肢の基本動作を獲得しているので, 物を操作しながら空間や形を理解する時期でもある. 具体的には積み木を3個に積んだり, 型はめのパズルを形に合うように動かしながら感覚運動的手がかりで, 丸や四角の形を弁別できるようになる. 微細運動の発達は描画にも影響を与え, 形の弁別ができるようになるとなぐり書きから縦線の模写などを行うようになる.

2) 1歳6カ月〜2歳

この時期はピアジェの示す感覚運動的段階の最終段階にあたり, 心の中でイメージすること (表象) が出現し始め, 知覚体験したものからイメージを形成して, 時間を超えて模倣することができるようになる (延滞模倣). 空間の理解では横の概念が加わり, 横線の模写や積み木を横に並べるなどの構成ができるようになる.

3) 2〜3歳

2歳以降の認知発達はピアジェの示す前操作的段階に相当し, この段階の前半 (2〜4歳) は, 表象を獲得し象徴的機能が発達する時期で, 「象徴的思考段階」とされている. 目の前にないものでも思い浮かべたり, 物を別の何かに見立てたりすることができるようになる. 形の弁別は視覚的な手がかりでできるようになり, 上肢の操作性が発達することで円の模写やなぞりがきを獲得するようになる. 空間の理解では縦と横をあわせて立体的に積木を構成するなど三次元の理解が発達する. 大きさや長さの概念は, 対比的な認識が可能となるため, 「どちらが長い?」と2つを比較することで長いほうを答えることができる. だが, 知覚に依存しているため, 提示の仕方を変える (例えば, 一方のひもをまっすぐに提示しないなど) と正確に答えることができない.

b. 言語の発達

1) 1〜1歳6カ月

この時期は, 簡単な言葉を理解することが先行し, 理解力が発達すると話す単語も増加する. 言葉の理解では, 物の名称に興味を示し養育者に尋ねた

り，身体部位の理解も発達し，目や口などを指さすようになる．幼児語ではあるが，「ワンワンは？」などの問いかけに実物や絵を指さして答えたりするようになり，1歳半で理解している語彙数は100語程度とも言われる．この時期に表出する語彙数は約30語だが，個人差が大きく男児より女児のほうが多い傾向にある．また，口腔機能が十分に発達していないため構音の未熟性がみられ，サ行やラ行の言葉はうまく表出することができず，容易な音に置換して発音することがよくみられる（例：ゾウサン→ドウタン）．この傾向は5歳頃には減少し，就学時には正しく発音できるようになる．

2）1歳6カ月～2歳

言葉の理解では，日常生活で出会う道具やおもちゃの用途や意味を理解し始める．また，単語を組み合わせた二語文で話すようになり，代名詞（あれ，これ，など）の使用もみられるようになる．言葉の表出では，「これなあに」など対象となるものの名称について質問をくり返し，表出する語彙数が急速に増加し，2歳頃には300語以上になるといわれている（語彙の爆発的増加）．

3）2～3歳

言葉の理解では，抽象概念の理解が発達する．言葉の表出では，名詞と動詞を組み合わせた表出ができるようになり，三語文を話すようになる．さらに，形容詞や動詞，助詞の使用が始まり，より長い文を使うことが増えてくる．

4 情緒・社会的機能の発達

この時期の情緒・社会的機能の発達は，対人関係や基本的な生活習慣，遊びと関連して発達し，自己意識の芽生えと自己の欲求がみられることが特徴である．参考としてこの時期に獲得する日常生活動作の発達過程を表12に，遊びの発達過程を図24に示す．

1）1歳～1歳6カ月

乳児期の後半から1歳頃にかけて，自分の体を使って多くの感覚運動経験を重ねることで身体的な自己に気づくようになり，自己意識が芽生え始める．1歳～1歳6カ月になると移動手段や言葉を身につけることで自己の力に対する意識が増大し，自分でやりたがる行動がみられるようになる．ただし，行動はまだ養育者を基地としたものが主である．また，自分の名前を呼

表12　日常生活動作の発達過程

年齢	食事動作	排泄動作	更衣動作	入浴・整容動作
6カ月	離乳食をスプーンから食べる			
9カ月	手づかみで食べる	排尿の間隔が空き始める		
1歳	自分でスプーンを使って食べようとする		衣服の着脱に協力する	
1歳3カ月	コップを持って飲む			
1歳6カ月	スプーンを使って食べるがこぼす	排尿後に教える		歯磨きなどのまねをする
1歳9カ月	ストローを使って飲む		靴, 靴下を脱ぐ	
2歳		昼間のオムツが不要となる	衣服の着脱を自分でやりたがる	
2歳3カ月		直前に排尿, 排便を知らせる	靴をはくズボンなど下衣を脱ぐ	
2歳6カ月	スプーンやフォークを使ってこぼさずに食べる		上衣を脱ぐ下衣を着る	手洗いをする
2歳9カ月		夜間のオムツが不要となる		頭を洗っても泣かない
3歳		定時排泄が習慣化する	上衣を着るボタンをはずす	
3歳6カ月	箸を使って食べる	トイレで排尿できる	ボタンをはめる衣服の前後がわかる	うがいをする自分で顔を洗う不十分だが, 自分で体を洗う
4歳			一人で衣服を全部着る	歯磨きを自分からする
4歳6カ月		排便後の後始末ができる	シャツをズボンの中に入れる	鼻をかむ
5歳			一人でファスナーをはめる	
6歳				頭を洗う髪をとかす

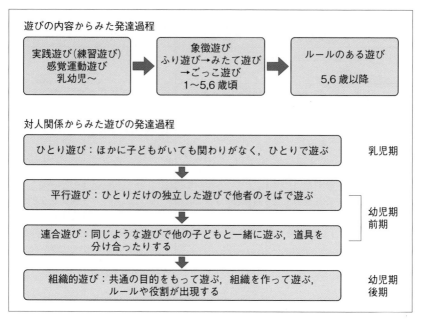

遊びの内容からみた発達過程

| 実践遊び(練習遊び) 感覚運動遊び 乳幼児〜 | → | 象徴遊び ふり遊び→みたて遊び →ごっこ遊び 1〜5,6歳頃 | → | ルールのある遊び 5,6歳以降 |

対人関係からみた遊びの発達過程

ひとり遊び：ほかに子どもがいても関わりがなく，ひとりで遊ぶ　　乳児期

平行遊び：ひとりだけの独立した遊びで他者のそばで遊ぶ

連合遊び：同じような遊びで他の子どもと一緒に遊ぶ，道具を分け合ったりする　　幼児期前期

組織的遊び：共通の目的をもって遊ぶ，組織を作って遊ぶ，ルールや役割が出現する　　幼児期後期

図24　遊びの発達過程

ばれると手を上げて返事をするなど，正確に自分の名前を認識するようになり，自他の分化が明確となる.

2) 1歳6カ月〜2歳

　この時期では，自分のものと他者のものとの区別がつくようになり，「自分のおもちゃ」という意識から，他の子どもと物を取り合うなどの関わりも示すようになる. また，母親の動作をまねたりと，自分でやりたがることがさらに増えてくる. このことが日常生活動作の発達の引き金となり，できたことに対する賞美が活動の強化となる. 他にも「○○ちゃんのおくつ」といったように言語的に自己をとらえるようになる.

3) 2〜3歳

　この時期はさらに自己意識が発達し，自分でやりたいことを一方的に主張するようになる. ただし，自己意識が未熟であるため，自己の能力を超えた主張となることもある. そのため大人の提案を拒否したり，叱られても謝らなかったりと反抗するようになる（第一反抗期）. これは，子どものコミュ

ニケーション能力や自己抑制が不十分であるために反抗的なやり方でしか応じることができないともいえる．この反抗期は，自己と他者との分離意識を高めることになり，自己意識や社会性の発達に重要であるとされる．また自己主張により，自分のやりたいことをやりとおそうとすることでけんかになったりする．このような反抗や自己主張は，コミュニケーション能力などが発達してくることで徐々に減少し，他者の評価が気になるようになる．

(2) 後期

　幼児期後期とは3〜6歳までの時期をいい，この時期は協調的で滑らかな動作を獲得し，移動能力が完成する．また，集団生活に必要となる日常生活動作の自立や自己コントロールの獲得により，就学準備がすすむ時期でもある．

1 身体的発達

　体重と身長は，幼児期の前半から引き続き増加率は減少し，5歳時では体重は男子17.9kg，女子17.6kg（平均値）で出生時の6倍，身長は男子108.2cm，女子107.3cm（平均値）で出生時の2.2倍になる．体型はより成人に近づきやせ型になり，頭身比率は6歳で6頭身相当となる．

　骨の成長は，手根骨の化骨核が6歳時で5〜7個になり，歯の発育では，個人差はあるが6歳頃から永久歯の第一大臼歯や中切歯が生え始める．

2 運動的機能の発達

　幼児期後半の運動発達は，できることが増えるより，上手くできるようになることが特徴である．粗大運動では身体の平衡機能が発達し，環境や課題に合わせて姿勢や動作を調整するようになり，微細運動では日常生活動作の自立に必要となる，より細かく協調的な上肢操作が可能となる．

a. 粗大運動の発達

1）3歳〜4歳6カ月

　歩行時に踵からの接地や関節の動きが滑らかになることで重心の上下動が

少なくなり，さらに上肢の推進力が向上し歩容が成熟してくる．また，一側下肢での体重支持が安定しバランスをとれるようになるため，階段は両下肢交互で昇降することができ，さらに片足立ちも3秒程度保持が可能となる．その他に四肢を協調的に使用することができるようになるため，三輪車も乗れるようになる．4歳を過ぎても歩容は改善を続け，その結果一定時間継続して歩くことができるようになる．また，片足跳びや走り幅跳びなど，よりダイナミックなバランスを必要とする活動が可能となる．遊具の操作では走りながらボールをけったり，ブランコをこいだりするようになる．

2）4歳6カ月〜6歳

5歳頃には片足でのバランスが向上し，片足立ちは5〜8秒程度保持できるようになり，6歳では閉眼での片足立ちも可能となる．また，スキップや縄跳びを続けて跳ぶなど，四肢を使った複雑な協調運動ができるようになる．さらに遊具の操作も発達し，自転車にも挑戦しようとする．

b. 微細運動の発達

1）3歳〜4歳6カ月

道具の操作では，把持は母指と示指，中指を使用した静的三指握りが可能となるが，操作は手指を使って行うことはまだできず，肘や手関節の動きで操作することが多い．また，生活の中で道具を使用することが増え，箸を使い始めたり，ボタンのはめはずしを行ったりするようになる．また4歳頃より，利き手を一貫して使用する傾向がみられるようになる．

2）4歳6カ月〜6歳

筆記具などを母指と示指，中指の先端部分で把持する動的三指握りが可能となり，手関節背屈位で安定させて手指の関節を細かく動かして操作するようになる．手指を細かく使うことができるようになるため，描画能力も発達し，6歳頃には文字を書くようになる．また，上肢帯の中枢部を安定させて，より末梢部を操作に使用することが定着するので，両上肢を空間に保持した状態ではさみを使って形を切り抜く動作も獲得する．また，末梢部での力加減の調節も可能となり，紙コップをつぶさずに持つなど，対象物にあった操作もできるようになる．

幼児期後期はピアジェの示す前操作的段階に相当する．知覚に依存した捉え方から概念化を獲得する段階へと発達するが，まだ論理的に捉えることができず直感的に判断する．また，言葉の発達が顕著であり，コミュニケーションだけでなく，思考や自己制御の発達にも関連する．

a. 認知の発達

1) 3～4歳

この時期は前操作的段階の前半にあたる「象徴的思考段階」であり，知覚に依存した捉え方で自己中心的な認識の段階である．基本的な図形を視覚で弁別する能力は完成し，縦線と横線を組み合わせた十字や四角の模写ができるようになる．いくつか図形が描けるようになると人物画を描くようになるが，主には顔の部位のみで身体の部位を描くことは難しい．空間の理解では物と物との位置関係の理解が発達し，空間をあけて立体的に積木を組み立てることができるようになる．

2) 4～6歳

4歳を過ぎると認知発達は前操作段階の後半にあたる「直感的思考段階」となり，知覚に影響されてはいるが，物を分類したり関連づけたりすることができるようになる．空間の理解では斜めの概念が発達し，三角の模写が描けるようになり，その後6歳頃にはひし形の模写も可能となる．図形の模写が発達することで，自分の名前などひらがなの一部を書くようになる．空間の理解では，5歳頃に自分の身体を基準にした左右を理解することができるようになり，人物画は十分ではないが手や足，胴体などの身体部位を描くようになる．

b. 言語の発達

1) 3～4歳

言葉の理解では，身近な物の性質や属性を理解するようになり，車や犬，靴，りんごといった絵の中から「食べるものは？」とたずねると「りんご」を指し示すようになる．だが，物事を一側面で捉えることしかできないた

め，抽象的な概念で分類することはまだ難しい．言葉の表出は，二者間であれば会話ができるようになり，会話文の表現では時制や接続詞も使用するようになる．だが，会話の内容は自己中心的なもので，相手を考慮したやりとりはできない．また，この時期はまわりの出来事などに対して「どうして？」，「〜は何してるの？」など，対象となるものの特徴や性質，変化などの知識を得ようとする言語表出が増えてくる．

2) 4〜6歳

　言葉の理解では，「食べ物」「動物」などの抽象的な名詞がわかるようになり，具体的な言葉をカテゴリー別に分類したり，その言葉の定義を理解するようになる．また，言葉を使って思考したり行動を調整したりするようになるため，その手段として独り言（内言）がみられるようになる．4歳を過ぎると，ひらがなで書かれた自分の名前を読むことができ，その後就学前にはひらがなのほとんどを読むようになる．ひらがなの読みが急速に発達する頃，しりとりなどの言葉遊びをするようになる．このことは文字とその音の結びつきを理解するのに深く影響を与える．言葉の表出では，語彙数も増大し，副詞や助数詞などを使い分けて多語文を話すようになり，経験したことを伝えたり，絵本をみながら説明したりするようになる．また，会話は少しずつ相手に合わせた会話をすることができるようになり，相手を意識して言い直したりもするようになる．

c. 思考・概念の発達

1) 3〜4歳

　この時期の思考の発達は自己中心的な思考の段階で，主観と客観が未分化なアニミズム的思考がみられる．例えば，壊れた傘を見て「かさ，いたいいたいって」などと表現し，生命のない物にも自分と同じような性質を持っていると捉える．数や数量の判断はまだ知覚に依存しており，数の理解はまだ概念が十分に発達していないため，数唱は10までできるものの，物の数を数えることや必要な数を選択することは3個程度である．

2) 4〜6歳

　4歳をすぎると徐々に自己中心的思考から脱却するようになり，アニミズム的思考が減少し，他者の立場を理解するようになる．数や数量の判断は一

貫性がみられるようになり，知覚にとらわれてはいるものの，「高い，大きい，長い」と「低い，小さい，短い」がひとまとまりという概念を判断基準にすることができるようになる．数の理解は，数の概念が発達してくるため，数の選択が6個以上可能となり，5歳以降では指や具体物を使えば5以下の足し算が可能となる．

4 情緒・社会的機能の発達

　幼児期後期では，自己制御機能（自己コントロール）が発達し，他者の主張と協調できるようになる．また，相手の心の理解（心の理論の発達）を獲得することで，自己中心的から他者理解へと対人関係の発達がみられるようになる．このような機能が発達することで対人関係の広がり，社会でのルールの理解など，より大きな集団に適応する能力を獲得するようになる．また，日常生活動作では各動作の自立を達成する時期であり，達成することによって自立心が芽生えてくる．

1）3～4歳

　3歳を過ぎると対人関係は，対大人から対子どもへと広がり，積極的に他の子どもに関わるようになる．このような関わりを通して自己の欲求との葛藤を経験し，がまんができるようになる（自己抑制の発達）．がまんができるようになると，物の貸し借りや順番に遊ぶなどが可能となるが，自己中心的な思考であることや相手の心の理解が未獲得であるため，まだけんかになることもある．

2）4～6歳

　4歳以降，自主性が顕著になり，養育者から離れて行動することがみられるようになる．また，大人のように対応されることを好み，大人から認められることを求める傾向が強くなる．相手の心を理解する能力（心の理論）も4歳頃から発達するといわれ，この頃から相手の立場にたって考えることができるようになる．さらに，言葉の発達により，言葉を使って思考や行動を調整することができるようになるため，相手の考えを推測したり，自分の考えを調整するなど自己制御機能が発達する．この機能の発達は集団生活の準備となる．5歳頃にはじゃんけんの勝ち負けがわかり，友だちと競争するような活動もみられ，競争意識が発達する．その一方，他者の意識も理解でき

るようになるため，場面を共有することで仲間意識が芽生えるようになる.

●文献
1) 新井邦二郎. 図でわかる発達心理学. 東京: 福村出版; 1997.
2) 岩﨑清隆, 他. 標準理学療法学・作業療法学　人間発達学. 東京: 医学書院; 2010.
3) 上田礼子. 生涯人間発達学. 改訂第 2 版. 東京: 三輪書店; 2005.
4) 白木和夫, 高田　哲, 編. ナースとコメディカルのための小児科学. 東京: 日本小児医事出版; 2010.
5) 竹下研三. 人間発達学. 東京: 中央法規; 2009.
6) 子安増生, 編. よくわかる認知発達とその支援. 京都: ミネルヴァ書房; 2005.
7) 廣瀬　肇, 監修. 言語聴覚士テキスト. 東京: 医歯薬出版; 2005.
8) 森川明廣, 監修. 標準小児科学　第 7 版. 東京: 医学書院; 2007.
9) Henderson A, Pehoski C. 子どもの手の機能と発達. 原著第 2 版. 東京: 医歯薬出版; 2010.
10) Vauclair J. 乳幼児の発達　運動・知覚・認知. 東京: 新曜社; 2012.
11) 大城昌平, 編. リハビリテーションのための人間発達学. メディカルプレス; 2010.
12) 森岡　周. 発達を学ぶ　人間発達学レクチャー. 東京: 協同医書出版社; 2015.
13) 舟島なをみ. 看護のための人間発達学. 第 4 版. 東京: 医学書院; 2011.

<篠川裕子>

5 学童期

　学童期とは，小学校に学ぶ児童のことであり，学校教育法にて満6歳〜12歳までを学齢児童と定めている．広義では，乳児期を含めることもあるが，学童期をさす一般的な年齢は6，7歳〜11，12歳である．

(1) 低学年

1 身体・生理的機能の発達

a. 身体的発達

　学童期においてその発達は，身体的発達の変化を伴っている．スキャモンScammonの成長曲線（6頁，図2）を参照すると，身長・体重や内臓系の発育は，乳幼児期の第一次性徴期後，学童期においてプラトーに達しており，特に学童期前期における成長速度はゆっくりとしている．脳や重量，頭径などの発達を示す神経系も，出生から急激に発達し，5歳までには成人の80％の成長を遂げ，12歳ではほぼ100％に達する．また，免疫力を高めるリンパ組織の発達は，生後12，13歳にてピークを迎え100％を超えるが，徐々に大人のレベルに戻っていく（コラム2）．

b. 骨や歯の発達（図25）

　身体的変化として歯の生え替わりが始まり永久歯が生え始める．6歳頃は第1大臼歯が生え，前の乳歯が抜けて歯が生え替わる時期でもある．
　骨の発育は，手根骨の化骨化で判定することができる．8歳頃までの手根骨の化骨数は，橈骨・尺骨遠位骨端を合わせ8個である．

コラム 2　成長した現代の子供たち

　文部科学省のデータを基に祖父母世代となる 1962 年と親世代となる 1990 年と 現在の 2020 年の児童の身長・体重の変化をみると，児童における身体的変化は，祖父母世代から親世代にかけて大きく増加している．親世代から現在にかけても増加傾向にはあるが，祖父母世代と比較して増加の割合は小さい．

世代別の身長・体重の変化

	身長 (cm)						体重 (kg)					
	男子			女子			男子			女子		
	1962	1990	2020	1962	1990	2020	1962	1990	2020	1962	1990	2020
	祖父母世代	親世代	現代	祖父母世代	親世代	現在	祖父母世代	親世代	現在	祖父母世代	親世代	現在
6 歳	112.4	116.8	117.5	111.4	116.0	116.7	19.3	21.5	22.0	18.7	21.1	21.5
7 歳	117.7	122.5	123.5	116.6	121.8	122.6	21.3	24.0	24.0	20.7	23.6	24.3
8 歳	122.9	128.1	129.1	121.8	127.4	128.5	23.5	27.2	28.4	23.0	26.6	27.4
9 歳	127.6	133.2	134.5	127.1	133.1	134.8	25.8	30.3	32.0	25.5	29.9	31.1
10 歳	132.2	138.6	140.1	132.6	139.5	141.5	28.4	33.9	35.9	28.6	34.0	35.4
11 歳	137.1	144.4	146.6	138.9	146.3	148.0	31.2	38.0	40.4	32.8	38.9	40.3

資料：文部科学省「学校保健統計調査令和 2 年度学校保健統計調査」，政府統計「学校保健統計調査」

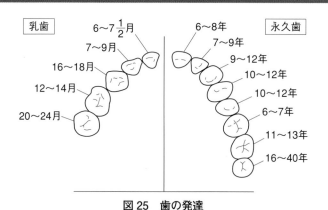

図 25　歯の発達

（原　寿郎．標準小児科学．5 版．東京: 医学書院; 2003．p.8 より許諾を得て転載）

2 運動的機能の発達

　幼児期に発達してきた身体の平衡機能を土台とし，学童期にはいると筋肉が発達し様々な基本的運動技能を獲得する．ぶら下がる，跳ぶ，投げるといった動きを発達させ，より巧みにスムーズかつタイミングよく運動することを学んでいく（図26）．学童期前半（8歳頃まで）は，鬼ごっこ，木登り，ドッジボールなどのゲーム的運動や水泳，縄跳び，跳び箱などが運動の中心となってくる．その中で子どもたちは，身体や上肢，下肢を使った基本的な運動の組み合せや時間的・空間的な運動のタイミングなどのスキルを学習していく．

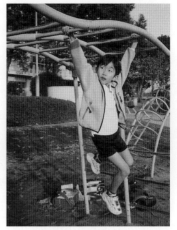

図26　学童期前半
（例：うんてい）

3 認知的機能の発達

a. 認知の発達

　1930年代から60年代にかけて，縦断的研究を実施したピアジェは，子どもの認知発達を4段階に分けて捉えている（51頁，表11を参照）．学童期の特徴は「具体的操作段階」といわれ，幼児期後期に当たる「前操作的段階」とは異なり，合理的で論理的な思考を始める．また，学童期11，12歳からは「形式的操作段階」と呼ばれ，目の前にある状況がなくとも頭の中で推論できるようになってくる．

1）中心化から脱中心化へ

　2つの大きさが違うコップに入ったビーズがある．横に広いコップに入ったビーズをそのまま細めのコップに移す．このとき，前操作期（3，4歳〜5，6歳）の子どもは，ビーズの数は変わらなかったということが確認できたとしても，移されたコップの大きさに知覚が移り，細長いコップをさし，「高く入っているからビーズが多く入っている」と答える．ピアジェはこれを「知

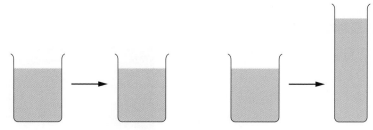

図 27　量保存の概念

覚の中心化」と呼んでいる（図 27）．この知覚から脱していくためには，日常生活における様々な経験，例えば物を移し替える遊び，全体と部分の関係を知るための構成遊びなどが必要となる．

　一方，具体的操作期に入ると物の外見の知覚的変化にとらわれず，移動が起きたとしても量全体は変化しないということを認識することができるようになる．ピアジェはこれを「脱中心化」と呼び，直観的な見え方に左右されず保存問題の解決ができることをこの時期の特徴としている．脱中心化した思考が可能となることで，同じ物体を見ても方向が変われば見え方が変わるということに注目し始める．9，10 歳になると，3 次元における空間構造に距離や部分関係における軸を設定しながら見え方の違いを思考していくようになる．また，この時期の子どもたちは，数・重さ・面積・体積・時間といった他の基本的概念も獲得していく．

b. 言語の発達
1）音声言語から文字言語へ

　学童期はこれまでの音声言語から文字言語へと本格的に変化していく時期である．幼児期は，自分の生活体験を基盤として，見たり，聞いたり，話したりすることで人とのコミュニケーションが成立してきた．しかし，学童期に入ると，文字という伝達方法を大人から学ぶことによって，人に伝える新たな技能を習得していく．岡本は学童期のことばを「二次的ことば」として捉え，それ以前のことばの発達とは異なるものとして捉えている（表 13）．一次的ことばの使用では相手に伝える内容は場面を共有することで成立していた．しかし，二次的ことばの使用では場面の共有がなくとも伝えたいこと

表13 一次的ことばと二次的ことば

コミュニケーションの形態	一次的ことば	二次的ことば
状況	具体的現実場面	現実を離れた場面
成立の文脈	ことばプラス状況文脈	ことばの文脈
対象	少数の親しい特定者	不特定の一般者
展開	会話式の相互交渉	一方向的自己設計
媒体	話しことば	話しことば 書きことば

(岡本夏木. ことばと発達. 東京: 岩波書店; 1985. p.52 より許諾を得て転載)

をことばに置き換えることになり，文章の時間的系列，文法など，より正確性を求められることになる．

2) 文字の習得

文字の習得に関しては個人差が大きい．4歳頃から自分の名前を認知できるようになり，ひらがなをすべて読めるようになるのはKIDS（乳幼児発達スケール）によると6歳頃とされている．一方，書字は読みの能力より遅く発達する．表音文字とされるひらがなやカタカナの習得には音と形を結びつけていくために必要な子どもの視知覚能力が必要になる．参考までに新版K式発達検査による視空間的能力の発達を挙げると，三角模写が4歳半〜5歳，菱形模写が6歳〜6歳半となっている．

3) 文章表現

低学年の文章表現は，一文の文章は短く，経験した場面あるいは経験するであろう場面を時間的推移の中で表現していく．そのため，内容の主題等への注目は少なく，単に文章が並列されたものが多い（図28）．小学校学習指導要領国語によると，1，2年では長音，拗（よう）音，促音，撥（はつ）音などの表記や主語述語を捉えて読む書くができるようになることが求められる．漢字は，1年80字・2年160字・3年200字を覚えることになる．

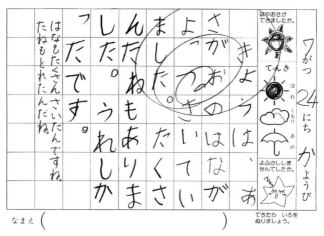

図 28　低学年の文章表現（小学 1 年，男子）

4　情緒・社会的機能の発達

a. 感情の発達

　感情の発達は，乳児期の快不快のような生理的な感覚が基礎となった情緒・情動からスタートし，2 歳頃には恐れや怒り，喜びなど様々な情緒・情動へと分化していく．このような感情に関する発達は，単に自己の心の表れということではなく，すべて自己と他者あるいは社会との関係を含んでいる．学童期は，学校という社会的枠組みの中に子どもたちが存在することとなり，自己意識などのような自己感情や共感など社会的感情を発達させていく．

　自己意識の発達は幼児期の段階から見られ，学童期に入ると社会的相互関係の中から自己の存在を認識し始めていく．自己存在の認識は，子どもに誇りや恥，あるいは劣等感など様々な感情を発達させていくことになる．

　低学年における自己への意識は，教師などの存在を通して「よいこと・悪いこと」として捉える．それに伴い，子どもは周囲の人が自分をどう捉えているかということを理解することが可能となってくる．また，自己の評価は，「明日は 100 点をとる」というように，他児との比較というよりはむしろ自己の過去における遂行レベルとの比較である．

b. 社会性の発達

1）遊びの発達

　幼児期の遊びは，徐々に集団性を持つようになり，ままごと遊びのような役割模倣的な遊びから仲間集団との協同的な遊びへと発展していく．学童期には，もはや一人遊びは見られなくなり，目的を持った集団が組織化され，異なる役割を担いそれぞれが協力しあいながら目的を達成しようとする．その集団遊びには，子ども自らが作り出した規則があり，集団という枠組みの中で自分達を拘束していくような遊びを展開する．また，規則のある遊びは，集団あるいは個人の勝敗や成功を含んでおり，学童期にはスポーツやゲームなどへの興味が高まってくる．

　Takataは遊びを感覚運動期（0～2歳），表象的で単純な構成期（2～4歳），劇的で複雑な構成および前ゲーム期（4～7歳），ゲーム期（7～12歳），レクレーション期（12～16歳）に区分している．学童期に当たるゲーム期の特徴として，規則のあるゲームやコスチュームを必要とする空想的遊びに興味を持つこと，ペット・庭・虫・科学的事実などの自然に対する好奇心，スポーツ活動などをあげている．また，岩崎は，遊びに使用される玩具についてまとめており，表14に6歳以上を抜粋して示す．

2）現代の子どもたちの遊び

　現代の遊びは大きく変化してきている．1980年代に入り，土にまみれ，川で遊び，田畑を駆けめぐる子ども集団は減少し，テレビゲームやパソコン，漫画など，遊びは静的で室内を中心としたものとなっている．子どもたちの遊び場は屋外から室内となり自宅を遊び場とする児童が増えている．2020年からの全世界に広がった新型コロナウイルス感染症はこの傾向にさらに拍車をかけることになった．

　バンダイ株式会社は2018年に小中学生の"遊び"に関する意識調査を実施している．小学1，2年生のトップ2は，「おもちゃで遊ぶ（ごっこ遊び・ままごと含む）」，「遊具遊びや鬼ごっこ・かくれんぼ」，小学3，4年生のトップ2は，「遊具遊びや鬼ごっこ・かくれんぼ」，「ゲーム家庭用」，小学5，6年のトップ2は，「ゲーム家庭用」，「ゲーム携帯用」「スマートフォン・携帯電話・タブレット端末・パソコン」となっており，高学年になるにつれ自宅での遊びが増えている．さらに近年は，YouTubeなどの動画視聴も増え，

表 14　学童期の学びと玩具

6歳	・糸を通すもの（ビーズ） ・のって運転するもの（自転車） ・描くもの（塗り絵） ・狙ってものを操作するもの（バッティング，ボーリング） ・手をよくコントロールして動かすもの（魚つりセット） ・指で弾くもの（おはじき） ・描く，作る（クレヨン，粘土，レゴ） ・リズムをとって音を出すもの（打楽器） ・バランスをとるもの（平均台） ・実際の社会的な機能を果たす場所へ行く（消防署，図書館，お店）
7歳	・ドールハウス ・ドミノ ・ヨーヨー ・コマ ・ゲーム盤 ・凧 ・ジグソーパズル
8歳～12歳	・ゲーム盤，TVゲーム ・プラモデル ・切手・コイン・石の収集 ・木工道具 ・指人形 ・カード ・ボール遊び

（岩崎清隆．発達障害と作業療法［基礎編］．東京：三輪書店；2001．
p.166 より許諾を得て転載）

子ども同士が互いに協力し合い，互いの感性を磨き合うような集団的遊びは
減少しているといえる．

3）仲間関係

　学校との関わりは子どもたちの人との関係を変化させていく．幼児期は家
族そのものが社会的関係を築き上げていたが，学童期に入るとその関係は家
族から学校の友達へと変化していく．低学年ではまだ少人数であり，その関
係は希薄で不安定なところがある．そのため，その関係は短く，友人が変わ
りやすいという特徴がある．また，友人の選択も登下校の道が一緒など外的

理由が多く，性別も関係ない．しかし，3年生ごろになると徐々に思春期を迎え始め，男女の身体的変化など性区別の意識が強くなっていく．

4) 自己制御

　学童期になると自己制御能力も向上してくる．自己制御とは，自分の行動を予測し，過去の経験や持てる知識を照合させ，環境に適応するように自ら修正調整をすることである．自己制御には，作業記憶と関連した内的な言語機能が深く関わっているとされている．

　言語の持つ機能からは，他者への伝達を目的にしたものを外的言語（外言）といい，自分自身に向けられたものを内的言語（内言）という．内的言語は，言語の持つ，聞く・話すという機能の両者が内面化されたもので，内なる語りかけに耳を向け，推測したり，内省したりすることで自己の行動を調整することになる．

　この内的言語が習得されるためには，短期記憶の概念を発展させた作業記憶のメカニズムが必要とされている．作業記憶は，ある課題の遂行に必要な情報を保持し，処理するメカニズムである．3つの下位機能が長期記憶とのやりとりを行い，一時的に情報を保持し，中央実行系がこれらの情報を処理していると考えられる（図29）．

　内的言語の発達は，3〜5歳ぐらいから始まるが，その頃の子どもはまだ

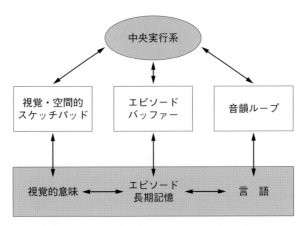

図29　バッドリー Baddeley の新しいモデル
（苧阪満里子．脳のメモ帳　ワーキングメモリ．
東京：新曜社；2002より許諾を得て転載）

何かをやっているときに「ここが違う．こっちだ」など独り言が多い．この時期は，まだ言語を内に秘めることができず声を出しながら，自分へ問いかけたり行動を修正したりしていることとなる．しかし，この機能は10歳頃を過ぎると，声に出さずとも内に秘めることができるようになり，自分の行動を調整し，物事を判断するようになる．感情を内に秘める能力も，同時期の8～11歳の間に発達し，喜怒哀楽を出さずとも自分の行動を判断できるようになる．

(2) 高学年

1 身体・生理的機能の発達

　高学年の生殖器系の発達は12歳ぐらいまでの間はわずかに成長しているのみであるが，12歳を越えると急激に発達しているのがわかる（6頁，図2）．性的な成長は個人差もあるが高学年において徐々に変化が見られ，女児は乳房が発達し始め，陰毛が発生する．

　また，骨や歯の発達では，12歳ごろまでに手根骨の豆状骨が化骨し10個となり，12歳頃になると第2大臼歯が生える．

2 運動的機能の発達

　高学年になると，野球，バスケットボールなど，複雑なルールを含む基礎的なスポーツを幅広く経験し，運動技能における機敏さ・精巧さはより高くなっていく（図30）．小学校学習指導要領体育によると5，6年生の体育の内容として陸上競技ではハードル走や走り高跳びにおいて3，4年生時よりもよりリズミカルな連続的運動が求められるようになる．また，水泳では25～50メートルを目標とした平泳ぎやクロールの技術も含まれている．

　近年では，幼児期学童期の運動能力の低下を継次的年次推移の側面から指摘する報告も多いが，学童期の運動能力は高学年になるに従い，技術面，体力面ともに高くなっていく．

　令和3年度のスポーツ庁の報告では，近年の運動能力の低下の一要因として肥満率の増加を上げている．新型コロナウイルス感染症の影響を受けた

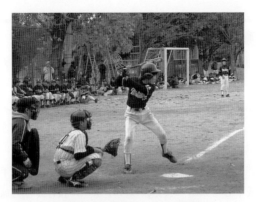

図30　学童期後半（例：野球）

2020年からコロナ前に比べ小学生の約4割の子どもたちが運動する機会が減ったと回答している．肥満率が高い児は体力テストの得点が低くなる傾向があり，運動の機会や体育の授業の工夫など今後の取り組みが急がれる（コラム3）．

3　認知的機能の発達

a. 認知の発達

1）知覚的思考から論理的思考へ

　学童期，特に9，10歳になると，子どもの思考が具体的なものから抽象的なものへと移り変わっていく．例えば，「A君はB君より体重が重い」「B君はC君より体重が軽い」「AさんとCさんの体重の関係は？」など，いわゆる三段論法においても，事実を確かめなくても判断することができるようになる．このような「こうでなくてはおかしい」「こうあるべきだ」という論理的な思考により，自分で考え自分で事象の判断基準を作っていくことになる．

　また，学童期になると語の類推が可能となってくるのも特徴である．特に中学年頃になると，直接知覚できない事象の特性に注目できるようになる．例えば「●と○はどこが似ているか」という質問において，単に知覚された具体的対象物の共通点を答えるのではなく，それぞれが持っている概念を類推（類概念）できるようになる．

コラム3 コロナ流行と子どもの運動能力

2020 年に世界で猛威を振るった COVID-19（新型コロナウイルス感染症）は，日本の子どもたちの教育環境を大きく変えた．子どもたちは学校の一斉休講に伴い，外出を自粛する生活が長く続くことになった．運動会や様々なイベントが中止され，公園の閉鎖なども相次いだ．

2021 年（R3）12 月にスポーツ庁は全国体力・運動能力の結果について報告している．児童生徒の体力について 2019 年（R1）年度と比較して明らかに低下している．また，ソフトボール投げや立ち幅跳びは男子において 2008 年からも低下傾向がみられていたが，2021 年（R3）には大きく落ちこんでいる．50m 走も横ばい傾向であったが，低下傾向に転じた．要因は，コロナの影響による学校の体力向上に向けた取り組みの減少，肥満児の増加，自宅でのスクリーンタイムの増加などが挙げられている．今後の教育的対策や子どもたちの健全な活動習慣の見直しが提案されている．

11 歳児の体力テスト合計点の状況

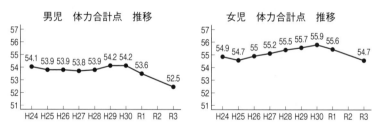

11 歳児の運動能力の年次推移

		2008 (H20)	2018 (H30)	2008-2018 傾向	2019	2021 コロナ禍	2018-2021 傾向
50m 走 (秒)	男子	9.39	9.37	横ばい	9.42	9.45	低下
	女子	9.64	9.60	横ばい	9.63	9.64	横ばい
立ち幅跳び (cm)	男子	154.0	152.3	やや低下	151.5	151.4	低下
	女子	145.8	146.0	横ばい	145.7	145.2	やや低下
ソフトボール投げ (m)	男子	25.4	22.1	低下	21.6	20.6	低下
	女子	14.9	13.8	やや低下	13.6	13.3	やや低下

2) 具体的操作段階から形式的操作段階へ

ピアジェの認知理論では 11 歳，12 歳頃から具体的操作段階から形式的操作段階へと発達していくことになる．具体的操作段階では，推理や論理的思考は見たり，動かしたりできる事実を伴っていることが条件であったが，知覚に惑わされることなく物事を体系化して考えることが可能となる．しかし，これまで，思考の基盤が具体的な事実・物に限られていた段階から事実がなくとも，あるいは目の前に現実や具体物がなくともその思考の中に論理性を用いることができるようになる．このような段階を形式的操作段階と呼び，組み合わせ思考（系統立てて組み合わせを考えられること）や仮説演繹的思考（仮説に基づいて推論できること）が可能となることが特徴とされている．

b. 記憶の発達

学童期の記憶の発達は，記憶方略の発達とメタ記憶の発達，知識の発達に分けて取りあげられることが多い．記憶方略とは記憶が達成できるように意図的に行う認知的な行動であるが，基本的な方略としてはリハーサル（繰り返し刺激を唱える）が挙げられる．年齢の増加とともにリハーサルの量は増え，複数の異なった刺激をまとめて繰り返すことができるようになる．この短期の記憶は作業記憶として知られており，単に機械的記憶だけではなく，暗算，文章の理解などの教科の習得や行動のコントロールなど様々な認知・思考にも関与していると考えられている．

メタ記憶とは，方略の知識や新たな方略を構築する知識，理解している事柄の知識など記憶に関わる知識や自分の記憶過程に関わる知識をさしている．幼児期は，記憶方略を使うという知識が不充分なために手がかりを必要とするが，学童期になるとこの能力は発達し，自己の記憶システムや記憶内容を用いて方略を修正したりすることができるようになる．特に，問題解決に必要なモニター機構，方略の選択などは 9 歳頃から発達していく．

c. 言語の発達

高学年になると，文章は洗練されたものとなり，主題へ注目した起承転結を持つようになってくる．表現方法や場面など様々な要素を捉え文章を作るようになり，文法も複雑化し，「…だから…」などの接続詞が入り，単文は

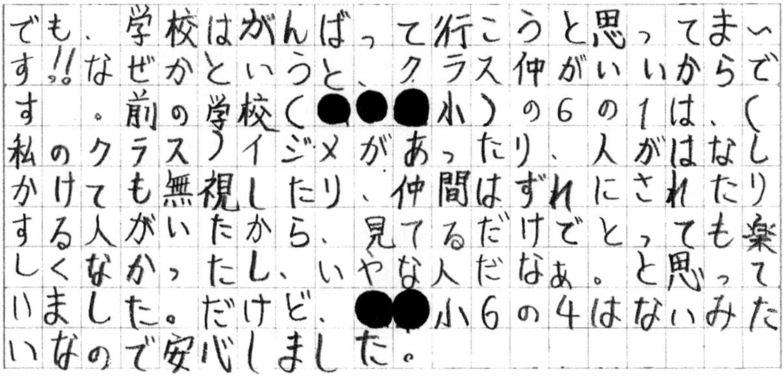

でも．学校はがんばって行こうと思ってま〜す‼なぜかというと．クラス仲がいいからです。前の学校（●●●小）の6の1は、（私のクラス）イジメがあったり、人がはなしかけても無視したり、仲間はずれにされたりする人がいたから、見てるだけでとっても楽しくなかったし、いやな人だなぁ。と思っていました。だけど、●●小6の4はないみたいなので安心しました。

図31　高学年の文章表現（小学6年，女子）

表15　対象把握能力の発達

学年	把握のあり方		対象化している内容
低学年	自己中心的把握	感情的	好きな教科（説明的文章）
		行動的	したこと（物語的文章）
中学年	客観的把握	実際的	大切な学習態度（説明的文章）
		観察的	あったこと（物語的文章）
高学年	主体的把握	反省的	あるべき勉強（説明的文章）
		印象的	打たれたこと（物語的文章）

（林　大．言語と思考の発達．東京：三省堂；1984．p.153 より作成）

少なくなっていく（図31）.

　林らは説明的文章（勉強について）と物語的文章（日曜日の出来事について）における表現対象の把握の発達について1年から6年までの子どもたちを分析している（表15）. 説明的文章では「体育が嫌いだ」のように自分の感情が中心となり，中学年では「体育では一生懸命がんばることが大切だ」のように対象のあり方などが中心となる. 高学年では「体育は心身の健康のために必要である」のように本来の意義や本質を捉えるようになる. 物語的文章においても，行動的把握（低学年）から観察的把握（中学年）を経て印象的把握（高学年）へと発達する.

　小学校学習指導要領国語では，5，6年になると相手の意図を理解しなが

ら聞く力や日常的な敬語の使用などより社会に必要な国語力が求められる．また，4年200字，5年185字，6年181字の新たな漢字を習得していく．

4 情緒・社会的機能の発達

a. 感情の発達

1) 自己意識

　自己存在の認識の発達において中学年（3，4年頃）になると自己だけではなく他者の理解も可能となり始める．自己評価は，他児との比較を行うようになり，他者とは違った自己の側面をも積極的に受け入れようとする．そのとき，子どもは，自分の抱く肯定的感情や否定的感情にて自他を見ていくようになる．しかし，単に双極的に捉えるのではなく，「100点取れたのは嬉しいが時間がかかったことは悔しい」のように，2つの感情が同時に成立することもあり得ることもこの時期の子どもたちは理解できるようになる．この過程の中で子どもは，自己の価値観を持つようになり，否定的な価値観が強い子どもはそのことに悩むこととなる．

　高学年になるとより抽象的思考や知識，仲間関係が発達する．社会との関係（仲間との関係）の中で，自分についてより多面的な理解をし始める．それは他者の有能さを客観的に評価していく力でもあり，一方で，自己を否定的に捉えやすくなる．

2) 自尊心，自尊感情

　幼児期から発達してきた自尊心は，学童期になると上記の自己意識のあり方と絡みながら自己の能力や資質として認識されていく．その認識は自己内部における有能感あるいは劣等感へと発達し，子どもたちの自己価値観を左右していくことになる．桜井は，日本の児童生徒に対して，学習 cognitive・運動 physical・仲間関係 social・自己価値 self-worth の4領域にて有能感を測定している．その結果，小学3年から学習における有能感得点と自己価値における有能感得点が低下していく傾向が認められている（図32）．また，エリクソンは学童期の心理社会的発達の危機として「勤勉性対劣等感」を挙げている（b．性格的発達にて詳述）．学童期の子どもたちはこの危機をどのように問題解決していくかが課題となってくる．

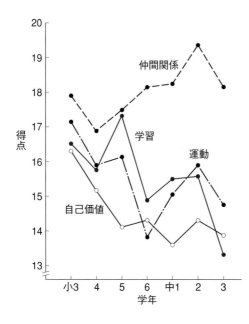

図32　有能感の発達的変化
〔桜井茂男. 認知されたコンピテンス測定尺度（日本語版の作成）. 教育心理学研究. 1983; 31: 60-4〕

3）仲間関係

　中学年頃から仲間関係は大きく変化していく．集団は大きくなり，その関係は安定し持続するようになる．集団は男女で分かれることが多くなり，友人の選択も外的条件ではなく相手の性格や優しさなど人の内面に目を向けていくようになる．10歳頃からのこの時期をギャングエイジと呼び，仲間集団が社会的に意味あるものとして存在してくるようになる．

　高学年になると子どもたちはより仲間を大事にし，自己をその集団の基準に合わせようとする．そのため，教師や親の期待や価値基準より，仲間からの承認を優先した判断をするようになる．高学年から青年期にかけて，仲間集団は遊び集団というよりはむしろ自己の存在を互いに認め合う精神的な意味合いを持ち始め，高い集団帰属意識を持つと同時に，集団の統一された目標や規範の存在，役割の分化などが明確化する．一方で，友人関係においてはよりわかり合える相手を意識し，信頼や友情へと変化していく．

　しかし，一方で，仲間に入れない，仲間はずれになるなどの別の構造を生み出し，いじめや不登校などの社会的問題につながっていく．不登校の数は文部科学省の報告によると小学高学年・中学校にて増える傾向があり，学業

への自尊感情や仲間集団の構築など児童にとって心理社会的に乗り越える課題が多い時期であると考えられる（コラム4）.

4）自己制御

　高学年になると自己制御に必要な道徳に関する知識も豊富になり，単に知識だけでなく実際の経験を通して自己の欲求を社会的関係の中で抑制したり，正確な判断力を身につけるようになる．道徳性は，社会で生きていくために身につけておかなければならない資質であり，社会的相互関係の中で学んでいくものである．コールバーグ Kohlberg L の道徳的判断の発達によると，まず，第1水準の前習慣的レベルでは，社会的善悪を判断しているが，それは罰や報酬といった外的な条件に左右される．次に第2水準の習慣的レベルでは，他者の期待に応えようとし，そこに存在する形式的な秩序を維持し，正当化する．第3水準の自律的レベルでは，自分から定めた原則にて道徳的な価値判断を為していくようになる（表16）．

b．性格的発達

　高学年の子どもは，社会に善悪があり，すべて大人が正しいのではない，ということを知るようになり，自分たちが作った価値判断を持つようになってくる．また，筋肉の発達など身体の成長を伴うことで小さい子どもではないことを自覚し，自己の能力に対しても自信を持つようになってくる．

　エリクソンは，心理社会的な発達を考察し，学童期における心理社会的危機を「勤勉性対劣等感」として位置づけている（25頁，表6）．勤勉性とは，学業や社会的・対人的技能を学ぶことであり，この中で，子どもたちは自分が不適格であると思ったり，劣等感を抱いてしまったりすることがある．この危機を脱していくためには，勤勉性が与える有能感が必要になってくる．それは，学習者としての自分自身の成果への肯定的な感情を得ることである．しかし，現在の学校教育の中，学習からどれだけの有能感が得られるか疑問であり，子どもたちの危機解決は難しい局面にあると考えられる．

コラム4　小・中学生のいじめ

　いじめ防止対策推進法（平成25年法律第71号）によると「いじめ」とは、「児童等に対して、当該児童等が在籍する学校に在籍している等当該児童等と一定の人的関係にある他の児童等が行う心理的又は物理的な影響を与える行為（インターネットを通じて行われるものを含む）であって、当該行為の対象となった児童等が心身の苦痛を感じているもの」をいう。小・中学校のいじめの発生状況は、1994年をピークに全体的には減少傾向にあった。しかし、いじめを原因とした自殺事件をきっかけに「いじめ防止対策推進法」が成立し、いじめの定義が見直され小さな行動もいじめとして認知されるようになった。近年の認知件数は増加傾向にあったが、R1年からR2年にかけて減少に転じている（下図、R2児童生徒の問題行動・不登校等生徒指導上の諸課題に関する調査）。また、同調査によると、学年別では最も認知件数が多いのは小学2年生であり、次いで1年生、3年生と続く。その後、認知件数自体は中学、高校と減少していく傾向にある。

　いじめの様態は、「冷やかしやからかい、悪口や脅し、嫌なことを言われる」が最も多く、次に「軽くぶつかられたり、遊ぶふりをして叩かれたり、蹴られたりする」が続いている。また、近年はパソコンやネットを使用した誹謗・中傷的ないじめも増えており、その傾向は高校生で割合が高い。

いじめ1000人当たりの認知件数

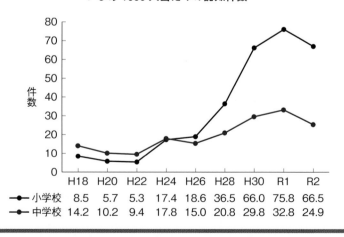

	H18	H20	H22	H24	H26	H28	H30	R1	R2
小学校	8.5	5.7	5.3	17.4	18.6	36.5	66.0	75.8	66.5
中学校	14.2	10.2	9.4	17.8	15.0	20.8	29.8	32.8	24.9

表 16　道徳判断の発達水準と発達段階への分類

水準	道徳判断の基礎	発達段階
1	〈前習慣的レベル〉道徳的価値は，人や規範にあるのでなく，外的・準物理的な出来事や悪い行為，準物理的な欲求にある．	**段階1**〈服従と罰への志向 obedience and punishment orientation〉優越した権力や威信への自己中心的な服従，または面倒なことを避ける傾向．客観的責任． **段階2**〈素朴な自己中心的志向 naively egoistic orientation〉自分の欲求，時には他者の欲求を道具的に満たすことが正しい行為である．行為者の欲求や視点によって価値は相対的であることに気づいている．素朴な人類平等主義 naive egalitarianism および交換と相互性への志向 orientation to exchange and reciprocity．
2	〈習慣的レベル〉道徳的価値は，よいあるいは正しい役割を遂行すること，慣習的 conventional な秩序や他者からの期待を維持することにある．	**段階3**〈よい子志向 good-boy orientation〉他者から是認されることや，他者を喜ばせたり助けることへの志向．大多数がもつステレオタイプのイメージあるいは当然な natural 役割行動への同調．意図による判断． **段階4**〈権威と社会秩序の維持への志向 authority and social order maintaining orientation〉「義務を果たし」，権威への尊敬を示し，既存の社会秩序をそのもの自体のために維持することへの志向．当然な報酬としてもたれる他者の期待の尊重．
3	〈自律的レベル〉道徳的価値は，共有された shared あるいは共有されうる shareable 規範，権利，義務に自己が従うこと conformity にある．	**段階5**〈契約的遵法的志向 contractual legalistic orientation〉一致のために作られた規則や期待がもつ恣意的要素やその出発点を認識している．義務は契約，あるいは他者の意志や権利の冒瀆を全般的に避けること，大多数の意志と幸福に関して定義される． **段階6**〈良心または原理への志向 conscience or principle orientation〉現実的に定められた社会的な規則だけでなく，論理的な普遍性 logical universality と一貫性に訴える選択の原理に志向する．方向づけをなすものとしての良心，および相互的な尊敬と信頼への志向．

(L. コールバーグ，著，永野重史，監訳．道徳性の形成　認知発達的アプローチ．東京：新曜社；1987 より許諾を得て転載)

●文献
1) 清野佳紀, 小林邦彦, 原田研介, 他. NEW 小児科学. 改訂第 2 版. 東京: 南江堂; 2003. p.10.
2) 無藤　隆, 髙橋惠子, 田島信元, 編, 発達心理学入門 I 乳児幼児児童. 東京: 東京大学出版会; 2003.
3) 学校保健統計調査 年次統計. https://www.e-stat.go.jp/dbview?sid=0003147022 （閲覧日 2022.3.1 ）
4) 令和 3 年度全国体力・運動能力, 運動習慣等調査. https://www.mext.go.jp/sports/b_menu/toukei/kodomo/zencyo/1411922_00003.html （閲覧日 2022.3.1)
5) 株式会社バンダイ「小中学生の"遊び"に関する意識調査」. https://www.bandai.co.jp/kodomo/pdf/question243.pdf （閲覧日 2022.3.7)
6) R2 児童生徒の問題行動・不登校等生徒指導上の諸課題に関する調査結果の概要. https://www.mext.go.jp/content/20201015-mext_jidou02-100002753_01.pdf （閲覧日 2022.6.29)

＜日田勝子＞

6 青年期

(1) 中学生

　中学生（12 〜 14 歳）は，小学校 6 年間の義務教育を終え，新たな環境で学業を修める 3 年間に属する児童たちである．一生の中で肉体的に最も成長の速い胎児期には及ばないが，身体の諸機能の完成に向けて，高度に成長している時期である．この時期は「思春期」ともいわれ，異性への関心や性的成熟が見られ，精神心理的にも不安定な時期と言える．このような身体面の変化や心理的不安定さからいじめや不登校などの現象も起こしやすい時期でもある．

1 身体・生理的機能の発達

a. 身体的機能の発達

　乳児期に次いで，身長，体重，胸囲などの身体的成長の急速な時期であり，男子では 12 〜 13 歳，女子では 10 〜 12 歳頃が，最も成長する時期である．男子の身長は 3 年間で 10cm 以上も伸び，体重も平均で 10kg 程度も増大する（図 33, コラム 5）．

b. 生理的機能の発達

　青年期前期は，性ホルモンや副腎皮質ホルモンの分泌が盛んになり，身体の急速な成長・成熟が始まり，性ホルモンの作用による第二次性徴が顕現化する．第二次性徴は，性器以外の男性的・女性的な身体的特徴の変化がある．身体的変化の自覚が，青年期となる自覚でもあり，喜びと不安など思春期特有の内的世界を展開していくことになる．第二次性徴の発現には内分泌腺が主に関係しているが，遺伝子的因子，人種的差異，気候，生活環境，栄養状態など多くの因子が関与しているといわれている．第二次性徴の発現は

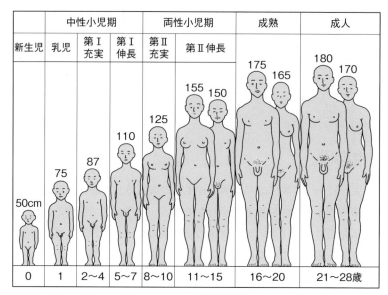

	中性小児期			両性小児期		成熟	成人
新生児	乳児	第Ⅰ充実	第Ⅰ伸長	第Ⅱ充実	第Ⅱ伸長		

50cm / 75 / 87 / 110 / 125 / 155 150 / 175 165 / 180 170

| 0 | 1 | 2〜4 | 5〜7 | 8〜10 | 11〜15 | 16〜20 | 21〜28歳 |

図33　Stratz によるヒトの発育段階

（小林　登. 子ども学. 東京: 日本評論社; 1999 より許諾を得て転載）

コラム5　男女の身長・体重の変化

　文部科学省統計結果による中学生の身体面の変化はわずか3年間ではあるが，大きな変化を示している．中でも男子と女子の身体面の変化は著しく，小学生から間もない中学1年生までは，身長差2cm弱だが，中学3年生になると男女の身長差は約9cmにもなる．すなわち男子の多くがこの時期に身長やそれに伴う体重が変化し，男性的骨格へと変化していくことになる．

年齢	身長（cm）			体重（kg）		
	男子	女子	差	男子	女子	差
12	154.3	152.6	1.7	45.8	44.5	1.3
13	161.1	155.2	5.9	50.9	47.9	3.0
14	166.1	156.7	9.4	55.2	50.2	5.0

（資料: 文部科学省「令和2年度学校保健統計調査」）

かなり個人差が見られ，±2年の違いは正常範囲と考えられている.

男子と女子の生理的機能の発達の違いを以下に述べる.

1) 男子

性ホルモンであるテストステロンの影響を受け，様々な成熟がスタートする. 身長の伸び，にきび，体毛・顎鬚の増加，陰毛・腋毛の発生，咽頭の隆起（のどぼとけ），声変わり，男性らしい体形，性器（陰茎，陰嚢，睾丸）・副性器（前立腺，精嚢，副睾丸）の発育と機能の開始，射精の発現などが見られる. これらの変化は持続的に進行し，男性らしさが増してくる. 精巣機能は，間脳の視床下部-脳下垂体の支配下にあり，脳下垂体から分泌される性腺刺激ホルモン（ゴナドトロピン）によって調節を受けている.

2) 女性

性ホルモンであるエストロゲン（卵胞ホルモン）やプロゲステロン（黄体ホルモン）の影響を受ける. 変化としては，皮下，胸部，臀部などに脂肪が沈着し乳房が発育，骨盤が発達して丸みを帯びる，陰毛・腋毛の発生，皮脂腺の機能亢進，初潮の発現などが見られる. これらの変化は持続的に進行し，外見的にも女性らしくなってくる. 卵巣機能は，間脳の視床下部-脳下垂体の支配下にあり，脳下垂体から分泌される性腺刺激ホルモン（ゴナドトロピン）によって調節を受けている.

c. 健康状態

身体の急速な成長と共に食欲が増す時期である. 最近のわが国においては，生活様式・食生活の変化に伴い，青年期前期の過剰栄養ないしは栄養の偏りの問題が深刻になっている. 青年期以降に及ぶまで健全な健康状態を維持していくためにこの時期に注意しておくべきこととして，以下の点が挙げられる.

①良質蛋白質（魚介類，肉類，豆製品など）およびカルシウム（乳製品）を充分に摂取すること.

②エネルギー必要量の増大にあわせて，穀物および油脂の摂取量を増加させること.

③動物性脂肪の過剰摂取は動脈硬化など生活習慣病の原因となるため，摂り過ぎに注意すること.

また食生活の今日的特徴は，健全な食生活とは言いがたい諸問題が潜んでいるということである．その特徴を以下に示す．

①食生活のリズムの乱れと消失

②孤食の増加と個食化傾向

　　孤食とは，共食者不在の食事で，一人で食事をすること．

　　個食とは，家族が個人の嗜好の違いから，別々の物を食べること．

③食事内容の単純化と偏り：インスタント食品，清涼飲料水，嗜好飲料，加工食品などの利用が増えている．

④食事の享楽化・フィーリング化・ファッション化：外食の増加やマスメディア情報から得る食生活の傾向が生じている．

　食物は人間の栄養，ひいては健康づくりのためのものであるという基本的意味を忘れてはならない．フィーリングを強調した宣伝に引きずられて，感覚的に食物を選択し，気ままな食生活，不正確なあるいは間違った栄養知識による食生活をしがちな時期である．このような食生活は，栄養摂取のアンバランス，身体不調の原因となるので注意を要する．

　急激な身体成長に伴う血液量の増加と，女子の場合には月経の開始のために，鉄の必要量が増大する．そのため鉄の摂取量が少ないと貧血が起こりやすくなる．高校生女子の調査によると，ヘモグロビン濃度が 12g/dL 以下の者が 15 〜 20％も見られるため，健全な健康状態を維持するためには，適切な栄養知識をもち，食生活に充分気をつけなければならない時期である．

2　認知・心理・社会的機能の発達

a. 認知的機能の発達

　知識や理解力が増してくると，学習教材を分析したり，有意味化したりして，それを論理の体系の中で記憶する論理的記憶が活発に働くようになってくる．さらに論理的記憶が伸びてくると，全く無意味な材料に対しても，何らかの手がかりにより，意味づけして記憶するようになる．機械的記憶から意味的記憶への転換は，10 〜 12 歳頃である．

　ピアジェの認知理論では，青年期に入ると開花する段階として「形式的操作段階」が挙げられる．これまでの具体的操作段階は，以前のように知覚に

左右されることなく頭の中で具体的な事象を系統立って考えることが可能であった．しかし，この時期になると仮説演繹的（具体的な事象でなくても想像的に考える）に思考できるようになり，科学的，命題的な事象の捉え方が可能となってくる．

b. 心理・社会的機能の発達

1) 自我同一性の危機

　思春期は，身体機能や精神機能や知的機能の発達が著しく，初めて自我に目覚め，自我の確立への志向を意識し始める時期でもある．この時期は，他者とのやりとりの関係の中で，集団や社会が必要とする状況に，適切な行動様式や判断基準や自己表現の仕方を獲得していくことになる．それまで無批判的に取り入れてきた，周囲の自分に対する期待や考え方や，周囲の者によって育てられてきている自己の中にある多様な特性のどれが「本当の自分なのか」に疑問を抱き始める．自分の内面的な本質やパーソナリティ特性について真剣に悩み，考えるようになる．今まで自分だと思っていた自分が，いわれるままに生きてきた自分に過ぎないことに気づき，自己を見つめ社会の中の存在価値を自問し始める．

　エリクソンによると，青年期は，自分がない，本当の自分がわからないというこの時期の心理状態を「自我同一性（アイデンティティ）の危機」と呼び，その危機と直面しながら，「自分は何者か」「自分はどこに行こうとしているのか」という疑問に自問自答している．このような，自問自答しながら本当の自分を模索し見つけていく過程であり，そのために社会が与えた猶予期間＝モラトリアムであるという．

　この時期，子どもたちは社会に反発し，違法行為に走る者，親への葛藤から反抗心をあらわにする者が存在する．また，理想を探り，永遠的なものを模索し，悩みを抱き，肉体と精神との不均衡によって，自我が発達してこの殻を破ろうとして，無理な形で突出した結果が「いじめ」「不登校」「引きこもり」「閉じこもり」という現象につながっていきやすいとも考えられている．

　不登校の要因は，小中学生ともに「不安や無気力などの本人に係る状況」が一番多く，次に中学生では「友人関係をめぐる問題」が多くなっている．

令和 2 年度 12 月に実施された不登校児童生徒の実態調査（文科省）によると，最初に行きづらいと感じ始めたきっかけは，小学生において「先生のこと（怖い・体罰など）」「身体の不調」「生活リズムの乱れ」，中学生において「身体の不調」「勉強がわからない」「先生のこと」が上位となっている．また，小中学生ともに「きっかけが何か自分でもわからない」という生徒児童が 2 割存在し，早期からの子どもの様子の観察や保護者との連携が求められる（コラム 6）．

青年期前半はこのような多感な時期を通し，私的自分と公的自分を比較

コラム6　不登校

　令和 2 年度児童生徒の問題行動・不登校等生徒指導上の諸課題に関する調査結果によると，新型コロナウイルス感染症による環境の変化でいじめ・暴力が減少しているが，小学校中学校ともに長期休暇における不登校生児童生徒数が前年度より 8.2% 増えている．不登校児童数は 8 年連続で増加し，約 55% の不登校児童生徒が 90 日以上欠席をしており，喫緊の課題となっている．文科省は，スクールカウンセラーやスクールソーシャルワーカーの配置や 24 時間子ども SOS ダイヤルなどの早期からの教育支援体制の充実の必要性を報告している．

小学校中学校不登校児童生徒数の状況

	小学校		中学校	
	不登校児数	比率（%）	不登校児数	比率（%）
2008	22,652	0.32	104,153	2.89
2011	22,622	0.33	94,836	2.64
2014	25,864	0.39	97,033	2.76
2017	35,032	0.54	108,999	3.25
2018	44,841	0.70	119,687	3.65
2019	53,350	0.83	127,922	3.94
2020（R2）	63,350	1.00	132,777	4.09

（文部科学省「児童生徒の問題行動・不登校等生徒指導上の諸課題に関する調査結果」より）

し，現実の自分と理想の自分を比較する中で，自分とは何かを真剣に問い直し，現実の自分を理想の自分に近づけるように動かす意識が芽生えていくことにもなる．

2）競争心と誇示

競争心とか攻撃的な心というのは人生につきものであるが，思春期においては柔軟な適応性の欠けた，切羽詰った状態にあるのが特徴といえる．

また自分を誇示したいという強い気持ちがあることも心の動きの特徴といえる．その背景には，自分は何でもやれる，やれるようになりたいという，やや空想的・願望的な気持ちが存在しているのではないだろうか．自分の力を過信して，やや盲目的に試してみたいのかもしれない．ゆえに周囲から見ると，大変危なっかしくて，心配になってしまう状況にある．

3）集団所属願望

競争心や誇示したい気持ちが強くなる一方で，ある一定の集団に所属していたい願望も強い．思春期の子どもたちは，仲間を求めて集団を作り，どこかの集団に所属しているが，たまたま，ある集団に所属したという偶然性の類なのかもしれない．大切なのは何かの集団に属しているという意識なのである．その意識の中で自分をやっと支えている時期なのである．

(2) 高校生

高校生（15〜17歳）のこの時期は，9年間の義務教育を終え，人生の選択肢が増え，これまで家庭が中心であった生活から大きく社会へ飛び出す若者も存在する．しかし，日本の高校進学率は定時制などを含めると98％であり，世界でも高い水準となっている．よって，この時期はまだ家庭と学校が環境の大部分を占めており，我々が社会の中で生きていくとき，個人の自由を守るため，個人の自由の一部を制約しなくてはならないことを知るまでの過渡期でもあり，大人になる基礎が形成されていく大切な時期でもある．

1 身体・生理的機能の発達

この時期の身体発達は，中学生時代と比較するとゆるやかに発達していく．女子では16〜17歳頃に頂点に達し，男子では19〜20歳頃まで成長

し続けることになる．身体発達や性的成熟とともに性的役割に対する外的期待と内面的役割が一致し，ジェンダーアイデンティティを形成していくことになる．

また，この時期は身体能力や知的能力に応じたスポーツやサークルなどの活動が盛んに行われる．運動能力は，中学生時代からほぼ横ばいであるが，身体（体格）の変化に伴いこれまでの能力を新たに再構築する課程が必要となることがある．

2 認知・心理・社会的機能の発達

a. 心理・社会的機能の発達

1）友人関係

思春期の友人関係は，集団への帰属が重要であり，集団の目的に沿った関係性を築いていくことが多い．しかし，徐々にその関係性は，単なる集団帰属としてではなく，個人としての友人の選択が行われるようになる．すなわち選択基準が内面的になり，生き方・考え方・価値観の共有など，人格的に共感しあうことによって友人の選択がなされるようになる．友人関係の発達的変化を表 17 に示す．

2）性的関心

第二次性徴に伴い否応なしに膨れ上がってくる性的な関心を示す時期でもある．しかし，一方で，抽象的・知的な興味にしてしまおうとする心理的な動きや身体的活動で表現する現象も生じる．それは愛し合うとは何かを考えたり，宇宙について考えたり，歴史について考えたり，受験勉強に熱中したり，スポーツに没頭したりするようなことなのかもしれない．スポーツに没頭し成果をあげることや目標の高等学校や大学に合格することなどは，自分をしっかり見つめることができ，自信につながっていく．

3）自殺による死亡

青年期は死亡原因として自殺が多い時期でもある．その原因は青年期の精神心理的発達の未熟さに加え，社会的要因が大きく関わるとされている．家庭環境，友人関係，学校などの環境と個人との相互の関係性の中で引き起こされてくる．若年者の自殺対策のあり方に関する報告書（平成 27 年 3 月：国立精神・神経医療研究センター精神保健研究所発行）では，危険因子とし

表17　友人関係の特徴と発達的変化

	幼児期	学童期	青年期
特質	単なる遊び友達	生活の友達	心の友達
意義	社会的訓練に役に立つ	社会的訓練・集団への所属性	人格形成に影響を及ぼす
選択	誰とでもかまわない	集団帰属的，選択的になる	価値観を求めて選択的になる
きっかけ	単なる遊び場面の接触	接触の濃さと楽しい行動	パーソナリティの共感と尊敬
持続性	その場的で変わりやすい	その場的であるが安定	持続的に親友となる可能性あり
性別	関係なし	反発と分離	異性への憧憬と恋愛への発展

（井上健治，久保ゆかり，編．子どもの社会的発達．東京：東京大学出版会；1997 より改変）

て，①過去の自殺企図歴，②性差（男性：致死的な自殺企図高い，女性：致死的ではない自殺行為），③精神疾患（気分障害・物質乱用など），④家族背景（家族自殺歴・虐待・家族との関係性），⑤ライフイベント（いじめ・学校不適応・喪失体験など），⑥群発自殺・メディアの影響などを挙げている．

　令和元年度の厚生労働省人口動態統計では，高校生の死因の1位は自殺，2位は不慮の事故，3位は悪性新生物となっている（コラム7）．

　不慮の事故においては交通事故による死亡は増え続け，重い障害を背負うことも多く，社会的自立において多大な問題を生じさせている．

b. 生活と意識

　高校という時代は，学生という立場から人生の進路を決める重要な時期となる．また，2022年4月より成人年齢が20歳から18歳に引き下げられた．飲酒や喫煙はこれまで通りであるが，個人での契約などが可能となりこれまでとは違った生活スタイルが可能となる．国立青少年教育振興機構青少年教育研究センターは「高校生の生活と意識に関する調査報告書（平成27年)」，および令和3年6月に「高校生の社会参加に関する意識調査報告書」をま

コラム7 **年齢別の死因**

　若い世代の死因の1位は自殺となっている．その要因は複雑であるが，有名人の自殺やメディアの影響を受けた連鎖型模倣型の自殺も若者の特性である．

令和元年度年齢階層別死因

	1位	2位	3位
10 〜 14	悪性新生物	自殺	不慮の事故
15 〜 19	自殺	不慮の事故	悪性新生物
20 〜 24	自殺	不慮の事故	悪性新生物
30代前半	自殺	悪性新生物	不慮の事故
40代前半	悪性新生物	自殺	心疾患
50代前半	悪性新生物	心疾患	自殺
60代前半	悪性新生物	心疾患	脳血管疾患

厚生労働省自殺対策推進室作成（人口動態統計より）

とめ，他国との比較報告をしている．報告内容を以下に抜粋して紹介する．

（1）体験活動

　家事や墓参りなどの体験は多いが，体の不自由な人・お年寄りの手助けや弱いものいじめやケンカをやめさせたり，注意したことは他国に比べ明らかに低くなっている（図34）．

（2）勉強について

　日本の高校生は，将来希望する仕事に就くために勉強する傾向が高い（日本62.1%・米国40.8%・中国45.9%・韓国53.1%）が，将来の希望する教育レベルは，四年生大学までと回答している率が高く，大学院修士や博士への進学希望は他国に比べ明らかに低い傾向がある（図35）．

（3）親子関係

　家族との関係は調査された4国ともに約90%が家族との関係は良好であると答えている．一方で保護者を尊敬しているかという質問に関しては，日本は強く尊敬している率は37%ほどであり，他国より低くなっている（図

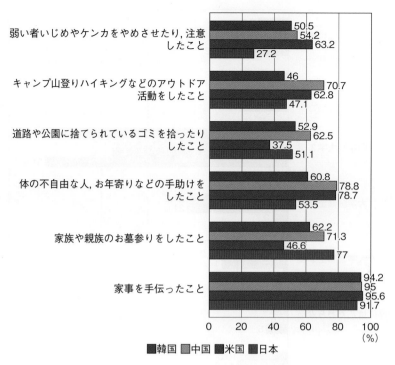

図 34 　体験活動（何度もある・少しある）と回答した割合

36，37）（コラム 8）．

（4）学校外活動（R3 報告書）

　本報告書は令和 2 年 9 月〜令和 3 年 2 月に高校生を対象として調査が実施された結果である．学校外の活動に最近 1 年でどのくらい参加したかという質問に対し，参加したことがあると回答した率は，米国・中国・韓国に比べ明らかに低い．コロナ禍の影響も否めず，活動の制限の影響を受けた可能性は高い．一方で，学校外活動にどのくらい関心を持っているかという質問に対し，「とても関心がある・まあ関心がる」と回答した率は，趣味活動やアルバイト活動において 8 割を超えている．一方，政策に対する意思表明活動は他国に比べ低い傾向にある（図 38）．

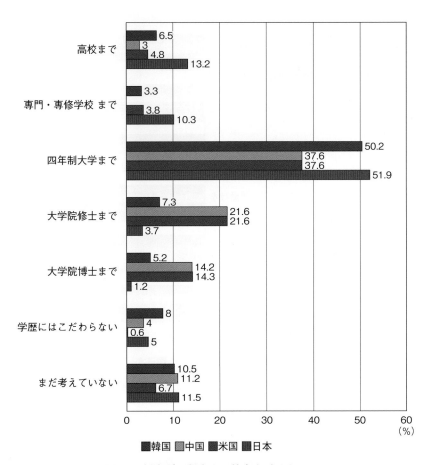

図 35 将来どの程度まで教育を受けたいか?

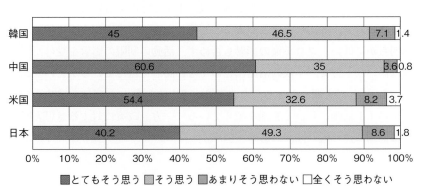

図 36 家族との関係が良好と回答した割合

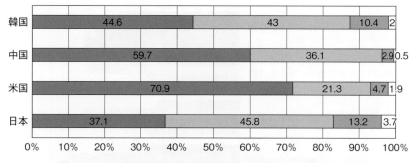

図37　親（保護者）を尊敬している割合

コラム8　ヤングケアラー

　ヤングケアラーとは本来大人が担うと想定されているような家事や家族の世話などを日常的に行っている子どものことをさす（厚生労働省HP）．実際は，幼い兄弟の世話，食事や掃除，高齢者の介護などが挙げられる．令和2年度の厚労省の報告では，中学校で46.6％，全日制高校で49.8％，ヤングケアラーと思われる子どもの存在を認識している．しかし，学校側で何らかの支援や対応をしている割合は，中学校で20％，全日制高校で10％ほどである．ヤングケアラーは，勉強すべき時間がなくなり成績不振，遅刻欠席など学業への影響や友人関係への影響を引き起こすとして社会的に問題視されている（ヤングケアラーの実態に関する調査研究報告書令和3年3月）．

　現在は，ヤングケアラーの状態が心身の不調をもたらすなど重い負担がある場合，いつでも相談できる窓口の設置など市町村や学校現場での取り組みが徐々に進んでいる．

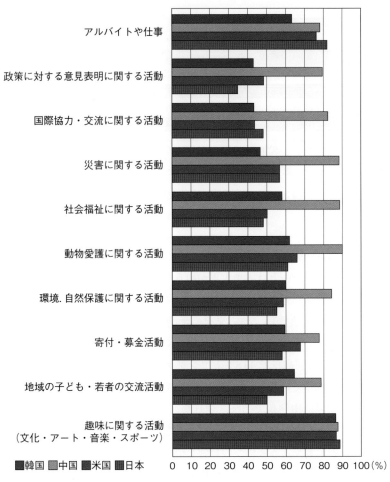

図38 活動に「関心がある・まあ関心がある」に回答した割合

(3) 大学・社会人

　青年期後半（18 〜 22 歳）には，肉体と精神は青年期前期に比べ不均衡さが緩和し，行動に落ち着きが生じてくる．高校を卒業し，大学生活や就職など新たな一歩を歩み始める．この時期には自分の将来像をイメージしながら，一般社会に足を踏み入れて，社会人としての自分の存在を見つめようとしてくる．

1 身体・生理的機能の発達

男性は青年期後期頃まで成長は続いているが，女子は青年期前期頃までにはおおよその成長が止まる．

2 認知・心理・社会的機能の発達

a. 認知的機能の発達

人間の精神活動・知能の発達の経過は，20歳ではまだ未熟であり，その後も発展を続けていく．人間の知能は，経験を積むに従って発達し，60歳頃まで上昇し続け，低下を見るのは70歳以後となっている．

身体と精神の加齢変化を図39に示す．

b. 心理・社会的機能の発達

社会的には高等学校から大学に籍を置くまたは社会人になっていく時期である．中学・高校以上に精神機能や知的機能の発達が著しく，自我の確立への志向を模索し行動に移す時期でもある．また中学・高校時代以上に質的に高い理想を探り，永遠的なものを模索し，悩みを抱く時期でもある．

青年期後期は，これまでの葛藤をより現実的方向に運んでいける時期となり，理想的な人物に同一化してみたり，様々な思想に触れてみたり，活動に走ったりしながら，自分にぴったりあう生き方を模索している．様々な経験を通し，自分の枠組みを作り上げ，それを修正しつつ自分で自分の中に新たに統合した自分を作り上げる時期でもある．一貫性を持った自分自身の生き方や価値観を求めていることになり，モラトリアムな状態から脱出し，自我同一性（アイデンティティ）を確立していく．

また社会的立場においては，生涯にわたって従事するべき職業選択の大まかな方向を明らかにしなければならないため，この時期は大きな心理的負担となる時期でもある．

精神的に共感が得られる仲間を作り，個人の自由を守るための制約を心地よいものとして感じ始める時期でもあろう．大人になる基礎を大きく膨らませ，大人の域に近づく時期であるが，心理・社会的に自立していく年齢には個人差の幅が大きいといわれている．

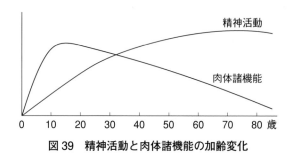

精神活動

肉体諸機能

| 0 | 10 | 20 | 30 | 40 | 50 | 60 | 70 | 80 歳 |

図 39　精神活動と肉体諸機能の加齢変化

　この時期は大学・学校内の影響因子が大きくなり，大学・学校という環境内の諸因子の影響を強く受けて発達していく．特に友人の影響は一生にわたって続くこともあるほどである．体が完成するとともに，心が人生観や世界観に目覚め始めるターニングポイントでもある．すなわち，一生のうちで，その後の人生の方向づけや人とのつながりにおいて最も重要な時期と言える．

●文献

1) 児童生徒の問題行動・不登校等生徒指導上の諸課題に関する調査結果の概要．https://www.mext.go.jp/content/20201015-mext_jidou02-100002753_01.pdf（閲覧日 2022.3.1）
2) 令和 2 年度不登校児童生徒の実態調査結果の概要．https://www.mext.go.jp/content/20211006-mxt_jidou02-000018318-2.pdf（閲覧日 2022.3.1）
3) 高校生の生活と意識に関する調査報告書－日本・米国・中国・韓国の比較－．https://www.niye.go.jp/kanri/upload/editor/98/File/gaiyou.pdf（閲覧日 2022.3.1）
4) 高校生の社会参加に関する意識調査報告書〔概要〕－日本・米国・中国・韓国の比較－．http://www.niye.go.jp/kanri/upload/editor/151/File/00.gaiyou.pdf（閲覧日 2022.3.1）
5) 令和 3 年版自殺対策白書．https://www.mhlw.go.jp/stf/seisakunitsuite/bunya/hukushi_kaigo/seikatsuhogo/jisatsu/jisatsuhakusyo2021.html（閲覧日 2022.3.7）
6) ヤングケアラーの実態に関する調査研究報告書令和 3 年 3 月．https://www.murc.jp/wp-content/uploads/2021/04/koukai_210412_7.pdf（閲覧日 2022.6.30）

<日田勝子>

（1）前期

　成人期前期（22〜35歳）は，青年期後期から成人期前期へ移行し，様々な体験を経て成長していく時期である．職業を得て職場に適応し，家庭を形成し子供を育てるなど，極めて活動的でかつ多様な時期である．身体的にも機能は充実している．女性，男性とも結婚，親としての自覚，職業と家庭との両立などを含めて様々な課題と出会う時期でもある．

　エリクソンはこの時期の発達課題を「親密性 intimacy」とし，個を保ちつつ他者と親密にかかわる行動に乗り出し，大きな課題に直面しながらより成熟した人間性を発達させていく特徴があるとした．女性は，この時期に結婚・出産を迎える人も多く，出産可能期として捉えられ，人生の大きな節目となる時期である．

1　身体・生理的機能の発達

　この時期は一般的に男女とも家庭生活を営み，子供を生み育てる時期にあたる．この時期の身体変化は，著しいものはみられないが，結婚・妊娠期にある女性が月経困難症を訴える場合は多い．学習や労働など社会活動に支障をきたし，家庭生活に影響をあたえることもあるといわれる．症状が重い場合は不妊症等の原因となる場合もある（コラム9）．

> ### コラム9　不妊症
>
> 　国立社会保障・人口問題研究所が2015年6月に行った「第15回出生動向基本調査」（2022年2月時点で最新）の結果によれば，初婚同士の夫婦で不妊を心配したことがある（または現在心配している）割合は35.0％で，子どものいない夫婦ではこの割合は55.2％と

半数以上であった．そのうち不妊症の検査や治療経験のある夫婦の割合は 18.2% であった．平成 25 年度の厚生労働省の「不妊に悩む方への特定治療支援事業等のあり方に関する検討会」報告書によれば，結婚年齢の上昇や晩産化等に伴い，特定不妊治療（体外受精・顕微授精）を受ける夫婦が増加している．不妊治療が普及している一方で，男性不妊については充分な情報が提供されていないため，不妊は女性の責任と考えられる傾向がある．さらにその年代の女性は，組織で責任ある仕事を任される時期でもあり，先の見えない不妊治療と仕事の両立に伴う精神的・肉体的負担は大きく離職するケースもある．このような現状を踏まえて，厚生労働省は，不妊治療費の助成を始めた．

2 心理・社会的機能の発達

a. 職業について

エリクソンが，青年期の発達課題が達成されない場合に，心理・社会的危機に陥ると指摘している．近年，若者のフリーター（コラム 10）の増加，新卒無業者，若者の高い失業率など若者層をめぐる雇用問題が社会問題になっている．

バブル崩壊（コラム 11）以後，高校や大学を卒業して，企業に就職したとしても一生安心な暮らしが約束されるわけではなくなった．また，COVID-19 の感染拡大のようにグローバル化が進んだことで世界に連鎖的なリスクが生じやすい．このような様々なリスクが潜んでいるのが，現在の社会環境である．人生 100 年時代では，企業に一生就職していることは考えにくい．自分の能力を磨くことでキャリアを切りひらき，より良い職場環境を求めて転職をする多様な働き方に軸をおく意識になっている．若者の憧れる職業も多様であり，20 年前のトップにあった，医師，プログラマー，パイロットなどに加えて，ユーチューバー，ゲームクリエーター，アニメーターなどが近年の調査では見られる．

参考
●ニッセイ基礎研究所．2020-4-20．

コラム 10　フリーターとニート

　フリーターは，フリーアルバイターを縮めた造語である．学校を卒業して定職に就かず アルバイトをしながら生活する 15 歳〜34 歳までの者をいう．バブル時代に時間や決まりに縛られずに自由に働いて収入を得たいという若者が増えたことで生まれた．

　ニートは，若者無業者ともいう．日本では 15 歳から 39 歳の非労働力人口（15 歳以上の人口のうち，「働いている者」と「完全に失業している者」以外の者）のうち，家事も通学もしていない者をいう．イギリスで生まれた言葉だが，イギリスでは教育機関に所属せず，雇用されておらず，職業訓練を受けていない 16〜18 歳の者を指すため，実際には日本と年齢の基準が異なっている．

コラム 11　バブル崩壊

　バブルとは，経済が実力以上に泡（バブル）のようにふくらんだ状態をいう．日本では，1986 年 11 月から 1990 年中頃まで平成景気と呼ばれる好景気が続いた．日本の土地や株は本来の価値とかけはなれた価格まで上昇し（資産インフレ），個人や企業が持つ資産の価値が高まった．これが，バブル＝泡である．シャボン玉の液は少しなのに，ふくらませば，実体からかけ離れて何十倍もの大きさに見えてしまう．土地や株の値段が実体からかけ離れていくのが，シャボン玉に似ているので，バブルと呼んだ．日本のバブル崩壊は，1990 年 3 月に大蔵省から通達された「土地関連融資の抑制について（総量規制）」，日本銀行による金融引き締めが急激なものだったことから，崩壊したと言われている．これは単なる景気後退というだけでなく，土地や株式などの資産価格の暴落，総合建設業や，住宅金融専門会社などの破綻，金融機関の不良債権問題，企業業績の大幅悪化，学生の就職難，日本国債の格下げなどをもたらし，また 1990 年代後半には，大手金融機関の倒産が相次いだ「金融危機」をもたらした．

近年，普段は公務員，IT 系企業の社員として働いているが，「空気がよめない」「同時に複数の仕事をこなせない」「人の名前を覚えられない」など，悩みを抱えている人たちが注目されている．対人関係で臨機応変に対処するのが難しい「自閉スペクトラム症（ASD）」や「注意欠如・多動症（ADHD）」などの障害を抱えた成人の発達障害（コラム 12）である．当事者向けのグループケアが広がり始め，同じ障害の人同士が集まり，勤務先で直面する困りごとの解決策を考えたり，周囲と折り合うための方法を学んだりする．発達障害があっても，細かい仕事を集中的に続ける能力が高い人は多い．企業がこの能力を生かしていくことで，活躍の場を広げることが可能になる．

◖コラム12◗ 成人の発達障害

　非言語コミュニケーションが特に苦手で特定の生活様式に執着する傾向が強い自閉スペクトラム症や，落ち着きがなく不注意な行動が目立つ注意欠如・多動症がある．昭和大学発達障害医療研究所によれば ASD は成人 100 人中 1 ～ 2 人が該当するとみられる．2005年に発達障害者支援法が施行され，障害への理解促進や早期発見・支援について，国や地方自治体が取り組むよう規定している．

---

b. 結婚・出産について

　2020 年の NHK の「現代日本人の意識構造　第九版」による結婚観の調査では，結婚をしなくてもよいと思う傾向は，40 代より若い女性に多く80 ％を超えている．特に 30 代の女性では 90 ％を超えていた．子どもに関する意識は，結婚したら子どもを持つことを当然と答えたのは半数以下であり，最近 10 年で結婚や出産，育児についての常識が急速に崩壊していることがわかる（図 40）.

　母の年齢階級別出生率の年次推移を見ると，昭和 50 年代以降は 20 歳代の出生率が大きく低下し，近年は 30 ～ 40 歳代の出生率が上昇傾向となっている（図 41）．女性の晩婚化，出生年齢が高齢化していることがわかる．

　近年，「女性は男性と結婚して子供を産む」という従来の考え方が性同一性障害やトランスジェンダー（コラム 13）などへの理解が広がるにつれて変化しつつある．年齢や性別，国籍や人種，障がい，性的指向，性同一性障

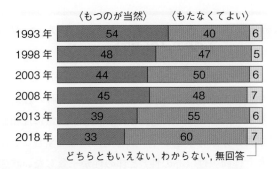

図40　子どもをもつこと〈全体〉
(NHK放送文化研究所，編．現代日本人の意識構造〔第九版〕．
東京：NHK 出版；2020. p.29)

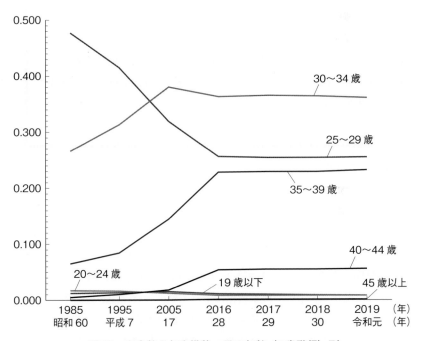

図41　出生数の年次推移，母の年齢（5歳階級）別
〔令和元（2019）年人口動態統計（確定数）の概況より作成〕

害など，多様なバックグラウンドを個性として受け入れ，多様性を社会組織
の強みに変えていくことが重要である．

コラム 13 性同一性障害，トランスジェンダー，
LGBT（GLBT）

　性同一性障害（gender identity disorder：GID）は，医学用語で
人の個性や性質を表すものではない．「生まれた時の性別と異なる
性の自己意識（gender identity）を持つために，常に違和感をおぼ
え，自己意識と身体的な性との一致を望み医療を望むことがある状
態」をいう．性同一性（心の性）と体の性が一致しない状態とも説
明される．国際的な診断基準として，世界保健機関が定めた国際疾
患分類 ICD-10，米国精神医学会が定めた診断基準 DSM-5 がある．
似た言葉に，トランスジェンダーという言葉があるが，これは身体
的な性別と心の性が異なる人に対する幅広い表現である．性同一性
障害は，同性愛などの性的指向，異性装とは根本的に異なる．
　LGBT や GLBT は，女性同性愛者（Lesbian），男性同性愛者（Gay），
両性愛者（Bisexual），トランスジェンダー（Transgender）の人々
を意味する頭字語である．性的少数者と同一視されることがあるが，
より限定的で肯定的な概念を含む．

c. 育児について

　産褥期の女性は，一過性の軽うつ状態といった症状のマタニティブルーと
なることが少なくない．その発生頻度は欧米では全褥婦の 1/2 〜 1/3，日本
では 6.5％と報告されている．また，新生児を持つ女性は，慣れない育児や
2 〜 3 時間毎の授乳により，精神的負担に加え身体的負担が大きい．産褥期
から育児期の女性は，日々のストレスから精神障害を引き起こすことがあ
る．さらに現在，少子化や核家族化により家庭の養育機能が脆弱化している
中で，氾濫する育児情報に翻弄され，育児に自信をなくしている保護者が増
加している．母親の産後のうつ状態は，子どもの情緒や発達および配偶者に
対し影響を及ぼすといわれている．子どもは，充分な愛着形成によって自己
尊重ができ，さらに他人に対する思いやりや信頼感が獲得され，社会生活が
できるようになる．妊娠の計画性や，妊娠初期から夫をはじめ周囲家族の協
力なども重要な要素であることが報告されており，そのためには出生直後か

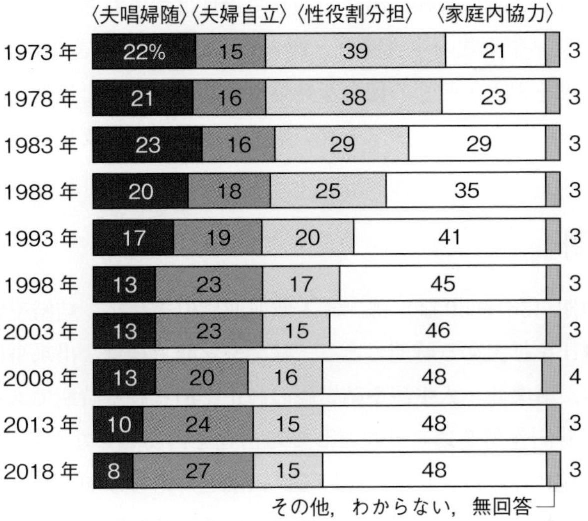

	〈夫唱婦随〉	〈夫婦自立〉	〈性役割分担〉	〈家庭内協力〉	
1973 年	22%	15	39	21	3
1978 年	21	16	38	23	3
1983 年	23	16	29	29	3
1988 年	20	18	25	35	3
1993 年	17	19	20	41	3
1998 年	13	23	17	45	3
2003 年	13	23	15	46	3
2008 年	13	20	16	48	4
2013 年	10	24	15	48	3
2018 年	8	27	15	48	3

その他，わからない，無回答┘

図 42　理想の家庭〈全体〉

(NHK 放送文化研究所，編. 現代日本人の意識構造〔第九版〕.
東京: NHK 出版; 2020. p.46)

らより安定した子育て環境の保障が必要となる.

　前述の「現代日本人の意識構造　第九版」でもこの 40 年で，育児に参加する男性が増え，結婚や家庭に関する意識は大きく変化した. 若い人ほど，男女が家庭内協力して理想の家庭を築きあげていこうとする意識が強いことがわかる（図 42）. 性別による固定的な役割分担の傾向が減少し，会社や仕事の充実だけでなく，家庭や余暇の両立傾向，自分の生活・人生を楽しむことがその後の生活を豊かにしていくという意識が生じているといえる.

d. 虐待について

　上記のような育児期のストレスや精神状況の悪化は，女性の健康面に影響を与えるだけでなく，子どもの正常な発達に影響を及ぼし，子どもに対する虐待の原因となることが指摘されている. 原因は核家族化が進み少子化で乳幼児と触れ合う機会が少なくなったこと，子育て経験者である両親などと同居しなくなったことなどから，知識や経験が不十分で子育てへの不安におちいりやすい状況であることも一因である. ほかには，「女は生まれながらに

して母性を有し，特に妊娠，出産を通して母性は育まれる」という母性信仰のプレッシャーや両親の生育歴など個人的な要因も原因と報告されている．しかし，将来を担う子どもの健全な発達や情緒を育むことは社会全体の責任であり，家庭，社会のネットワークの構築など重層的な支援が必要である．

(2) 中期

　成人期中期（36 ～ 50 歳）は，成人期前期に引き続き，結婚や職業を通して社会的責任を拡大する時期である．職業や家庭で様々な出来事に遭遇し解決しながら，職業観・人生観や結婚観の修正を迫られる時期である．夫婦は家庭を創る共同作業を通して親としての自覚を再認識しながら成長しあう．この時期から，死亡は少し増え始める．入院も外来も増加の傾向にある．入院は外傷や骨折そしてがんが目立ち始めている．死亡原因の上位に自殺が出現し，がん，心疾患が続いている．さらに子どもの健康，近親者・親の病気などを通して自らの老後に向けて健康を考えなおし，成人期後期に適応する心の準備期でもある．

1 身体・生理的機能の発達

　成人期中期は働き盛りであり，社会的には極めて活動的であるが，人生において最も身体活動が低下する時期である．仕事が優先され，家庭・親の問題などで多忙となり，運動する余裕がなくなるためである．身体的発達に大きな変化は見られないが，本来人間は，すべての身体の部分が適当に使用され，適度な運動を継続することで健康を保ち，正常老化が遅くなるといわれる．適度な運動をしないと，メタボリックシンドローム（コラム 14）になり病気にかかりやすくなる．

　体力と死亡率には密接な関係があり，体力のある人ほど死亡率が低い．健康維持にとって身体活動が大切であることを自覚し運動を生活習慣の一部に定着させ，かつ継続が必要な時期である．

コラム14 メタボリックシンドローム(内臓脂肪症候群)

　内臓肥満に高血圧・高血糖・脂質代謝異常が組み合わさることにより，心臓病や脳卒中などになりやすい病態を指す．単に腹囲が大きいだけでは，メタボリックシンドロームにはあてはまらない．日本では，ウエスト周囲径（おへその高さの腹囲）が男性85cm・女性90cm以上で，かつ血圧・血糖・脂質の3つのうち2つ以上が基準値から外れると，「メタボリックシンドローム」と診断される．

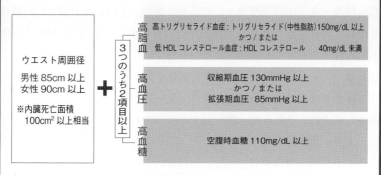

（メタボリックシンドロームの診断基準．https://www.e-healthnet.mhlw.
go.jp/information/metabolic/m-01-003.html から引用）

2 運動的機能の発達

　成人期では仕事と休養のバランスが大切である．身体活動の維持は積極的な休養と捉え，運動によりリフレッシュすることが成人期後期，高齢期を迎えるために重要である．日常生活における身体活動量を増やす具体的な手段は，通勤・買い物などで意識的に歩く，階段を利用することを心がけることである．

　健康を維持するために1日に必要な身体活動は300kcalであり，これはちょうど1万歩の消費エネルギーに相当する．除雪動作は歩行とジョギングの間の運動強度に相当する．積極的な身体活動により筋肉の働きを維持させ体の代謝を低下させないようにすることが大切である．身体活動の目安として歩行数が調べられているが，30〜50歳代の1日の平均歩数は7000〜8000歩であり，1日1万歩以上歩いているのは男性約3割，女性約2割に

過ぎない．地方によっては，冬期間は積雪により戸外の活動が制限され，日常生活の中で身体を動かす機会が減るため歩行数はさらに減少するといわれる．

③ 心理・社会的機能の発達

a. 心理的機能の発達

　この時期は男女とも，仕事と家庭の両立で精神的な疲労が蓄積しやすい．責任ある仕事を任され，家庭と仕事の両立で多忙である．責任ある立場で充実感を得る一方，中間管理職として部下の指導，上司からの指示に的確に成果を出さなければならない．さらに，日進月歩のIT機器にも対応する能力を求められ，ストレスが蓄積される．家庭では，思春期の子供たちと向き合うことで，人生の価値観の変容や家族関係を見直す転機になる．

　仕事による疲労は産業疲労といわれ，充分に回復しないことが多く，疲労が蓄積しやすい．そのため，働き過ぎが原因で自殺や病気などで亡くなることは，本人や遺族だけでなく社会にとっても大きな損失である．このように社会の中で，過重労働や過労死などの疲労にかかわる問題やメンタルヘルス（コラム15）への対策を講じていこうとする機運が高まり，「過労死等防止対策推進法」（コラム16）が平成26年成立した．政府はテレワークを「情報通信技術（ICT ＝ Information and Communication Technology）を活用した，場所にとらわれない柔軟な働き方」（総務省2017）や「ICT（情報通信技術）を利用し，時間や場所を有効に活用できる柔軟な働き方」と定義している（総務省2019；経済産業省2018；厚生労働省2018；国土交通省2018）．COVID-19の蔓延により，全世界的にテレワークの導入が加速され，勤務形態が大きく変化している．仕事，ワーク・ライフバランス（Work-life balance：WLB，仕事と生活の調和）を考慮し，自ら「どこで働くか」「いつ働くか」「どれくらい働くか」「どのように働くか」を考えながらライフイベントにあった働き方を模索する時代になっている．

b. 社会的機能の発達

　社会活動は，PTA参加，町内会や地域の行事，婦人会や会合への参加，ボランティア活動などがある．総務省の平成28年社会生活基本調査生活行

コラム 15　メンタルヘルス

　メンタルヘルス（mental health）とは，精神面の健康を意味し，精神的健康，心の健康，精神保健，精神衛生などともいわれる．主に精神的な疲労，ストレス，悩みなどの軽減や緩和とそれへのサポート，メンタルヘルス対策，あるいは精神保健医療のように精神障害の予防と回復を目的とした場面で使われる．

コラム 16　過労死等防止対策推進法

　これは，過労死等の防止のための対策の推進・過労死等防止対策推進協議会の設置，組織などについて定めた日本の法律である．近年，我が国において過労死等が多発し大きな社会問題となっていることや過労死等が，本人や家族だけでなく社会にとっても大きな損失であることから，制定された．過労死等については，法的な定義がなかったが，「業務における過重な負荷による脳血管疾患若しくは心臓疾患を原因とする死亡若しくは業務における強い心理的負荷による精神障害を原因とする自殺による死亡又はこれらの脳血管疾患若しくは心臓疾患若しくは精神障害」として定義してある．死亡に至らない疾患等も本法の対象となっている．

動に関する結果では，ボランティア活動の行動者率は，26.0％となっている．年齢階級別に見ると，40〜44歳が32.2％と最も高く，25〜29歳が15.3％と最も低くなっている．

　これを男女別に見ると60歳未満では，女性の方が高く，65歳以上では，男性の方が高くなっている（図43）．これは，女性は結婚，出産を機会に生活が地域性，市民性を帯びてくるため社会参加の年齢が早いが，男性は，仕事を退職後にボランティアに参加する傾向であるためとおもわれる（図43）．

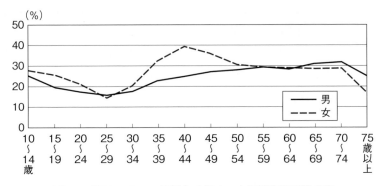

図 43 「ボランティア活動」の男女・年齢階級別行動者率
（総務省統計局. 平成 28 年度社会生活基本調査－生活行動に関する
結果－結果の概要. p.5）

(3) 後期

　成人期後期（51 〜 64 歳）は，社会的には高齢期への準備期であり，身体
機能が徐々に低下していく時期である．エリクソンによれば 8 つの発達段階
の中で最終の第 VIII 段階にあたる．この時期は，老年・円熟期と位置づけ
られ，実りの時期といえる．この段階の中心課題は自我の統合であるが，そ
れが達成できるか否かは，ここまでの各段階をどのように乗り越えてきたか
ということが鍵を握っている．統合と対立する人格特性は落胆，絶望であ
る．この段階での最大の危機は人生が無意味であったという意識に集約され
る絶望感を抱くことである．

　特に健康上では身体的低下を自覚し，男女とも更年期にさしかかり，健康
が気になり始める時期である．入院回数も新患外来回数も増加し，その理由
は，悪性新生物（がん）が最も多く，次いで骨折，心疾患が続いている．死
亡率は，65 歳未満ではこの時期に占める割合が最も大きい．死因は悪性新
生物（がん）が増加している．さらに両親が高齢期に入り，介護問題や，近
親者の死も身近に捉えられる時期といえる．このように身体的な諸機能の低
下，身体活動の低下，家庭内環境の変化，社会的環境の変化，定年による喪
失観や経済的不安，友人，趣味，健康問題，親の介護などを通して，今まで
の人生を振り返り，身体的，精神的にも今までの人生の総括を味わうという

点で，この成人期後期は重要な折り返し地点である．家族環境や関係も変化し孫の誕生により自分を「祖母，祖父」として意識し始める．この時期の課題は，この後の高齢期における健康障害や生活の質 quality of life（QOL）を視野に入れて，自らの健康を再設計することである．さらに定年に向けて老後の生活設計を行っていく時期でもある．

1 身体・生理的機能の発達

a. 身体的機能の発達

幼児期・学童期の発達は明確な身体的・生理学的特徴を持っているが，成人後期，高齢期では老化による平均的な変化は徐々に出現し，はっきりした時期的特徴を示さない．大島らは生理機能の加齢に伴う低下に注目し，各機能ごとに 20 〜 24 歳の値に比べ有意な低下を認める年齢を明らかにした（表18）．これは身体の各器官の生理機能の低下は様々であることを示している．老化の影響はまず視力や聴力にあらわれ，次に単純な運動機能，最後に複雑な統制機能にあらわれる．

b. 生理的機能の発達

1）更年期障害

更年期障害は，男性でも女性でもこの時期に通常見られる症状である．自覚症状は個人差があるが，症状が重い場合には，仕事などの社会活動に支障

表18　生理機能の加齢に伴う有意差を生じる年齢
（20 〜 24 歳の年齢階級を基準とする）

35 〜 39 歳	遠距離視力，近距離視力，フリッカー値 flicker value，聴力
40 〜 44 歳	眼の屈折力，Tapping 数，最低血圧，出生回数
45 〜 49 歳	左右の握力，反応時間，歩行速度，手掌の皮膚の電気抵抗
50 〜 54 歳	睡眠時間，夜尿回数，最高血圧
55 〜 59 歳	背筋力
60 〜 64 歳	皮膚の弾性
65 〜 69 歳	なし
70 〜 74 歳	筋の協調応，歩行偏差，手掌の耐痛時間

（農村人男女計 500 名）

（大島正光，老化と生理機能．医学のあゆみ．1976; 97: 656-60 より改変）

をきたし，家庭生活に影響を与える場合がある．老化現象の一つとして放置されている場合があるが，その症状などによっては適切な医療や相談を受けることにより改善されることもある．したがって男女とも更年期障害に関する適切な情報を得る必要がある．特に，男性の更年期障害に関する知識や相談の場が不足しており，周囲の理解が進んでいないために社会生活に不適応をきたす可能性もある．

a）男性の更年期障害

男性が年齢とともに男性ホルモン（テストステロン）が徐々に低下することによって，性機能低下や精神神経症状などの諸症状があらわれる．専門的には ADAM（androgen deficiency in aging males），または LOH 症候群（late onset hypogonadism symdrome）と呼ばれている．一般的に男性ホルモン（テストステロン）は，20～30 歳代から低下し，個人差があるが様々な精神・身体症状があらわれる．抑うつ・集中力低下・不眠などの精神症状，筋力低下・発汗・ほてりなど身体症状，性欲減退・勃起障害などの性機能低下の症状などである．男性では女性に比べ身体症状よりも精神症状の方が多くみられることが特徴である．女性の更年期障害と比較して閉経という区切りがないため，発症に本人も周囲も気づきにくく，一人で不安を抱え込み，うつ症状に悩む人も多いといわれる．

b）女性の更年期障害

これは，加齢による卵巣ホルモンの減少が原因で生じ，その症状は，のぼせ，発汗，動悸，睡眠障害などの自律神経失調症状，憂うつ，精神不安定，意欲低下，記憶力減退などの精神症状，肩こり，腰痛，関節痛などの運動器系の症状がある．生活指導，運動療法，食事摂取，ホルモン補充療法や漢方薬投与などに関する適切な治療をうけることで改善することもある．

2）骨粗鬆症

骨粗鬆症は，骨折危険性が増大した状態である．実際には，個人の骨折危険因子と病態を個別に評価して総合的に判断される．転倒などから骨折をきたし，その結果，身体機能の低下，運動機能障害と内臓器障害をきたし，ADL と QOL を低下させ，重症では寝たきりにいたる．患者の 80% 以上が女性といわれ，原因は女性ホルモンの一種であるエストロゲンの低下によるものといわれている．このホルモンは，骨の新陳代謝に骨吸収をゆるやかに

して骨からカルシウムが溶けだすのを抑制する働きがあるが，閉経期を迎えて女性ホルモンの分泌が低下すると，急激に骨密度が減り，同年代の男性に比べて早く骨密度が低くなる．体重管理，栄養指導による知識の増加，歩行を中心として運動の習慣化，禁煙，飲酒の制限（ビール大瓶 1 本，日本酒 1 合，焼酎 120mL が目安）が有効とされる（骨粗鬆症の予防と治療ガイドライン 2015 年版より）．

3) 肥満と運動

　この時期は基礎代謝が低くなり肥満の傾向が強くなる．肥満は心疾患など様々な疾患を引き起こすため注意が必要である．メタボリックシンドローム（コラム 14）は，男性では 40 歳から，女性では 50 歳から予備軍を含めて増加している．

　令和元年の国民健康・栄養調査によると運動習慣のある者の割合は，男性 33.4 ％，女性 25.1 ％であり，この 10 年間で見ると，男性は有意な増減はなく，女性では有意に減少している（図 46）．年齢階級別に見ると，その割合は男性では 40 歳代，女性では 30 歳代で最も低く，それぞれ 18.5%，9.4% である（図 47）．50 ～ 60 歳代では公私とも一番多忙な時期であるが意識して運動の習慣をつける必要があるだろう．

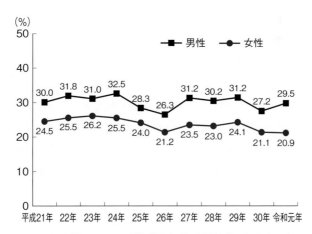

図 46　年齢調整した，運動習慣のある者の割合の年次推移（20 歳以上）（平成 21 ～令和元年）

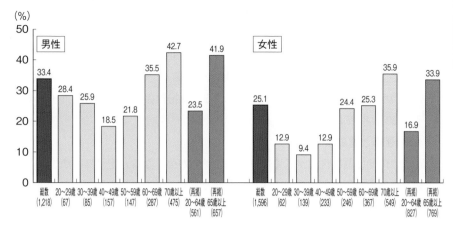

図 47　運動習慣のある者の割合（20 歳以上，性・年齢階級別）

2 運動的機能の発達

　平成 27 年度体力・運動能力調査報告書より男女ともに 6 歳から加齢に伴い体力水準は向上し，男子では青少年期（6 〜 19 歳）の 17 歳ごろピークに達するのに対して，女子では青少年期（6 〜 19 歳）の 14 歳ごろピークに達する．男女とも 20 歳以降は加齢に伴い体力水準が緩やかに低下する傾向を示している．なお握力（筋力）については，男子で 35 〜 39 歳，女子では 40 〜 44 歳でピークに達する．握力は，手段的 ADL の自立や社会的役割などの高次機能を維持するための重要な要因の一つである．

　新体力テスト施行後の 18 年間の合計点の年次推移を見ると，青少年（6 〜 19 歳）は，ほとんどの年代で，緩やかな向上傾向を示している．成年（20 〜 64 歳）は，30 歳代の女子では低下傾向が見られ，20 歳代男子および 50 歳以降の男女とも緩やかな向上傾向を示している．高齢者（65 〜 79 歳）では，ほとんどの項目および合計点で向上傾向を示している．

　この時期の体力は，現在や過去の運動・スポーツ実施状況と大きな相関関係が見られる．続く高齢期の QOL の向上や障害の減少には，生活全般にわたる介入が必要と考えられる．したがって成人期中期・後期からの運動習慣や適切な食生活の確保が必要である．

3 心理・社会的機能の発達

a. 心理的機能の発達

1) 空の巣症候群 empty nest syndrome

子どもたちが進学や就職，結婚などで巣立っていき自立していくと，自分の巣が空っぽになったように感じ，悲哀感と憂うつ感に襲われ心身の不調を訴える状態をいう．しかし，それらをきっかけに，新たに子どもや夫との関係を見直し再出発することで危機をのりこえることができる．

2) 定年退職

職業の機能には，①生計維持のための収入源，②規則的な活動の提供，③自己のアイデンティティ，④社会関係をつくるための場，⑤有意味な人生にとっての体験，の5つがあるとされている．高齢期の開始時期ともいわれる定年退職は，職業からの引退を制度化したものである．職業生活や家事労働からの引退や，子ども家族と同居することにより，人びとは，勤労収入，社会的役割，社会的有用感などを失う．したがって理論的に自己のアイデンティティの危機をもたらすといわれる．しかし個人にとって職業の持つ意味は様々であるからすべての人に当てはまるわけではない．近年，人材不足の点から，退職した人材の再雇用を積極的に進める社会的な動向があり従来の退職者の老後というイメージは変換を求められるかもしれない．

3) 自己の発見

前述のように子どもが自立し，定年退職を迎え，家事活動が少なくなると，余暇時間が増える．これは，社会的・心理的に孤独な状況をつくりだす．一方では，余暇時間を趣味の拡大，社会参加などにより同一性の再確立の時期と捉えることもできる．

b. 社会的機能の発達

定年退職を期に「会社人間」から「家庭・社会人間へ」というように本人の意識変革が求められる場合もある．「一生涯納税者でいたい」と，第2の職業人生の選択をする人もいるだろう．新たな生きがいを求めて社会・地域へと目を向けて活動に参加する人もおり，この時期は，個人の価値観の転換が求められる時期でもある．

「生きがい」の意味については様々な議論がなされているが,「自己実現」と捉えられる.自己実現は,①自分自身のために何かをする,②家族,友人らのために何かをする,③他人や地域のために何かをする,の3つがあるといわれている.これらは今までの人生の価値観に根ざし,個人の生き方に関わる極めて主観的なものである.しかし,人間は常に家族や友人,地域社会を構成する様々な人々との関わりの中で暮らしている.上記の①②③の自己実現は,仲間や理解者がいることによって張合いができ,長続きし,地域社会との関わりを持つことによって社会的意義を有することになる.

＜外里冨佐江＞

(1) 前期

　高齢期前期（65 ～ 74 歳）は，成人期後期から続いて，人生の完成期で余生を楽しみ，豊かな収穫を得る時期である．最近では，65 歳から 74 歳までを前期高齢者，75 歳から 84 歳までを後期高齢者，85 歳以上を超高齢者と呼ばれる．近年，高齢者の定義を引き上げる動きが学会などから提言されている（コラム 17）．元気な高齢者が増加する一方で，フレイル，サルコペニア，ロコモティブシンドロームなどと呼ばれる虚弱，筋力，筋肉の低下の予防に注目が集まっている（コラム 18 ～ 20）．

［コラム 17］　高齢者の定義について

　日本は，世界有数の長寿社会となり平均寿命は 80 歳を超えた．これは新たな高齢者の定義年齢を引き上げてもよいだけの健康長寿を達成できたと考えられ，高齢者の定義を見直す動きがある．鈴木隆雄の調査（2013）によると，1992 年の 65 歳の人と，最近の 75 歳の人の歩行スピードがほぼ同じであると報告されている．歩く速さは加齢の大きな指標であるため，高齢者の定義見直しは妥当であるとされる．これは，世界一のスピードで高齢化が進んでいても高齢者を含む弱者を元気な人が支える社会を形成できることを世界に証明し他の国への教訓となる．いままで「高齢者」といわれてきた人たちの意識は多様で，積極的な社会参加のありかたを選択できる状況が到来した．高齢者，超高齢者という言葉には，人生の終わりに向かっているというイメージがぬぐえないが，むしろそう呼ばれることを誇れるような社会をつくるのがコメディカルの役割である．

コラム 18　フレイル

　今日，高齢者の健康評価においてフレイルが主要な関心事になってきている．フレイルは 2014 年に日本老年医学会が frailty の訳語として決めた表現であるが，これは frailty のスクリーニングのために以下の単語の頭文字を並べたものである：F (fatigue: 疲労)，R (resistance: inability to walk up a flight of stairs)，A (ambulation: inability to walk a short distance)，I (illnesses: 5 種以上の疾病)，L (loss of body mass: 5%以上の体重減) である．一般に高齢者体重が徐々に減少し，体力が低下する状態である．要介護状態を防ぐために，医療現場で注目されている．①半年で意図しない 2～3kg の体重減少，②疲労感，③週に一度も運動や体操をしないなど活動度の減少，④横断歩道を渡り切れないなど歩行速度の遅延，⑤ペットボトルのキャップが開けにくいなど筋力の低下の 5 項目のうち，3 つあてはまればフレイル，1～2 つなら，その前段階と診断される．放置すると要介護状態になるリスクが高まるとされる．この病態の根底にあるのは，栄養状態の悪化と骨格筋の衰え（サルコペニアとよばれる）である．高齢者は一般に食欲が低下しやすく，75 歳ぐらいから徐々に体重が減少しやすくなる．そのままにすると全身の栄養状態が悪くなり，様々な病気にかかる恐れが増す．フレイル状態を早く察知し，十分なたんぱく質を含む食事と運動といった適切な対応をすればまた元気になる．人の栄養状態はライフステージにより異なる．若い女性で問題になるのは，やせで，若くして高齢者のような骨粗鬆症やサルコペニアが起こることである．中年期では，過栄養状態，すなわちメタボリックシンドロームや肥満をはじめとする生活習慣病が目立つ．高齢者は体重減少を伴うフレイル状態に陥りやすい．いずれも栄養が関係し，ライフステージに応じた注意が必要である．

　メタボからフレイルへの対策を切り替えるべき年齢は老化による個人差があるが，メタボ対策は 64 歳までで，フレイルは 75 歳からといわれる．64 歳から 74 歳までは，グレーゾーンで，肥満や糖尿

病などある場合は，過栄養に注意をする．一方ですでにフレイル状態に陥っている人はそれぞれに応じた対策が必要である．目安は体重の推移で，体重が意図せず減ってきたら，フレイル対策に舵を切ったほうがいいといわれる．

コラム 19 **サルコペニア**

現在，日本サルコペニア・フレイル学会でも推奨しているのがAWGS2019 に基づいたサルコペニア診断である．この基準では，サルコペニアを筋肉の力，機能，量という 3 つの指標によって判定する（筋肉の三要素）．筋肉の力，筋力は握力にて判定する．筋肉の機能は，歩行速度，5 回椅子立ち上がりテスト，Short Physical Performance Battery（SPPB）のいずれかで判定する．筋肉の量は

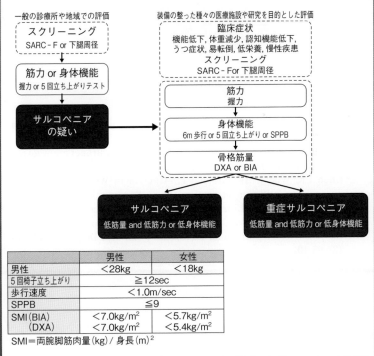

	男性	女性
男性	<28kg	<18kg
5回椅子立ち上がり	≧12sec	
歩行速度	<1.0m/sec	
SPPB	≦9	
SMI（BIA）	<7.0kg/m²	<5.7kg/m²
（DXA）	<7.0kg/m²	<5.4kg/m²

SMI＝両腕脚筋肉量(kg)／身長(m)²

（AWGS2019 に基づいたサルコペニア診断）

生体電気インピーダンス法（BIA法）もしくは二重エネルギーX線吸収法（DXA法）という2種類の方法によって計測することができる．これらの方法によって両腕両脚の筋肉量を算出し，この腕脚の筋肉量を身長（m）^{2}で補正した値を骨格筋指数（SMI）と呼ぶ．サルコペニアの判定には，筋肉の量が低下していることが必須条件となり，筋肉の力と機能のいずれかが低下している場合にサルコペニア，両方ともに低下している場合に重症サルコペニアと判定する．

　なお，BIA法やDXA法を用いた筋肉量計測は設備が整った機関でしか受けることができない．したがって，条件が整っていない環境下では，筋肉の力と機能のいずれかが低下している場合にサルコペニアの可能性ありと判断し，運動や栄養を意識した対策を講じることや，専門機関へ紹介することが推奨されている．

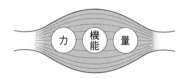

筋肉の三要素

参考
- 健康長寿ネット．https://www.tyojyu.or.jp/net/byouki/frailty/sarcopenia-shindan.html
- 厚生労働省 e-ヘルスネット．https://www.e-healthnet.mhlw.go.jp/information/dictionary/exercise/ys-087.html
- Chen LK, Woo J, Assantachai P, et al. Asian Working Group for Sarcopenia: 2019 Consensus Update on Sarcopenia Diagnosis and Treatment. J Am Med Dir Assoc. 2020 Feb 4. [Epub ahead of print]
- Chen LK, Liu LK, Woo J, et al. Sarcopenia in Asia: consensus report of the Asian Working Group for Sarcopenia. J Am Med Dir Assoc. 2014; 15 (2): 95-101.

コラム 20　ロコモティブシンドローム (locomotive syndrome)

　ロコモティブシンドローム（以下ロコモ）とは運動器（骨・関節・筋肉）の障害によって「立つ」「歩く」といった運動機能が低下した状態を指す．日本整形外科学会が，2007年（平成19年）に，新たに提唱した．ロコモのリスクは加齢に伴って増大し，2013年の国民生活基礎調査によれば，「介護が必要となった主な原因」のうち，骨折・転倒（11.8％）は第4位，関節疾患（10.9％）は第5位だが，足し合わせると第1位の脳血管疾患（18.5％）を上回る．適度な運動とバランスのとれた食事がロコモを予防し，健康寿命を延ばすことは多くの医学研究で実証されている．年齢を重ねても自分の足で歩き続け，充実した老後を過ごすにはロコモ予防対策が重要といわれる．

ロコチェック Locomotion Check
1) ロコモは，以下の「7つのロコチェック」項目の一つでもあてはまれば疑ってください．
2) ロコモが疑われたら，お近くの「整形外科専門医」のチェックを受けてください．
7つのロコチェック項目
①片脚立ちで靴下がはけない
②家の中でつまずいたり滑ったりする
③階段を上るのに手すりが必要である
④横断歩道を青信号で渡りきれない
⑤15分くらい続けて歩けない
⑥2kg程度の買い物（1リットルの牛乳パック2個程度）をして持ち帰るのが困難である
⑦家の中のやや重い仕事（掃除機の使用，布団の上げ下ろしなど）が困難である．

社会的には定年を迎え，経済状況も大きく変化する．孫も自立し始め再び夫婦・個人の生活が中心になる．家族の死や友人，親しい人の死と出会うことも多くなり，自分の人生の意味と直面せざるを得なくなる．さらに，身体的には個人差が大きいが，老化が進み，健康問題が大きくなる．障害は，寝たきりや認知症などの介護を必要とする重篤なものもあるが，視聴覚障害，歯の喪失による咀嚼の機能障害などの QOL に関わるものも多い．この時期の課題として，多少の病気や障害を抱えていても，QOL を維持し，豊かに暮らすことである．そのためには，積極的に社会との交流をはかり，何らかの社会的役割を持つことである．人生に取り組む姿勢が身体的な健康にも影響を与えるといわれている．

老いについて

"老化（senescence, aging）"と"加齢（aging）"は混同されやすい．通常，"加齢"とは，生まれてから死までの物理的な時間経過のことを指す．一方，"老化"とは加齢に伴い，筋力，神経伝導速度，肺活量，病気に対する抵抗力などが低下することである．年齢に伴うこのような機能低下は，一般に生殖年齢に達したあとに始まり，人によって早い遅いはあるが誰にでも起こる．したがって，老化は病気ではない．老化に関連する疾患や老年病は生物学的な老化が背景にある場合が多いと考えられる．実際，動脈硬化症，骨粗鬆症，糖尿病，認知症などの老化に関連する疾患の最大の危険因子（リスクファクター）は「加齢」であるといわれる．寿命の短い多くの動物では"加齢"の間に"老化"が進行する．

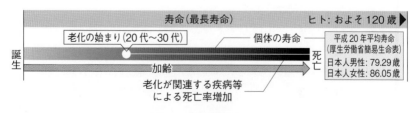

図 48　健康長寿ネット

（https://www.mnc.toho-u.ac.jp/v-lab/aging/prof/profile.html より）

参考
- 後藤佐多良. 基礎老化学入門—老化の基本概念と論点. 細胞工学. 2002; 21: 704-8.
- 後藤佐多良. 健康に老いる　老化とアンチエイジング. 東京堂出版; 2012.

ここでは，コメディカルに必要な高齢期における正常な老化の特徴について述べる.

1 身体・生理的機能の発達

a. 身体的機能の発達

1）身長

身長と座高は 40 歳代でともに減少し始める．身長の減少には複数の原因が絡んでいるが，女性の低下率が大きい第 1 の原因は骨粗鬆症である．座高の変化のほうが大きく，これは，背筋の萎縮，椎骨と椎間板の退行変性による脊柱の変化が大きいためである．年齢的には，最も変化が大きいのは 60 歳代から 70 歳代といわれる.

2）体重

体重は，横断研究による平均値では，男性では 30 歳代が最大であり，女性では 40 歳代で最大値を示す．中年で増加し，高齢期では減少する．体重の増加は脂肪の増加による．体重の減少は筋肉・水分・骨の減少による．体重に占める水の割合は老齢で減少する（男性：若年者 61 ％，57 ～ 86 歳 54 ％，女性：若年者 51 ％，60 ～ 82 歳 46 ％）が，これは細胞の喪失，あるいは細胞が小さくなるためと考えられる.

3）体型

腕，脚は細くなるが，胴は太くなる．胴が太くなるのは脂肪の沈着によるよりも，むしろ腹壁筋の緊張が低下し，おなかのたるみによるものであるといわれる．男性の場合，腕の直径は 60 歳から，ふくらはぎの直径は 40 歳から，とそれぞれ減少するといわれる．ふくらはぎは第 2 の心臓とも呼ばれる．心臓が酸素を含んだ新しい血液を全身に届けるポンプの役割を果たし，二酸化酸素を含んで古くなった血液をまた心臓に戻す役割をしている.

4）姿勢

胸を張り背筋をまっすぐ伸ばした姿勢でいることが少なくなり，背が曲がり上体が前かがみになる．これは腰や背中の筋肉が弱り，椎骨の変形・椎間

板の変性によって起こる.

5) 皮膚

歳をとるに従って,皮膚の色つやの変化,しわの増加,老人性色素斑とよばれるシミの増加・拡大などが徐々に起こってくる.皮膚の変化は,①生理的な老化によるもの(すなわち内因性の老化)に加えて,②光老化(外因性老化―紫外線による傷害の蓄積)によるものがある.

歳とともに生じる皮膚の変化には,むしろ後者の影響のほうが大きいとさえいわれている.

また,汗腺(エクリン腺)の機能が低下し,その数自体も減少するため,あまり汗をかかなくなる.このため,高齢者では,熱中症にも注意する必要がある.男性ホルモンに支配されているアポクリン腺の働きも低下する.

6) 毛髪

毛髪の変化としては以下の2つが挙げられる.

a) 頭髪が薄くなる

こめかみ,頭頂部から薄くなり,しだいに広がっていき,最終的には額から頭頂部にかけて薄くなり,側頭部と後頭部の毛髪は残る.これは一般なパターンであり,男性型脱毛症とよばれ,思春期以後に起こる.

b) 白毛化

通常は35歳頃から白毛化が見られ徐々に増加する.白毛化は,こめかみから始まり,頭頂部に,さらに後頭部へと広がるのが一般のパターンである.頭髪に続いて鼻毛・眉毛・睫毛・脇毛・陰毛の白毛化も起こる.

7) 目

a) 老人性白内障

水晶体が濁って不透明になり,また茶色味を帯びるため,視力が低下し,色の区別が困難になり,著しい場合には失明に至る.水晶体が茶色味を帯びることによって,緑,青は黒っぽく見え,ピンクと赤の区別が困難になる.白内障は50歳代で60%,70歳代で90%,90歳代でほとんど100%の人に見られるといわれる.

b) 老眼

新聞や書物を読むのに距離を離さなければならなくなり,老眼鏡が必要となる.はっきり見ることのできる最も近い距離(近点)は,歳とともに長く

なるが，この変化は子どもの頃から徐々に進行するもので，特に高齢になって加速するものではない．白内障などの疾患がなければ，適切な眼鏡の使用によって 1.0 の視力は 80 歳代でも保たれる．

8）耳

聴力は，10 歳代の終わり頃が最高で，60 歳を過ぎる頃から急速に低下する．聴力の低下は，65 歳以上では 4 人に 1 人くらいの割合で出現し，女性より男性で早く低下するといわれる．加齢以外の原因が考えられない難聴を老人性難聴という．老人性難聴は特に高音が聞こえにくくなる．日常会話で使用される言語の音域はほぼ 250 ～ 8000Hz であり，この領域（通常 500，1000，2000Hz で検査）で 30dB 以上の低下があると日常生活に支障が出るといわれる．最近の研究では，老人性難聴では，単語の聞き取り能力は一様に障害されるのではなく，高頻度語や具象語では聞き取りやすく，低頻度語や抽象語で難しくなることが示唆されている．

b．生理的機能の発達

1）自律神経

自律神経は，循環，呼吸，消化，代謝，体温維持，排泄などの生体の自律機能を調節する役割をしている．一般に，高齢者の自律機能調節の老化は，普通の状態では比較的良好に保たれているが，急激な環境変化にうまく対処できなくなっていることが多い．

a）循環調節

循環の役割は，身体のすべての器官に酸素や栄養を含んだ血液を充分に運ぶことである．血圧は年齢とともに上昇し，高血圧になる傾向がある（図49）．血圧を調節する自律神経の働きも，加齢によって低下する．高齢者では血圧を感受する圧受容器の働きが低下しているため，若年者に比べて血圧の低下が大きく，しかも長く続く．したがって，高齢者が急に立ち上がると脳に血流が流れにくく，立ちくらみを起こしやすい．血圧が上昇した場合も同様である．運動や精神的興奮などで血圧が上昇すると，高齢者では若年者よりも元のレベルに戻りにくい．

b）呼吸調節

呼吸は，充分な酸素を取り入れて血中の酸素濃度をある一定のレベルに保

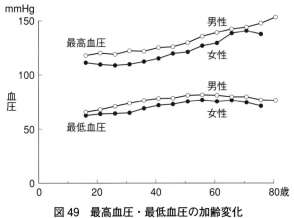

図49　最高血圧・最低血圧の加齢変化

（小沢利男，他．加齢と血圧．日本老年医学会誌．1997;
14: 14-20 より改変）

最高血圧，最低血圧ともに，加齢とともに上昇する．

とうとする働きである．高齢者では，同じ量の空気を吸っても，若年者より
も血中酸素濃度が低い状態になる（図50）．これは肺と血液との間のガス交
換機能が低下しているためである．高齢者では化学受容器による呼吸促進反
射が低下しているために，血中酸素濃度を若年者と同じ程度まで戻すことが
できない．

　c）消化調節

　高齢者では，咀嚼・嚥下・吸収の障害，あるいは慢性便秘や下痢などの問
題を持つ人が多い．高齢者では，咀嚼筋の随意運動や反射運動の調節が低下
しているため，咀嚼中に舌や口腔内を噛んだり，あるいは歯が悪いためによ
くかめないことが多い．唾液分泌量は若年者とほとんど変わらない．嚥下の
一連の協調がうまく働かず，誤嚥が起こりやすくなる．消化液の分泌量は，
高齢者では低下している場合が多い．胃酸の基礎分泌量は60歳代以降で急
激に低下し，食物刺激に対する胃酸分泌量も60歳代では20歳代の約40%
まで低下すると言われる．

　d）排尿調節

　排尿機能は副交感神経，自律神経求心性線維，体性線維などの働きにより
協調的に行われている．高齢者では，膀胱・尿道括約筋自体の変化や，中枢

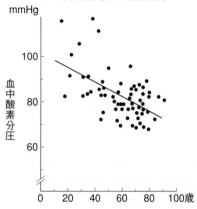

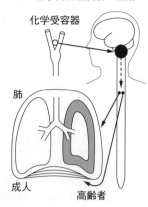

a. 血中酸素分圧の加齢変化 　　　　b. 化学受容器反射の経路

図 50　呼吸調節の加齢変化

a: 加齢とともに同じ空気を吸っても血液中の酸素分圧が低くなる（原澤道美, 他. 動脈血ガス組成の加齢変化. 厚生省特定疾患「呼吸不全」調査研究班. 昭和 54 年度研究業績集. 1979. p.37-9）.

b: 血液の情報が化学受容器から脳に伝えられ, 呼吸運動が調節される. 高齢者の肺は線維化し, 弾性が低下して, 予備能力がなくなっている.

神経系の機能の障害により, 尿失禁や排尿困難などの様々な排尿障害が起こりやすい. 膀胱の平滑筋は加齢に伴って線維化し弾性が低下する. 萎縮も起こり膀胱容量は減少するため頻尿が起こりやすくなる. 高齢者では, 夜間に産生される尿量が増える傾向があるといわれ夜間頻尿が見られやすい. 女性では尿道が短く, 閉経後, エストロゲンの血中濃度が減少することにより, 骨盤底内の支持組織が萎縮し, 尿道を閉鎖する力が弱くなるため, 尿失禁を生じやすいと報告される.

e) 体温調節の老化

体温は, 体熱の産生と放散が調節され一定の範囲内に保たれている. 高齢者では基礎代謝が低下するため, 安静時の体温は若年者より低い傾向がある. 寒冷時に熱放散を防ぐ仕組みは, 加齢により低下する. また, 高温環境下では, 体温調節能は著しく低下しているという報告がある.

表19　健常者の血管に見られる加齢に伴う変化

動脈の硬さ	増
大動脈内膜厚と大動脈径	増
動脈内膜肥厚	増
コラーゲン・エラスチン含量	増
プロスタサイクリン合成と含量	減
β-アドレナリン作動性血管拡張	減
変種内皮細胞の出現	増
低比重リポタンパク質分解	減

（Lakatta EG. Aging of the heart and vasculature. In: Kawashima Y, et al, editors. Cardiovascular disease in the elderly. Tokyo: Churchill Livingstone; 1996. p.3-4）

2）血管系と心臓

a）血管系の加齢変化

　一般に収縮期血圧は加齢によって上昇するといわれる．健常者の血管では，加齢に伴い表19に示すような弾性の変化がみられる．動脈壁の形態学的変化とともに，動脈は加齢とともに硬さを増す．したがって収縮期血圧は加齢とともに上昇して，脈圧は増大する．加齢に伴う収縮期血圧の上昇や動脈壁の変化は，ライフスタイルの影響を受けることが報告されている．食塩摂取量を控えたり，定期的に身体活動を行うことは動脈の老化予防になるとされる．

b）心臓の加齢変化

　心臓の基本的機能は血液を全身に送りこむために収縮・拡張の心拍動をくりかえすポンプ作用といわれる．それには刺激伝導系，心筋，弁膜，冠状動脈が身体の酸素需要に応じて総合的に機能する必要がある．心臓は休みなく働いているため，機械的刺激が他の臓器に比べて老化変化に大きな影響を与えている．

3）脳の老化の特徴

　脳の老化の特徴は以下の3つにまとめられる．

①脳の神経細胞は加齢により細胞が死ぬにつれて，神経回路が粗になっていく．これは脳の神経細胞が分裂終了細胞とよばれ，一部の細胞が死んだあとに，残った細胞が分裂増殖して穴埋めをすることができないため

である．

②シナプス伝達能が低下する．シナプス結合ではアセチルコリンやグルタミン酸などの伝達物質によって化学的な信号に変換されて次の神経細胞（ニューロン）に伝達される．この伝達物質の放出量が情報量に関係している．老齢マウスの実験（24 カ月齢以降）ではアセチルコリンの放出が低下していることが報告されている．

③脳には可塑性がある．過去に海外で行われた研究では，脳の一部（海馬や脳室の周辺）には，神経細胞を新生する能力のある細胞（幹細胞）が存在し，高齢者の脳でも神経細胞の新生が行われていることが明らかにされた．学習によって脳が生理的に変化するのは脳の可塑性として理解される．最近の研究から，健常な高齢者は記憶などの実験では，若者と比べて多くの脳部位の活動がみられた．これは，神経回路を再構築し，複数の部位を同時に使うことで年齢に伴う神経細胞の低下を補っていることがわかる．

参考
●健康長寿ネット．https://www.tyojyu.or.jp/net/kenkou-tyoju/rouka/nou-keitai.html
●池谷裕二．脳とこころのしくみ．新星出版社; 2021.
●稲葉秀明．脳科学のはなし．技法堂出版; 2020.
●New Nerve Cells for the Adult Brain

4) その他

　私たちのからだでは，年をとるにつれて内臓器官の重量の変化，内臓機能の低下，性ホルモンの低下が起こる．しかし生命の維持に直接関係するホルモンは，一生のうちあまり変化しないように調節されている．免疫機能は低下し，細菌，ウイルスに感染しやすくなり，がん細胞を芽のうちに摘み取れなくなり，がんの発生率が増加する．

2 運動的機能の発達

a. 姿勢制御

　姿勢制御システムは，視覚系・体性感覚系・前庭系の感覚受容器に刺激が入力され，それは空間の身体位置を知る情報となり中枢神経系によって統合・処理される．応答として筋骨格系の運動系に出力される．加齢により姿勢制御システムに変化が見られ，姿勢制御能力に影響をおよぼす．高齢者の

転倒発生率は約20%であり，大腿骨頸部骨折などの怪我を伴い寝たきりの原因になる.

b. 歩行

　幼児から高齢者までのデータをまとめて図51に示す．歩行速度と歩幅は，幼児から20歳代まで急速に増加し，それ以降は穏やかに減少し，75歳以降は減少が加速する．これに対して歩行率は成人に達するまでに急激に減少して，それ以降は加齢の影響をあまり受けない．高齢者の歩行速度の低下は，主として歩幅の減少に起因していることがわかる．若年成人では歩行の最大速度と自然速度との間に相関はないが，高齢者では年齢増加につれて相関が

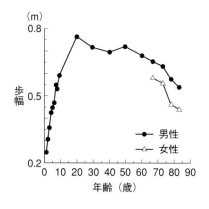

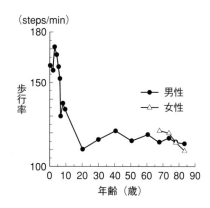

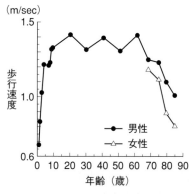

図51　歩幅・歩行率・歩行速度の加齢変化
（西澤　哲.　足と歩行. In: 山崎信寿，編. 足の事典. 東京: 朝倉書店; 1999）

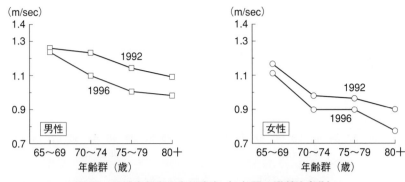

図 52　地域高齢者の歩行速度（4 年間の縦断的変化）

（Furuna T, et al. Longitudinal change in the physical performance of
older adults in the community. J Jpn Phy Ther Assoc. 1998; 1: 1-5）
年齢は 1992 年を基準にして表示．1992 年と 1996 年との差は加齢に
つれて大きくなる．

高くなり，80 歳代の女性では相関関係が 0.8 を超えている．高齢者では日
常生活における自然な歩行速度はその人の最大歩行能力に制約されるように
なる．図 52 はわが国で地域を代表する高齢者について歩行速度の 4 年間の
縦断的変化を示したものである．

③ 知的機能の発達

a. 知能

　知能は結晶性知能と流動性知能の 2 つからなりたっている．今までは知能
は幼児期，児童期，青年期と発達するが，加齢とともに低下するといわれて
きた．しかし，最近の研究では，知能の低下は結晶性知能と流動性知能で異
なることがわかった（図 53）．

1）結晶性知能

　一般的常識や判断力，理解力など，過去に習得した知識や経験をもとにし
て日常生活の状況に対処する能力を支える知能である．結晶性知能は 20 歳
代から 60 歳まで徐々に上昇し，その後緩やかに低下する．80 歳代において
も 25 歳と同レベルの知能を維持しており，このことは高齢期においても学
習や教育が充分に行えるということを示している．最近の研究では 70 歳頃
まで言葉の理解力は発達し，日常生活の難問に対処する知恵も伸び，高度な

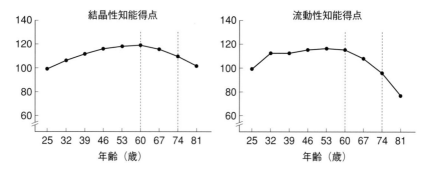

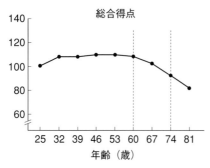

図 53　知能の生涯発達曲線

（Sehaie KW. Intelligence and problem solving. In: Handbook of mental health and
　aging. Prentice-Hall; 1980. p.264-84）

結晶性知能，流動性知能およびそれらを総合した知能（IQ）の 20 ～ 80 歳代の
成人の年齢曲線を描いている．

芸・技能は一層磨かれると報告されている．

2）流動性知能

　新しいものを学習したり覚えたりするような知能である．経験の影響を受
けることが少ない，生まれながら持っている能力に左右される知能で，加齢
とともに起こる脳の器質的障害の影響を受けやすい．流動性知能は 30 歳頃
にピークに達し 60 歳頃まで維持されるが，その後急激に低下している．流
動性知能は脳の器質的障害に影響されるため，加齢とともに低下していくの
は正常な老化過程ともいえる．総合的に見ると，高齢期における知能の低下
はそれほど大きくはないといえる．

b. 記憶

老化に伴う記憶力の低下は一様ではなく，また個人差も大きい．現在では，陳述記憶（コラム21参照）が認知機能の主な評価となっている．一般には，認知症という言葉で一括りにされるが，"老化に伴う記憶低下"と"疾病による記憶障害"は明確に区別される．健常高齢者で認められる生理的な記憶低下は"物忘れ"とよばれ，個人的経験の一部に限定される忘却である．この部分的な陳述記憶の忘却は本人が自覚していることが多く，正常な老化の範囲内の現象である．一方，アルツハイマー型認知症などの疾病で認められる記憶障害では生活体験全体に忘却が及ぶだけでなく，本人が忘却を自覚していないことが多い．

c. 生活

趣味や刺激のない単調な生活は認知症などを引き起こす原因となるといわれている．毎日の散歩，日記，各自に専用の仕事，外出・旅行，ゲーム，音楽，絵画，園芸など，嫌がらずにリハビリテーションと思って，積極的に参加することが効果があるといわれている．また，男女交際の機会も積極的に増やすことがよいとされている．

> ### コラム21　記憶の分類
>
> 記憶とは新しい経験が保存され，その経験が意識や行為の中に再生されることである．
>
> 研究領域によって様々な分類がなされるが，記憶の保持時間による分類と保持内容による分類がある．われわれが外界から受け取る感覚情報（刺激）は感覚記憶として記憶の情報処理システムに入力されるが，その大部分は忘却される．短期記憶もまた大部分が忘却されるが，記憶内容を繰り返す作業（リハーサル）を行うことによって長期記憶へと変換される．新しい長期記憶形成の基礎となる短期記憶は老化に伴い低下するが，すでに保持されている長期記憶は老化による影響をほとんど受けない．
>
> 記憶は異なる脳部位が関与し，保持される内容の違いから陳述記憶と非陳述記憶に分けられる．陳述記憶は個人的な経験（エピソー

ド）や事実（意味）に関する記憶であり，言語やイメージを用いて他人に説明できる．非陳述記憶は運動や技能など言語やイメージを介して他人に説明できない記憶である．非陳述記憶はさらに手続記憶，プライミング，古典的条件づけ，非連合学習に分類されそれぞれの記憶に対応する脳部位が明らかにされている．

4 心理・社会的機能の発達

a. 心理的機能の発達

1) 人格

　人はこの世に誕生したそのときから成長を始める．人格も遺伝的な素質が土台にあって，日常生活で様々な経験をしたり学んだりしていく中で3歳から5歳頃には"その人となり"が形成されるといわれている．その後，青年になるにつれて自ら模索しながら自分というものを確立していき，大人としての人格がつくられていく．そして，いったん形成された人格は中年期で変わらず，身体面や精神面で老化が始まる高齢期になって，いわゆる高齢者特有の人格特徴が現れるといわれてきた．一般には，高齢者のイメージは，頑固で，自分中心な考えや行動をとり，内向的になり，用心深くなり，体のことをあれこれ気にし，うつうつとなりやすいといった否定的なものが多かった．しかし近年では人格は中年期から高齢期においても変わらないことや，頑固になるなどの高齢者特有の人格特徴などはないことが見出されている．外向的な人は高齢になっても外向的であり，高齢期における創造性の低下は少ない．若い頃から創造性に富み，好奇心が旺盛な人は高齢期になっても創造的であると報告されている．

2) 高齢者の感情と欲求

a) 感情

感情と加齢を考えるうえで，以下の点に注意することが重要である．

①感情の発達の点から：一般に，感情は対人的・社会的・文化的な影響を受けて発達し，4〜5歳では大人の持つほとんどの感情が備わるといわれている．児童期，青年期には，様々な感情体験を経験し，感情の適切な表出の仕方を学んでいく．また，他者との交流によって感情体験はよ

り豊かなものになるといわれる．一方で，豊かな感情経験が少ない，あるいは適切な感情の表出の仕方が学べない場合などは，自他の感情に対して鈍感になり，自己の感情をコントロールすることができにくくなる．感情体験の豊かさは個々が出会うライフイベントにも左右されるため，高齢者の感情の表出は，個人差が大きい．

②脳機能との関係：自律神経と加齢については前述したが，近年では，自律神経系を支配している脳の一部に感情生起の原因が求められるようになってきた．感情の加齢変化を理解するためには，生理的な加齢変化，特に脳や自律神経系の加齢変化を理解することが重要であろう．また，脳に認知症や脳卒中などの器質的な変化がある場合は意欲の低下，無関心，感情の鈍麻，感情失禁が出現することもある（コラム 22）．

> ### コラム22　脳と感情の老化
>
> 年をとると，感情が平板化し，物事に感動しにくくなる傾向があるが，逆にささいなことで涙ぐんだり，怒ったりすることもある．これは加齢による脳の老化と関連があるとされる．
>
> 加齢とともに脳が萎縮することはよく知られているが，特に海馬と前頭葉皮質が萎縮が認められると言われている．海馬は短期記憶をつかさどり，喜びや恐怖などの感情と影響が深い扁桃体の近くに位置している．
>
> 前頭葉は感情のコントロールを担っているため，この萎縮に伴う機能低下は，感情のコントロールを低下させる可能性がある．感情の平板化は活動性の低下を及ぼし，さらに脳の老化を進めるおそれがある．したがって，日々の生活で前頭葉を含む脳を活性化させ，感情と結びついている記憶を想起してもらうとよい．思い出話，音楽や映画，四季折々の行事などがある．そのほか，脳活性訓練には，学習療法が効果があるとされる．また有酸素運動は脳の萎縮を抑制すると報告されている．日常生活では，読書，日記を書く，声を出して文章を読む，比較的簡単な計算が効果がある．さらに，楽器の演奏など新しいところにチャレンジする，手を使う趣味活動も前頭葉などを刺激し脳機能を向上させる．

しかし，感情は言語や文化が異なれば違うこと，年齢や性差によっても異なり，これまでの個人の経験に左右される．したがって，活動の選択は，個人の生活史や趣味などパーソナリティなどの背景を考慮することによってより効果的なものにできる．

文献
- 日本老年精神医学会．老年精神医学講座; 総論．東京: ワールドプランニング; 2004. p.34.
- 川島隆太．脳科学の視点から新たな認知リハビリテーションの提案．精神神経学会誌．2005; 107: 1305-9.
- 諏訪部和也，兵頭和樹，征矢英昭．In: 日本抗加齢医学会専門医・指導士認定委員会，編．認知機能のアンチエイジング: 運動．東京: メジカルビュー社; 2015. p.134.
- 森岡　周．リハビリテーションのための神経生物学．東京: 共同医書出版; 2013. p.214.

③環境に対する適応・不適応の問題: 感情は，一般に生活の適応・不適応と深く結びついているため，どのような背景・状況であるかが重要である．定年退職，近親者の死などにより，抑うつ的，心気的になる背景は加齢による変化にうまく適応できないことがあると思われる．一方でうまく適応していると，円熟傾向が増し，満足感や達成感が感じられるようになるといわれる．高齢者の適応にはそれまでの生き方が関係しており，積み重ねの結果といってよい．

b）欲求

①意欲: 心身の健康状態がよく，経済的にも安定している老人は，社会的交流，趣味や学習に対する意欲も旺盛で，活動性の低下もほとんど見られない．一般にいわれる高齢期の活動性の低下は，健康状態の悪化や，環境・経済的な制限などによるためであることが考えられる．施設でしばしば問題になる意欲の低下は，様々な疾患による健康状態に加えて，選択の自由が制限された環境，過剰な介護などによるものと考えられる．

②愛着（アタッチメント）: 愛着欲求は，特定の人と常に一緒にいたい，その人物と一緒にいることによって安心感を得たい，という欲求である．愛着欲求は，人間の基本的な欲求の1つということができ，愛着行動は社会性の発達に深く関連しているといわれる．したがって，高齢期

においてもこの愛着欲求は重要な要素と考えられる. 最近親子の子育て支援に応用されてきた「タッチケア」など, 高齢者を対象に広がりを見せている.

b. 社会的機能の発達

現役を退いた高齢者は, 社会的役割が減り, 社会的な関わりが少なくなる. そのためには,

① 日常生活の中であらゆる機会を通じて外出すること

② ボランティアやサークルなどの地域活動を積極的に実施すること

③ 体操, ウォーキング, 軽スポーツなどの運動を定期的に実施し積極的な健康づくりをすること

が重要である.

(2) 後期

前節で記載したとおり, 75歳から85歳までを後期高齢者, 85歳以上を超高齢者と呼ぶ.

超高齢者でも100歳以上は, 百寿者 (センテナリアン), 110歳以上を超百寿者 (スーパーセンテナリアン) と呼ばれるが, 心身ともに健康で社会的に活躍している人が多い (コラム23).

1 身体・生理的・運動機能の発達

一般に前期高齢者に比較して, 後期高齢者の身体的な機能の減衰はより大きい. しかし, 東京都老人総合研究所の高齢者のコホート研究 (2006年) によると1992年のコホート研究に比較して3歳から11歳の若返りが見られたと報告されている. 現代の高齢者世代は身体の基本的機能が著しく向上・改善している. 現在の75歳は, 10年前の最大65歳に相当する程度の身体機能をもっている集団であると言い換えることができる. 今後, 「経験知」(コラム24) を十分に活用した充実した活力のある高齢社会が形成されると予想される.

百寿者（centenarian: センテナリアン）

　100 歳以上の人のことである．110 歳まで到達する人をスーパーセンテナリアン（Supercentenarian）と呼ぶ．百寿者はこの 10 年で 5 倍に急増している．今から 60 年前の 1950 年には全国で 100 人程度だったが，80 年代に右肩上がりとなり，2009 年には 4 万人超え，現在は 5 万 4000 人を超えた．慶応大学などが 2000 年に 100 歳の高齢者を対象に実施している「百寿者調査」によると，100 歳の高齢者の男女比は 1：7 で女性が多く，男性に認知症が少なく，自立している人が多かった．幸福感を調べたところ，100 歳では男女ともに 80 歳頃の高齢者に比べて得点が高く，幸せで安定している傾向が強い．介護者との関係も 80 歳頃に比べて安定していた．百寿者の急増は日本や欧米だけでなく，発展途上国にも共通した現象という．栄養状態や社会環境の改善により暮らしやすくなったこと，医療の進歩が関わっているという．百寿者の特徴としては，糖尿病や肥満が少なく，防御ホルモンといわれる「アディポネクチン」が多い，性格は誠実，好き嫌いなくよく食べるなどと報告されている．

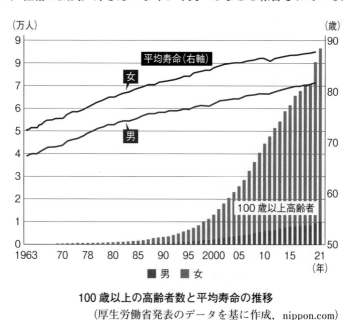

100 歳以上の高齢者数と平均寿命の推移
（厚生労働省発表のデータを基に作成，nippon.com）

コラム 24 経験知

　経験知とは暗黙知ともいう．経験したことで得た知識のことで，勘や感覚などとして体得された知識である．逆に文章や数値として表現し伝達できる形式の知識を形式知という．

　経験知は，結晶性知能（137 頁参照）の一つで，知識や知恵，判断力などとともに蓄積される．年齢とともに伸びていくが，それは単なる知識や経験の足し算ではなく，ある時点で飛躍的に伸びる．例えば，新人時代は，知識と経験を蓄積するが，ある程度それらが積み重なると，「A 情報と B 情報の関連を見つける」とか，「あの現象の意味は…」と今までの経験に価値を見出すことがある．一個一個の知識がネットワークを通じて連動する．その結果，理解力が増し，いいアイデアが生まれ，判断力に磨きがかかり，仕事の能力が向上する．このような知識の連動に伴って脳内で起こるのが，ドーパミンという神経伝達物質の増加である．ドーパミンは達成感や快感をもたらす物質なため，経験知のあるコメディカルほど仕事がおもしろくなる．

2 心理・社会的機能の発達

　現役を退いた後期高齢者は，前期高齢者に引き続き，急に社会的な関わりが少なくなる．いままでの「経験知」を活用するような地域活動への参加やボランティア活動を選択してもよいだろう（コラム 25）．

　厚生労働省は日常生活に制限がない期間を健康寿命と定義し，算出している．健康寿命は，10 年前の 2010 年から 2019 年までの 10 年間で，男性は 0.54 年，女性で 0.72 年の短縮と推定されている．

参考資料
• 厚生労働省．健康寿命の令和元年値について．令和 3 年 12 月 20 日 資料 3-1 第 16 回
　健康日本 21（第二次）推進専門委員会資料より．

コラム 25　高齢者像

　平成 26 年度「高齢者の日常生活に関する意識調査」における 3893 人の 60 歳以上を対象とした結果から，生きがい（喜びや楽しみ）の有無では，6 割以上の人が生きがいを感じていた．日常生活全般についての満足度は，約 7 割の人が満足していたが，年齢階級別では，「満足している」は 70 ～ 74 歳で 13.6％と最も高く，60 ～ 64 歳で 10.7％と最も低くなっていた．就業希望年齢については，「働けるうちはいつまでも」28.9％が最も高く，次いで，「65 歳くらいまで」，「70 歳くらいまで」がともに 16.6％，「仕事をしたいと思わない」10.6％などの順となっている．年齢階級別にみても，階級に関わらず「働けるうちはいつまでも」と回答した割合が最も高い．

　また，「支えられるべき高齢者」の年齢は，「80 歳以上」と考える人が 25.2％と最も多く，「年齢では判断できない」は 19.9％であった．年齢階級が高くなると「支えられるべきと思う年齢」も高くなる傾向みられるが．年齢階級が 70 歳を超えるとすべての階級で「80 歳以上」という回答の割合が最も高くなる．

　このように 20 年前の高齢者のイメージとは異なり，高齢社会では生涯にわたって職を得て，社会参加を望む心身ともに若々しい高齢者が多いということがわかる．

　一方，将来の日常生活への不安については，「自分や配偶者の健康や病気のこと」67.6％が最も高く，次いで「自分や配偶者が寝たきりや身体が不自由になり介護が必要な状態になること」59.9％となっており，健康への不安を持っている高齢者が多い．また，平成 24 年度「高齢者の健康に関する意識調査」によると，最期を迎えたい場所は，54.6％（男性 62.4％，女性 48.2％）が自宅を希望している．生活には満足し，自分を世話される人間とは感じておらず，いつまでも社会参加し，健康の不安も少し抱えながら，自分の人生をより前向きに捉えている高齢者像がある．

a. 個性化と統合

　高齢期後期は，前期に引き続き，喪失の時期でもある．長谷川（1975）によれば，①身体および精神の健康の喪失，②経済的自立の喪失，③家族や社会とのつながりの喪失，④生きる目的の喪失の4つがある．「幸福な老い」を実現するためには，こうした4つの喪失に適応していくことが重要となる．適応とは受動的な意味でなく，様々なライフイベントの意味を問い，喪失の事実を受け入れることである．つまり，自分自身と自分の固有の人生を受け入れ，自分の人生は自分自身の生き方の結果であるという事実を受容することである．かつ，他者に対しても自分とは違う生き方や価値観を尊重することである．それは，自分の個性化と統合といえるであろう．

　前述したとおり，身体機能面，知能，人格も老化によって低下するものと思われてきたが，最新の研究では生存している限り成長していく部分があることが明らかにされている．このような生涯発達の概念はあらゆる分野を席巻しつつある．昨今障害高齢者の増加が懸念されているが，65歳以上の市民のうち障害高齢者は5％であり，部分的サポートを必要としている虚弱老人は20％であり，そのほかは自立した高齢者か健康な高齢者であるという．これからの社会において大半を高齢者が占めるが，これからの社会を支えるという気概が必要であろう．高齢期後期の人生を豊かに過ごすためにも，高齢者の男女の問題や再婚，性の問題についても，避けることなく社会全体で正面から取り組む必要があるだろう．

b. 死について

　日本はいま，死亡する人が多くなり，人口が少なくなっていく「多死社会」迎えようとしている．2015年，年間の死者が130万人を突破した．2039年には，その数が167万人に達する見込とされる．ほかの世代に比べて突出して人口が多い団塊世代が人生の終わりの時期を迎えるためである．戦争や災害などの特殊な事情を除き，短期間でこれほど死亡者が増えるのは世界的にも珍しい現象と言われる．高度成長を支えた団塊世代がもたらす「多死社会」で，人生の最期をどう迎えるかは，重要な今後の課題となる（コラム26, 27）.

コラム26　老衰

　令和2年の死亡数を死因位別にみると，第1位は悪性新生物〈腫瘍〉，第2位は心疾患，第3位は老衰，第4位は脳血管疾患であった．老衰は，昭和22年をピークに低下傾向が続いたが，平成13年以降上昇しており，平成30年に脳血管疾患にかわり第3位となり，令和2年は全死亡者に占める割合は9.6となった．急激な高齢化に伴うものである．

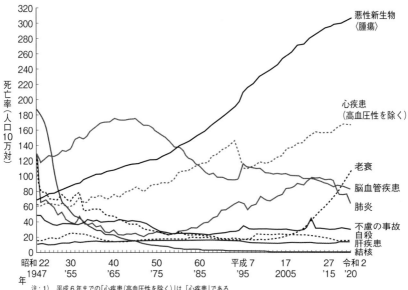

注：1)　平成6年までの「心疾患(高血圧性を除く)」は，「心疾患」である．
　　2)　平成6・7年の「心疾患(高血圧性を除く)」の低下は，死亡診断書(死体検案書)(平成7年1月施行)において「死亡の原因欄には，疾患の終末期の状態としての心不全，呼吸不全等は書かないでください」という注意書きの施行前からの周知の影響によるものと考えられる．
　　3)　平成7年の「脳血管疾患」の上昇の主な要因は，ICD-10(平成7年1月適用)による原死因選択ルールの明確化によるものと考えられる．
　　4)　平成29年の「肺炎」の低下の主な要因は，ICD-10(2013年版)(平成29年1月適用)による原死因選択ルールの明確化によるものと考えられる．

主要死因別にみた死亡率の年次推移（人口10万対，人）（老衰）
（令和2年（2020）人口動態統計（確定数）の概況）

コラム27　新しい最期の迎え方

　「どこで最期を迎えたいか」という希望は，半数以上の人が自宅で迎えたいと答えている．しかし実際は，病院など医療機関で亡くなる人が8割を占めている．1950年代には8割以上の人が自宅で亡くなっていたが，現在，自宅で亡くなる方は約10％強である．この理由は，「自分の死」が近づいたときにどこまで医療行為を受けるのかという，「終末期医療」の問題がある．医療技術が進歩した結果，様々な疾患が見つかりやすくなり，さらにその病状が進んでも，できる治療が以前より格段に増えた．したがって，医師は，患者を死なせたくないため回復の見込みがわずかでも，延命治療の選択肢を示す．「こうすればまだ生きられるかもしれない」と医師に示されたときに，家族が「やめてください」と言えるかどうかは心理的な負担が大きくとても難しい．結果的に病院で亡くなるケースが増えることになる．もし，高齢者自身が自宅で最期を迎えたいとの希望があれば，事前に家族に意思表示しておくことが大事である．

　自宅で亡くなるためには，高齢者自身の意思に加え「介護力」である．特に家族の支えが重要で，さらに訪問診療や訪問看護，訪問介護の環境の充実が必要である．この頃では，老人ホーム等や「ホームホスピス」と呼ばれる施設で最期を迎える動きがひろがっている．

c. 死とその受容，信仰

　若い人に比較して，高齢期になると死が身近に感じられるようになる．成人後期から近親者・友人の死と遭遇することも多く，自分に残された時間を意識するようになる．死に対する不安は「寝たきり」「認知症」への不安につながる．「寝たきり」「認知症」になることは，たんに機能の低下だけでなく，家族に迷惑をかけるのではないか，邪魔にされるのではないか，見苦しい姿をさらすのではないか，それによって自分の尊厳を保ちえなくなるのではないかという様々な恐れを含んでいる．河合千恵子ら（1996）は，わが国の高齢者が死をどのように認識しているか，また様々な要因が死への態度とどのような関連を持っているかについて，東京都在住の60歳以上の男女

315 人に調査を行った．それによると，諸外国と比べてわが国の高齢者は死の不安や恐怖が高いことが報告されている．死そのものより，死ぬ際の苦しみについての恐怖が大きいこと，死後の世界を肯定的に評価すること（積極的受容）よりも，現世からの回避により死を受け入れる傾向が強く認められた．死の不安や恐怖と関連する要因は，年齢，経済状態，配偶者の有無，子どもの数であった．一方，死の受容に関連する要因は，年齢，学歴，健康状態，経済状態，信仰のほかに，配偶者，孫などの家族やペットの有無，また死別体験等の死との関わり方であった．下仲順子ら（1999）は，東京都小金井市在住の 70 歳の老人 422 名について，85 歳までの 15 年間の人格の変化を縦断的に調べた．人格の測定には，老人向けに開発された文章完成法テストが用いられた．それによると，① 70 歳を過ぎても人格に変化する部分があること，②自我の強さの維持と生存率との間に関連があることを報告している．さらに，最近の研究では小野ら（2016）は，施設入所者 249 人を対象として，修正した ES 尺度（自我を測定する尺度）と統合性（EPSI 改訂版の 7 項目）との関係を調査した結果，自我の強さと統合の強さに明らかな関係があったという．

　キュブラー–ロス Kübler-Ross（1969）は臨死患者が死を受容する過程を5 つの段階に分けて述べている（表 20）．これらの段階は必ずしも記述された順序どおりに現れるものでなく，各段階は重なりあうこともあるし，ある段階から前進したり後退したりすることもあるという．この説に対して各段階に患者の状態をあてはめて見なす危険性があるとの批判もある．個人の死はパーソナリティ，環境，人間関係，夫婦関係，経済状態，信仰などを含めた中で理解されるものであるが，臨死状態の患者の心理状態を理解する 1 つ

表 20　キュブラー－ロスによる死に至る段階

段階 1	予期しなかった生命の危機に直面した際の防衛反応としての否認
段階 2	人生や未来が不当に奪い取られることに対してとまどいとしての怒り
段階 3	あきらめの中でなお死を延期しようとする条件つき延命願望としての取り引き
段階 4	生の喪失そのものに直面する感情としての抑うつ
段階 5	世界から自己を引き離し，死を迎え入れる最後の心境としての受容

の指標としての意味は大きいといえる．さらに，高齢期の死生観は，個人の心のあり方の問題や信仰などが関係すると思われるが，それを支えるのは社会に住む我々の責任でもあるといえる．死と向き合うことは生と向き合うことであり，今までの生き方の統合であるともいえる．どのような死を迎えるかはどのように生きたかに通じるものであろう．

<外里冨佐江>

3章

ライフステージにおける機能別発達過程と取り組んでいる課題

1 原始反射，姿勢反射・反応

原始反射，姿勢反射・反応は，新生児が胎外環境に適応するための生命維持，身体保護，さらには運動を獲得するための重要な役割を担っている[1]．

原始反射は脊髄，脳幹に反射中枢をもち，胎児期から出生時にみられる反射である．多くは生後4〜6カ月までに消失（統合）し，高次の神経機構（中脳，大脳皮質）により抑制される．原始反射の存在する時期には，その反射が関与する随意運動がみられず，またその随意運動が出現するとその原始反射は消失（統合）するという密接な関係がある[2]．なお，生後5〜6カ月を過ぎても原始反射が常に認められる場合は，上位運動ニューロンの異常が示唆される．

姿勢反射・反応を含む姿勢調節については次項に詳述しているため，ここでは各反射・反応を誘発させる刺激と応答，反射の出現時期と消失（統合）について解説する．

1 原始反射 primitive reflex

a. 脊髄レベル

脊髄に中枢がある反射であり，刺激に対する応答性は常に同じである．

1）交叉性伸展反射 crossed extension reflex

背臥位にて，一側下肢を伸展させその足底に圧を加えると，他側の下肢は屈曲し続いて検者の手を払いのけるように伸展・交叉する（図54）．在胎28週から出現し，生後1〜2カ月ごろに消失（統合）する．この反射が残存すると立位，歩行などが阻害される．

2）屈筋逃避反射 flexor withdrawal reflex

足底に有害刺激を加えると，逃避反応として下肢を屈曲して足を引っ込める（図55）．在胎28週から出現し，生後1〜2カ月ごろに消失（統合）する．この反射が残存すると立位，歩行などが阻害される．

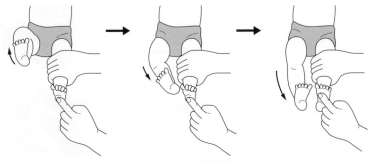

図 54　交叉性伸展反射

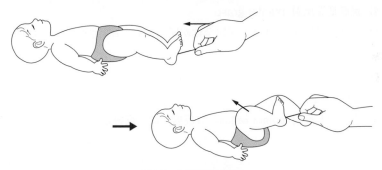

図 55　屈筋逃避反射

3）手掌把握反射　palmar grasp

　手掌の小指側から圧迫すると手掌全体が屈曲する（図 56）．出生時から出現し 4 〜 6 カ月ごろに消失（統合）する．この反射が残存すると随意的な把握リリースなどが阻害される．

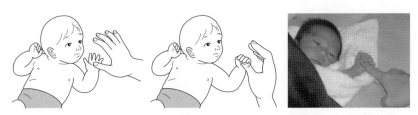

図 56　手掌把握反射 palmar grasp

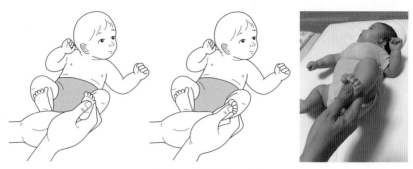

図 57　足底把握反射

4）足底把握反射 plantar grasp

足底部拇指球を圧迫すると足趾全体が屈曲する．在胎 28 週頃から出現し，立位が可能となる時期（9 〜 10 カ月頃）に消失（統合）する（図 57）．この反射が残存すると立位，歩行などが阻害される．また，足底の触覚過敏，足趾屈曲，尖足になることもある．

5）ガラント反射 galant reflex：背反射，側彎反射ともいう

腹臥位にて，検査者の指先，打鍵器を用いて脊柱外側（約 3cm）のところから腸骨稜に沿ってこすると誘発され，刺激された側へ体幹部が側屈する（図 58）．在胎 32 週から出現し，生後 2 カ月ごろに消失（統合）する．この反射が残存すると定頸，座位，立位などの獲得を阻害される．

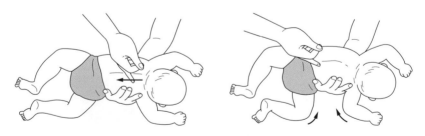

図 58　ガラント反射

6）原始歩行（自動歩行）automatic walking reflex

児を垂直位に支えた立位から身体を前方に傾けると，下肢が交互にステッピングする．在胎 37 週頃より出現し，2 カ月ごろに消失（統合）する（図 59）．

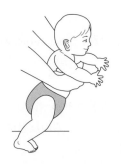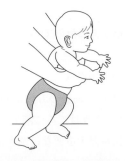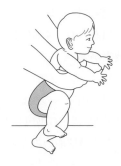

図 59　原始歩行（自動歩行）

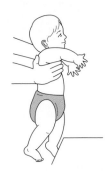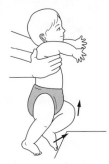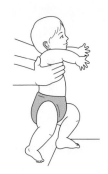

図 60　台のせ反射

7）台のせ反射 placing reflex

　児を支えて足背をテーブルの縁に触れるようにすると，下肢を屈曲させ台
の上に足底がのる（図60）．在胎35週から出現し，生後2カ月ごろに消失（統
合）する．

8）陽性支持反射
positive supporting reflex

　足底を床に接地させると，足を突っ張
り体を支持する（図61）．在胎35週か
ら出現し，生後1〜2カ月ごろに消失
（統合）する．この反射が残存すると，
歩行などが阻害される．

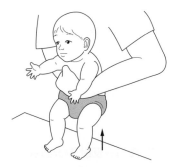

図 61　陽性支持反射

b. 脳幹レベル

橋を中心とする脳幹に中枢がある反射であり、緊張性反射 tonic reflex の要素が強い。

1) 口唇（探索）反射 rooting reflex

口唇周囲への触覚刺激により、刺激の方向に頭部を回旋させる（図62）。在胎28週から出現し生後2～3カ月ごろに消失（統合）する。この反射は、生命維持機能のみならず定頸を促す重要な役割もある。

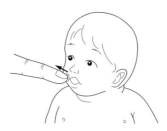

図62　口唇（探索）反射

2) 吸啜-嚥下反射 sucking-swallowing reflex

口腔内に乳首や指をくわえると強く吸い、リズミカルに飲みこむ吸啜運動が誘発される（図63）。在胎28週から出現し、生後4～6カ月ごろに消失（統合）する。この反射は生命維持の観点から口唇（探索）反射とともに重要な反射である。乳首を律動的に吸い込む運動を繰り返すことで徐々に定頸が獲得されていく。

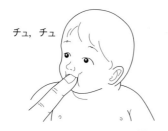
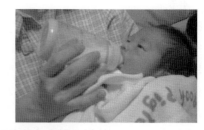

図63　吸啜-嚥下反射

3) モロー反射 Moro reflex

背臥位から頭部を持ちあげてから下ろす。この反射は迷路系の刺激により

誘発され，第1相は上肢の伸展・外転が出現する．その後，第2相として屈曲・内転することで何かにしがみつくような動きが見られる（図64）．在胎28週から出現し，生後5〜6カ月ごろで消失（統合）される．この反射が残存すると頭部の立ち直り反応，平衡反応などの獲得が阻害される．

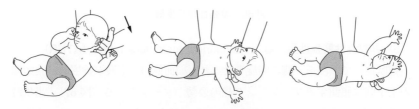

図64　モロー反射

4）引き起こし反射　traction reflex

背臥位からゆっくりと座位へ引き起こそうとすると，頭部と上下肢の屈曲が誘発され起き上がろうとする（図65）．在胎28週から出現し，生後2〜5カ月ごろで消失（統合）される．この反射が残存すると随意的な手の握りなどが阻害される．なお，文献によっては反射の中枢レベルが中脳レベルとして分類されていることもある．

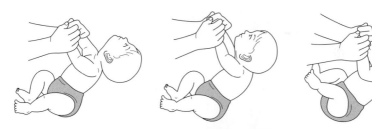

図65　引き起こし反射

5）緊張性迷路反射　tonic labyrinthine reflex（TLR）

背臥位では全身的な伸筋の筋緊張が亢進し優位となり，腹臥位では全身的な屈筋の筋緊張が亢進し優位となる反射である（図66）．出生時から出現し，生後5〜6カ月ごろに消失（統合）する．この反射が残存すると寝返りや座位の獲得などが阻害される．

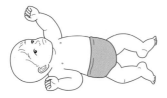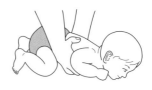

図 66 緊張性迷路反射

6) 非対称性緊張性頸反射 asymmetrical tonic neck reflex（ATNR）

　背臥位にて頭部を一側に回旋させると，顔面側の上下肢が伸展し，後頭側の上下肢は屈曲するフェンシング様の姿勢パターンをとる（図67）．出生時から出現し，生後4～6カ月ごろに消失（統合）する．この反射が残存すると左右対称性の獲得や平衡反応などが阻害される．

7) 対称性緊張性頸反射 symmetrical tonic neck reflex（STNR）

　四つ這い位もしくは腹臥位にて頭部を他動的に伸展させると，両上肢は伸展，両下肢は屈曲する．また，頭部を他動的に屈曲させると両上肢は屈曲，両下肢は伸展する（図68）．生後4～6カ月ごろから出現し，生後8～12カ月ごろに消失（統合）する．この反射が残存すると四つ這いや立位，歩行などが阻害される．

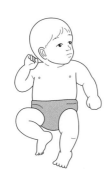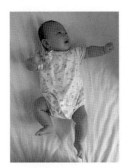

図 67 非対称性緊張性頸反射

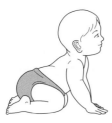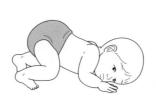

図 68 対称性緊張性頸反射

2 姿勢反射・反応 postural reflex, postural reaction

a. 中脳レベル

中脳に中枢がある反射・反応であり，立ち直り反応が主である．立ち直り反応とは，空間において姿勢が変化した際に，本来のあるべき姿勢に身体が立ち直る反応をいう．

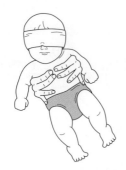

図 69　迷路性立ち直り反応

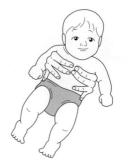

図 70　視性立ち直り反応

1）迷路性立ち直り反応 labyrinthine righting reaction

閉眼もしくは目隠しの状態で，空間で肢位を変化させると頭部・体幹部が重力に抗して垂直位に戻ろうとする反応である（図 69）．背臥位・腹臥位では出生時～ 2，3 カ月から出現し，また座位，立位では生後 6 ～ 7 カ月ごろから出現し，生涯持続する．この反応が出現しない場合は，座位保持が困難となる．

2）視性立ち直り反応 optical righting reaction

開眼の状態にて空間で肢位を変化させると，頭部・体幹部が重力に抗して垂直位に戻ろうとする反応である（図 70）．背臥位・腹臥位では出生時～ 2，3 カ月から出現し，また座位，立位では生後 5 ～ 6 カ月ごろから出現し，生涯持続する．

3）頭に働く体の立ち直り反応 body righting reaction acting on the head（BOH）

身体の一部が支持面に触れることによって誘発され，頭部が立ち直る反応である（図71）.

出生時〜2カ月（あるいは生後4〜6カ月）から出現し，5歳ごろに消失（統合）する.

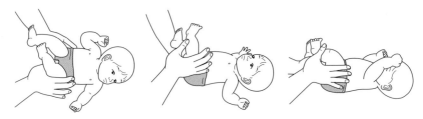

図71　頭に働く体の立ち直り反応

4）体に働く体の立ち直り反応 body righting reaction acting on the body（BOB）

背臥位にて骨盤もしくは体幹部を一側へ回旋させると，同方向に回旋する反応である（図72）. 生後4〜6カ月から出現し，5歳ごろに消失（統合）する.

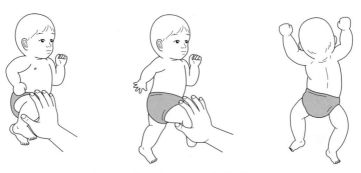

図72　体に働く体の立ち直り反応

5) 体に働く頸の立ち直り反応 neck righting reaction acting on the body (NOB)

背臥位にて頭部を一側へ回旋させると，頭部，体幹部，骨盤が同方向に回旋する反応である（図73）．生後 4 〜 6 カ月（あるいは出生後〜 2 カ月）から出現し，5 歳ごろに消失（統合）する．

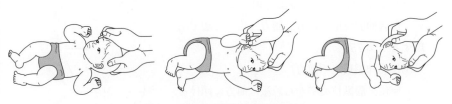

図73　体に働く頸の立ち直り反応

6) ランドウ反応 landau reflex

腹臥位にて腹部を支持して持ち上げ，頭部の挙上に伴い体幹部と下肢が伸展する（図74）．生後 3 〜 4 カ月から出現し，生後 12 〜 24 カ月ごろに消失（統合）する．この反応が出現すると，立位が可能となる．

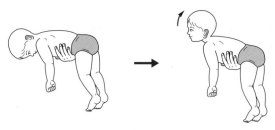

図74　ランドウ反応

3 　平衡反応 equilibrium reaction

a. 大脳皮質レベル

大脳皮質レベルの反応はバランスを主体とした平衡反応であり，これにより立位，歩行など高度な運動が可能となる．また，大脳皮質のほか，大脳基底核，中脳，小脳など総合的な作用によるものであり，生涯持続する．

1) 保護伸展反応（パラシュート反応）
protective extension reaction

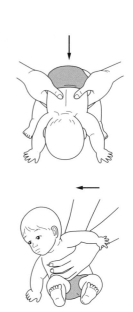

乳児における頭部，体幹の防御はモロー反射，手掌把握反射などによってなされてきたが，脳の成熟に伴い上肢の保護伸展反応，立ち直り反応がその防御的役割を担っていく．なお，保護伸展反応は前方，側方，後方の順で出現する（図75）．

①保護伸展反応（前方）

　座位，腹臥位姿勢から急激に前方に傾けると，上肢が前方に伸展し身体を支える．生後6カ月ごろ出現し生涯持続する．座位，腹臥位にて手掌支持ができるころに獲得される．

②保護伸展反応（側方）

　座位姿勢から側方に傾けると，傾いた方向に上肢が伸展し身体を支える．生後7〜8カ月ごろ出現し生涯持続する．この反応に加えて，頭部・体幹部の左右立ち直り反応も同時に出現する．

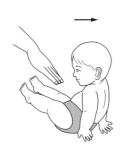

③保護伸展反応（後方）

　座位姿勢から後方に傾けると，上肢が後方に伸展し身体を支える．生後9〜10カ月ごろ出現し生涯持続する．この反応の出現により安定した座位保持が可能となり座位が完成する．

④保護伸展反応（下肢）

　空間で垂直位に保持し，床方向に向けて急激に下ろすと，股関節の外転・外旋，膝関節の伸展，足関節の背屈が起こり，身体を支える（図76）．生後4カ月ごろ出現し，生涯持続する．

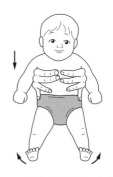

図75　保護伸展反応

図76　保護伸展反応（下肢）

2) 傾斜反応 tilt board reaction

　バランスボードに四肢を伸展した臥位や立位などで乗せ, バランスボードを傾斜させると基本的には上・下肢は外転・伸展, 頭部と体幹部は立ち直る反応が見られる (図77). 生後6カ月ごろ出現し生涯持続する.

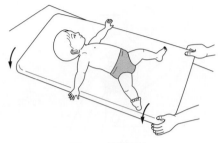

図77　傾斜反応

3) ステッピング反応 stepping reaction

　立位にて前方, 側方, 後方へ体を傾斜させると, どちらか一側の足で下肢を踏み出す反応である (図78). 生後10〜18カ月ごろ出現し, 生涯持続する.

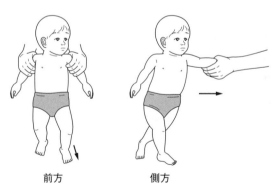

前方　　　　　　側方

図78　ステッピング反応

4) ホッピング反応 hopping reaction

立位にて，側方へすばやく押したり引いたりすると，支持した下肢が跳び直ろうとする反応である（図79）．非常に高度なバランス反応であり，およそ15〜18カ月ごろ出現し生涯持続する．

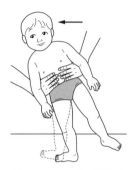

図79 ホッピング反応

● 文献

1) 上杉雅之，監修．イラストでわかる人間発達学．東京: 医歯薬出版; 2015. p.62-74.
2) 高松英夫，他監修．標準小児外科学．第7版．東京: 医学書院; 2017. p.15.

＜森　直樹＞

2 | 姿勢調整，移動運動

近年，超音波断層法の進歩により，胎児期より既に姿勢運動（羊水内での全身性屈曲・伸展，回転・回旋）と移動運動 kicking movement の準備が始まっていることが報告されている[1, 2]．そこで，本項では胎児期〜乳幼児期の運動発達特性をふまえて，姿勢と運動の制御（姿勢反射と姿勢調節），姿勢制御に寄与する運動発達理論，感覚機構等について解説する．移動については，主に移動運動の発達，そして歩行制御の仕組みと歩行の発達過程に焦点をあてて解説する．

1 | 胎児期の運動発達と乳幼児の自動運動の特性

a. 胎児の運動発達

De Vries（1984）や Prechtl（1986）らは新生児に見られる自発運動と同様の運動が，既に胎児期に見られることを報告している[1, 3]．胎児の運動は図 80 に示すように，受精後 8 週頃には全身運動が観察され，9 週頃には上下肢が動き始める．10 週頃には頭部と手の連動した運動，13 〜 14 週頃より吸啜，嚥下運動が始まり，15 週頃には胎児が手を口に触れる（hand-mouth-contact），16 週頃より眼球運動が出現する．この頃は，個々の運動は相互の関連性に乏しく，延髄中枢に由来する反射的な運動であるが，28 週頃より橋，さらには 32 週以降になり中脳以上の機能が発達してくると抑制機能が働くようになる．これ以降は脳神経と脊髄神経との協調が発達し，体全身としての調和のとれた運動となってくる．33 週以降になると，胎児の大きさと羊水腔の相対的な関係もあって，胎児の全身運動はそれほど活発ではなくなり，細かい手の動きや，顔・頭部・体幹・下肢などの協調運動が主となってくる[4]．このような自発運動は興味深いことに，その後 40 週の出生まであまり質的な変化がないと報告されている．

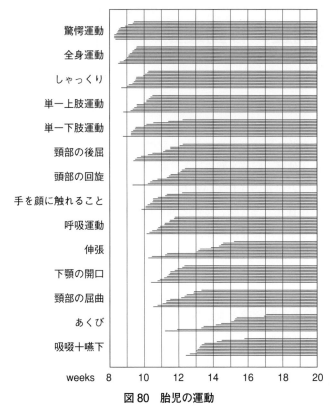

図 80　胎児の運動

（今川忠男. 発達障害児の新しい療育. 東京: 三輪書店; 2000. p.37）

b. U字現象

　小西（1995）らは，胎児期の運動から成人に至る発達過程の中で，運動の連続性と不連続性に着目した．すなわち，①胎児期に主に見られ，新生児から乳児期にかけて消失する運動（把握反射，モロー反射，非対称性緊張性頸反射など多くの原始反射），②胎児期より一生消失せずに持続する運動（呼吸様運動，眼球運動，吸啜・嚥下運動，しゃっくり，あくびなど），③胎児期に見られる運動（行動）が新生児期に一時的に消失し，再度，随意運動として出現するもの（視覚的なリーチング visual reaching，指しゃぶり，kicking movement など）があるとした[5]．このような胎児期から乳幼児に見られる自発運動の特徴を U字現象と説明している（図 81）．乳児は種々の

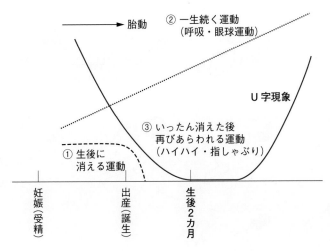

図81　生後2カ月に見られるU字現象
(小西行郎. 赤ちゃんと脳科学. 東京: 集英社; 2003. p.96-107)[6]

実験から生後2カ月前後にかけて大きく変化することがわかっており，小西は「生後2カ月革命」と呼び，乳児が身体の中でバラバラに仕上がっていた機能が，脳の指令を受けて，うまく連携し始める非常に重要な時期であるとしている．非常に興味深い知見として，生後2カ月から4カ月頃にかけて大脳皮質のニューロンのシナプス密度が急激に増加した後，減少するとの報告がある[6]．この時期は運動や知覚が質的に変化することから，このような行動発達と大脳皮質の回路形成との間に関連があることを示唆している．

c. ジェネラルムーブメント

　U字現象の中でも特に重要視されるのがジェネラルムーブメント general movement（GM）である．GMとは Prechtl（1966）によって提唱された新生児に見られる数秒～数分ほど続く特徴的な自発運動であり，仰臥位にすると繰り返し観察される「四肢のいずれかの部分から始まり，次第に体全体をスムーズに動かす運動であり，途中運動の大きさや速度が変化し動きが優雅で流暢とされている．また，指を複雑に動かし手や体のローテーションを伴う」と定義される（図82）．正常なGMは胎生7週頃から見られ，出生後，2カ月頃上肢の大きな楕円状を描きもがく writhing（ライジング）パターン

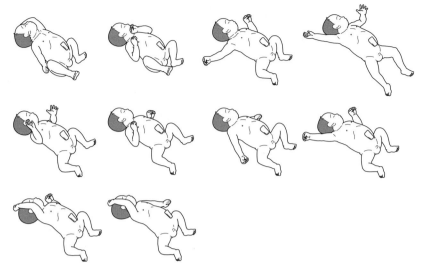

図 82　新生児のジェネラルムーブメント
（多賀厳太郎. 脳と身体の動的デザイン　運動・知覚の非線形力学と発達.
東京: 金子書房; 2001)[7]

から頭部，体幹，四肢に，あらゆる方向に円を描く fidgety（フィジェ
ティー）パターンへと変化する[7]．従来，脳性麻痺などの発達障害を新生児
期に予測するのは難しいとされてきた．正常な新生児は GM パターンが複
雑で流暢さを持っているのに対し，脳障害を有する場合，GM の複雑さを
失った単純な運動や fidgety への変化が起こらないと指摘されており興味深
い知見である．

2 姿勢と運動の制御

　姿勢制御は体外からの外乱刺激に対して姿勢を維持するための姿勢反射
と，上肢など身体の一部の随意運動を達成するために無意識的に調節される
姿勢調節機構により制御され分けられる（図83）.

a. 姿勢反射

　姿勢反射は，長潜時の伸張反射 stretch reflex，脊髄での伸張反射，支持
反応 supporting reaction などの局所性姿勢反応，交叉性伸展反射 crossed

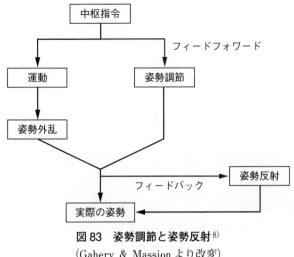

図83　姿勢調節と姿勢反射[8]
（Gahery & Massion より改変）

extension reflex，屈曲反射 flexion reflex などの体節性姿勢反応，緊張性頸
反射 tonic neck reflex，立ち直り反射 righting reflex などの全身性姿勢反
応に分類される．これらの反射や反応は，脊髄，延髄，中脳など各部位が関
与し，大脳基底核によって統合される．小脳虫部には，体幹の状態がフィー
ドバックされ，姿勢を調節しながら，体幹の内部モデルが形成されること
で，環境や運動に応じた調節が可能になるといわれている[8]．

b. 姿勢調整

　姿勢調整は反応性姿勢調整 reactive postural adjustments と予測性姿勢
調整 anticipatory postural adjustments に大別され，前者は姿勢を維持する
反応であり，後者はバランスを失わないように姿勢調整を図り，運動を円滑
に正確に行うための戦略である．予測性姿勢調整の例を挙げると，立位にお
いて上肢挙上の随意運動遂行をするときに，上肢の筋電図に先行して腓腹筋
の活動が生じる．この活動は，腕の運動に備えて予測的に姿勢が調節されて
いることを意味している．姿勢調節は腓腹筋のほか，ハムストリングス，傍
脊柱筋にも生じ，遠位筋から近位筋の順に活動することが知られている．随
意運動によって姿勢の乱れが生じることがあらかじめ予測できる状況では，
フィードバック機構による姿勢反射がはたらく以前にフィードフォワード的

に姿勢調節がなされる[9]．Hofsen & Woollacott（1989）[10, 11]らは，9カ月の乳児において，座位のリーチ運動に先立つ体幹筋群の活動を認めることを報告した．また，立位では自立立位，歩行を獲得した13〜14カ月の児にも予測的な姿勢筋活動が観察されている[12]．これらのことから，乳幼児期から予測性姿勢調節が存在し，フィードフォワード制御されていることが示唆されている．また，Nashner[13]は，随意運動に平行した姿勢調節をpostural setとよび，大脳連合野，大脳基底核，新小脳によって運動指令が準備されると同時に，最適な姿勢が選択されるといわれている．

c. 姿勢調整の段階的発達

　Hedberg，Hadders-Algra[14, 15]らは，乳幼児の座位，立位姿勢の発達過程を把握する目的で，外乱刺激における姿勢筋活動を筋電図学的に検討し，姿勢調整の発達段階について以下のことを報告している．姿勢調整の第一段階（生後1カ月頃）は，姿勢制御の基本的・生得的な機能により筋の方向特異的 direction-specific-adjustments な姿勢機構が見られる時期である．具体的には，中枢性パターン発生器の関与により，骨盤帯からの感覚情報（固有受容覚，触覚など）がトリガーとなって，例えば座位・立位での体幹の後方への動揺によって腹側の筋活動が増し，前方への動揺によって背側の筋活動が増す．生後3カ月近くより，筋活動は随意運動への活動にシフトする方向に働くため，姿勢筋活動は減少する．3〜6カ月頃まで，乳児は再び方向特異的な姿勢活動が活発化し，多様なレパートリーを伴った姿勢活動を示すようになる．乳児期の初期の姿勢筋の発達は近位から遠位に進み，また背部筋や下肢筋は腹部筋の活動に比べて筋活動性が高い．姿勢調整の第二段階（6カ月以降）になると，多様なレパートリーの中から en bloc 姿勢パターン（頭部をベストの位置に安定させるひとまとめのパターン）を選択して，姿勢の安定化を図るようになり自立座位が可能となる．姿勢調整の第三段階（9カ月以降）になると，乳児では巧妙な姿勢調整を身につけ始め，頭頂・前頭皮質の機能活動が発達することで，多感覚入力との相互作用によって姿勢調整が可能となる．姿勢調整の第四段階（9〜12カ月）から，乳児は独り立ちを始める，年齢が増し，経験を積むことで方向特異的な姿勢筋活動の姿勢パターンから選択することを学ぶようになる．この時期は，座位，立位で予測

性姿勢調整がなされ，フィードフォワードコントロールによって姿勢調整の統合がなされる1つの姿勢発達の転換期である．

d. 運動と姿勢の制御レベル

　丹治は，図84に示すように運動と姿勢の制御レベルを神経系のジェネレーターとして段階的に3つに分類した[16]．最初に，①パターンジェネレーターとは，脊髄や脳幹レベルの反射であり，ある感覚入力に対して定式化された運動を発現する．例えば，外乱により体が傾いたときに，それを補正する運動や熱いものに触れて，手を引っ込める運動などが典型例である．この段階には，姿勢を保持するための基本的な反射，筋トーヌスの調整が含まれる．次に，②アクションジェネレーターは，中脳と橋のレベルで，運動パターンが定型的であっても実際の運動出力は複合的であり，呼吸や咀嚼，歩

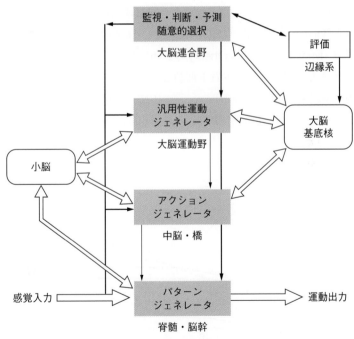

図84　運動と姿勢の制御レベル

（丹治　順. 脳と運動—アクションを実行させる脳. 東京: 共立出版; 1999. p.152-5）[16]

行などが該当する．これには随意運動における基本的な姿勢調節が含まれる．③汎用性パターンジェネレーターは，随意性が強い運動で，行動適応のための課題遂行時の姿勢調節が該当する．運動野レベルや運動前野，補足運動野などの高次運動野の働きが関与し，より随意的な運動を調節する．上記3つのジェネレーターが正確に働くためには，小脳と大脳基底核の機能と役割が重要であり，小脳は運動遂行時の出力時間，空間的な調整や，運動の習熟に関与し，大脳基底核は外界の状況に応じて，適切な運動選択や，動作習慣の形成に寄与するという[16]．

e. 姿勢制御と運動発達理論

　姿勢と運動は密接に関連しており，「座位→つかまり立ち→立位→歩行」などの段階的な運動発達の変化は，姿勢の時間的・空間的な連続的変化として捉えることができる．姿勢制御発達に関連する運動発達理論を大別すると，McGraw（1940）によって提唱された神経成熟理論 maturational-based theory と Thelen & Smith（1993）らによって提唱されたダイナミカルシステム理論 dynamical systems theory の2つの概念が存在する[17, 18]．前者は，運動発達は大脳皮質による皮質下抑制とともに髄鞘化されることで生起され，中枢神経系 central nervous system（CNS）の構造的発達変化と反射行動の発達を関連づけた反射階層理論 reflex-hierarchical theory である（図85）．生後2カ月頃には橋レベルまで発達が進み，頸定がなされ抗重力姿勢

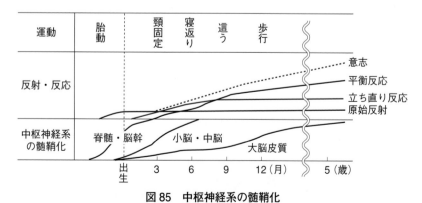

図85　中枢神経系の髄鞘化

（川口幸義．乳児の locomotion. 脳性麻痺研究 III. 東京: 協同医書出版; 1980）

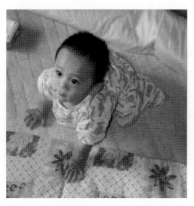

図86　ハイハイ

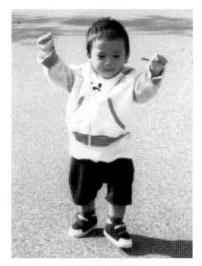

図87　歩行

が見られる．4〜6カ月頃には小脳・中脳レベルの髄鞘化により立ち直り反応が出現し，「寝返り」「ハイハイ」が可能となる（図86）．さらに，大脳皮質への髄鞘化が進行することで平衡反応が出現し，1歳頃には起立・歩行が可能となる（図87）．また，表21に示す神経発達よりみた反射と運動発達は姿勢反射を理解する上で重要である．

　図88のMilani発達チャートは乳児の神経系の発達と反射・反応の消長を模式的に示したものであり，原始反射のように，ある時期を経ると消失する一群と，立ち直り反応のように一定時期に達しないと出現しない一群との2つのグループに分けられる．以上のように，CNSの成熟・発達に伴い，下位の反射が上位の反射・反応によって制御され，高位の運動機能（姿勢や運動）が獲得される．それに対して，システム理論，生態学的理論，ダイナミックシステムズ理論といった運動制御の最近の理論では，姿勢制御は統合的に姿勢制御系とよばれる筋骨格系と神経系の複雑な相互作用によって引き起こされると考えられている[9]．例えば，後者のダイナミカルシステム理論では，筋骨格系，神経系，感覚系，覚醒，行動意欲，環境と課題などの協応システムの相互作用による「自己組織化 self-organization」によって運動が生起するとされる理論である（図89）．

表21　神経発達から見た反射と運動機能

中枢神経系の成熟レベル	該当レベルで見られる反射および反応	運動発達	月齢
脊髄	手の把握反射 陽性支持反応 逃避反射 交差伸展反射 自動歩行 踏み直り反射	腹臥位 仰臥位	新生児
脊髄-橋	対称性緊張性頸反射 非対称性緊張性頸反射 緊張性迷路反射 モロー反射		2カ月
中脳 (立ちなおり反射)	頸立ち直り反射 体幹立ち直り反射 迷路性立ち直り反射 視性立ち直り反射 Landau 反射[*1] パラシュート反射[*1*2]	四つ這い 座位	6カ月 9〜10カ月
大脳皮質 (平衡反応)	腹臥位および仰臥位における 　傾斜反応 跳躍反応　hopping reaction シーソー反射　see-saw reflex	つかまり立ち つたい歩き 歩行 走る	12カ月 14カ月 2歳

[*1]　一括して自動反応　automatic reaction にまとめている人もいる.
[*2]　皮質の反応としている人もいる.
(前川喜平. 乳幼児健診の神経学的チェック法. 7版. 東京: 南江堂; 2007. p.85)

f. 姿勢制御に寄与する感覚機構の発達

　CNS が空間の身体位置を知るために, その前に身体全体の感覚器官からの情報を組織化しなければならない. 姿勢制御に寄与する感覚機構には視覚, 体性感覚 (固有受容感覚, 皮膚感覚, 圧覚, 振動覚), 前庭覚からの末梢入力が, 重力および環境との関係で身体位置と運動を検知するために働いている. 具体的に, 例えば視覚は視覚によりフィードバックの姿勢制御を用い, 体性感覚系は四肢・体幹の感覚情報や支持面の特性からの情報を供給

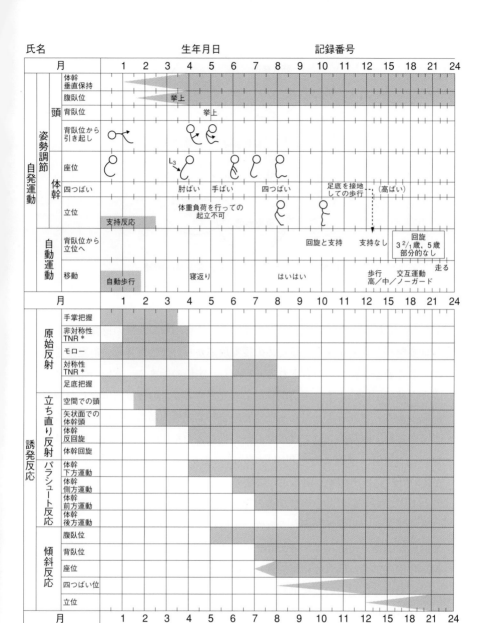

図88　Milani 発達チャート　(Milani et al, 1967)

*TNR: 緊張性頸反射

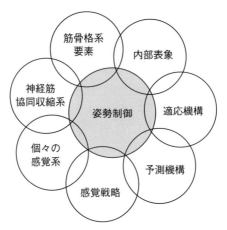

図89　ダイナミカルシステム理論の概略
（田中　繁, 他監訳. モーターコントロール. 2版. 東京: 医歯薬出版; 2004）[19]

し, 前庭系は重力に抗した姿勢調整を担う. 姿勢調整のための感覚系システ
ムは姿勢バランスを保持するための視覚反応から, 体性感覚系, 前庭系を基
本とした姿勢調整へと統合される. しかし, 座位の始まり, 立位の始まりの
ような移行期には, その姿勢調整がより安定するまでの視覚に依存した調整
反応である. 歩けるようになった幼児の姿勢調節も, 通常は視覚に強く依存
しているが, 開眼の立位では潜時の長い視覚入力を使い, 閉眼時には潜時の
短い固有受容, 前庭入力を利用している. また, 4～6歳児では15カ月～
3歳の乳幼児に比べて, 明らかに姿勢の制御機構に一時的な退化の時期が見
られる. この年齢では, 姿勢制御の発達の移行期に相当し, 姿勢制御に必要
な各感覚入力（視覚性, 固有受容性, 前庭性）の統合・修正を身につけ始め
る時期である. そして7～10歳までには, 反射の潜時は短縮し, 課題（環
境）に適応できる成人の姿勢制御に近づくという[9].

　前庭機能は抗重力の姿勢調整（基底支持面下に質量中心を調整する）を担
い, 体性感覚は四肢・体幹の肢位と姿勢調整ための一次的トリガーとなる.
4～5カ月児の乳児でも傾斜反応に適した姿勢反応が見られ, また, 7～9
カ月児の立位姿勢でも同様の傾斜方向に適した姿勢反応が見られる. 体幹の
筋活動パターンは頭部がどのように志向されるかに関係なく変化せず, 前庭
系が頭部コントロールのシグナルとなり, 体性感覚系が身体動揺性のシグナ

ルとなることが示唆されている．すなわち，神経システムは最初に頭部コントロールするための前庭感覚入力と頸部活動の関連性をマップし，そして自立座位の初期においてこれらが体性感覚入力による体幹筋を含む関連へと拡張するとされる．姿勢制御には，多重感覚入力を姿勢定位のための感覚戦略へと組織化する要素が含まれる．この過程には，感覚に関する基準枠の階層的な順位が含まれるように考えられ，最も適切な感覚が環境と運動課題に関して選択される．感覚戦略とは，すなわち感覚に与えられる相対的な重みを意味し，年齢，課題，環境に依存して変化する[19]．

3 移動運動

a. 移動運動 locomotion の発達

ヒトは誕生後，ハイハイ，座位，立位そして歩行へと段階的な運動発達を遂げる．生後1年ほどで二足歩行による移動が可能となるが，移動運動の準備は胎児期からすでに始まっている．受精後12週になると原始歩行様に下肢の屈伸運動が交互に認められ，骨盤上部の協調的な運動も観察されている．Thelen[20] は新生児の kicking movements を研究し，stepping やハイハイ，歩行の前駆的な現象ではないかと推察している．また，Forssberg[21] は最初の locomotion は中枢パターン発生器 central pattern generator（CPG）によって引き起こされる kicking movements があり，それ以降の locomotion は脳幹より上位中枢と CPG との関係で，連携ができ始める頃には一時消失し，連携が完成した後に初めて随意的な独歩として出現するという．以下に，歩行制御における CPG の役割について述べる．

b. 歩行制御の仕組み

ヒトが歩行する際のリズム生成と協調性をコントロールするのが中枢パターン発生器 CPG である．CPG は S. Grillner（1981）によって提唱された概念であり，歩行をはじめとする移動や呼吸運動のようなリズミカルな運動を自動的に発生させる神経回路網をさす．歩行制御の概念図を図90に示す．中脳の歩行誘発野（橋脚核）からの持続的な入力により，脊髄の CPG が歩行リズムを生成する．歩行誘発野には基底核群，感覚運動皮質，辺縁系からの入力があり，橋延髄網様体と脊髄介在ニューロンに出力を送る．ま

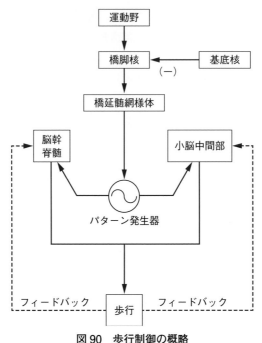

図 90 歩行制御の概略

(道免和久. In: 千野直一, 編. 現代リハビリテーション医学.
東京: 金原出版; 1999) [8)]

た, 脊髄の CPG では, 屈筋と伸筋の屈曲伸展の交互運動を生みだし, 小脳中間部は, 歩行誘発野からの情報と四肢からのフィードバック情報の両方をうけとり, 歩行に関する内部モデルを形成していると考えられている. なお, 体性感覚系, 視覚系, そして前庭系の3つの全ての感覚系は歩行のフィードバック制御に寄与している [22)].

c. 歩行の発達について

歩行が移動手段として確立するためには, ①抗重力機構, ②足踏み運動, ③平衡反応, ④推進力が必要とされる. 歩行の発達を図91に示す. 体を支える筋力, バランスの両要素がある閾値を超えると, 独立歩行が可能となる. 1歳頃が不安定な独立歩行開始期で, 1歳3ヵ月頃より少し安定した幼児型歩行へ移行し始め, 3歳頃から安定した成人型歩行へ移行し, 7歳頃で

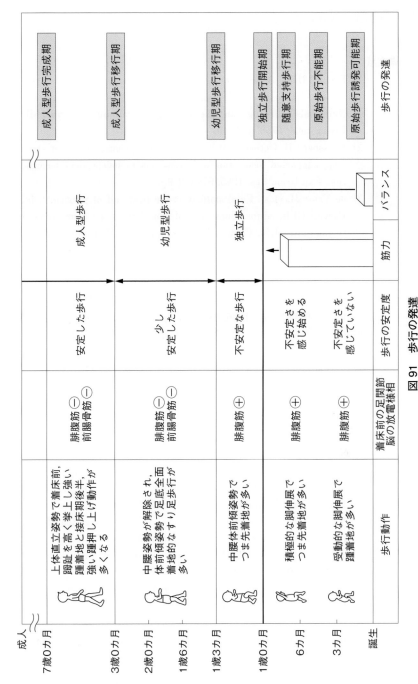

図 91　歩行の発達

（岡本　勉．In: 運動制御と運動学習．東京: 協同医書出版; 2002. p.224-5)[23]

歩行動作	着床前の足関節 脳の放電様相	歩行の安定度		筋力	バランス	歩行の発達
上体直立姿勢で着床前， 拇趾を高く挙上し強い 踵着床と接床後半， 強い踵押し上げ動作が 多くなる	腓腹筋（－） 前脛骨筋（－）	安定した歩行	成人型歩行			成人型歩行完成期
中腰姿勢が解除され， 体前傾姿勢で足底全面 着地的なすり足歩行が 多い	腓腹筋（－） 前脛骨筋（－）	少し 安定した歩行				成人型歩行移行期
中腰体前傾姿勢で つま先着地が多い	腓腹筋（＋）	不安定な歩行	幼児型歩行			幼児型歩行移行期
積極的な脚伸展で つま先着地が多い	腓腹筋（＋）	不安定さを 感じ始める	独立歩行			独立歩行開始期
						随意支持歩行期
受動的な脚伸展で 踵着地が多い	腓腹筋（＋）	不安定さを 感じていない				原始歩行不能期
						原始歩行誘発可能期

成人型歩行が完成される [23].

●文献

1) Prechtl HER. Assessment of fetal neurological function and development. In: Levence MI, Bennett MJ, Punt J, editors. Fetal and Neonatal Neurology and Neurosurgery. Edinburgh: Churchill Livingstone; 1988. p.30-40.

2) Forssberg H. Ontogeny of human locomotor control I. Infant stepping, supported locomotion and transition to independent locomotion. Exp Brain Res. 1985; 57: 480-93.

3) de Vries JI, et al. Fetal motility in the first half of pregnanct. In: Prechtl HFR, editor. Continuity of neural functions from prenatal to postnatal life. Clinics in Developmental Medicine. Oxford: Blackwell; 1984. p.185-211.

4) 多田 裕. 第II章 胎児・乳児期の発達. In: 新・児童心理学講座. 東京: 金子書房; 1991. p.44-6.

5) 小西行朗. 赤ちゃんの行動―胎生期から乳児期までの連続性について. 周産期医学. 1996; 26: 81-5.

6) 小西行郎. 赤ちゃんと脳科学（集英社新書）. 東京: 集英社; 2003. p.96-107.

7) 多賀厳太郎. 脳と身体の動的デザイン 運動・知覚の非線形力学と発達. 東京: 金子書房; 2001.

8) 道免和久. 運動制御. In: 千野直一, 編. 現代リハビリテーション医学. 東京: 金原出版; 1999.

9) Woollacott M, Shumway-Cook A, 編. 矢部京之助, 監訳. 姿勢と歩行の発達―生涯にわたる変化の過程―. 東京: 大修館書店; 1993.

10) Woollacott MH, et al. Relation between muscle response onset and body segmental movements during postural perturbations in humans. Exp Brain Res. 1988; 72: 593-604.

11) Von Hofsten C. Developmental changes in the organization of pre-reaching movements. Dev Psychol. 1984; 20: 378-88.

12) 藤原勝夫. 立位姿勢制御機構の発達. In: 運動制御と運動学習. 東京: 協同医書出版; 2002.

13) Nashner LM. Adapting reflexes controlling human posture. Exp Brain Res. 1976; 26: 59-72.

14) Hedberg A, et al. Development of postural adjustments in sitting position during the first half year of life. Dev Med Child Neurol. 2005; 47: 312-20.

15) Hadders-Algra M. Development of postural control during the first 18 months of life. Newral Plast. 2005; 12: 99-108.

16) 丹治　順. 脳と運動—アクションを実行させる脳. ブレインサイエンス・シリーズ. 東京: 共立出版; 1999. p.152-5.

17) McGraw MB. Neuromuscular development of the human infant as exemplified in the achievement of erect locomotion. J Pediat. 1940; 17: 747-71.

18) Thelen E, Smith LB. A Dynamic Systems Approach to the Development of Cognition and Action. Cambridge: MIT Press 414, Bradford Books Series in Cognitive Psychology; 1993.

19) 田中　繁, 高橋　明, 監訳. モーターコントロール. 2版. 東京: 医歯薬出版; 2004.

20) Thelen E, Fisher DM. The organization of spontaneous leg movements in newborn infants. J Mot Behav. 1983; 15: 353-77.

21) Forssberg H, Hirschfeld H. Postural adjustments in sitting humans following external perturbations: muscle activity and kinematics. Exp Brain Res. 1994; 97: 515-27.

22) 矢部京之助. 運動発達理論. In: 運動制御と運動学習. 東京: 協同医書出版; 2002. p.127-36.

23) 岡本　勉. 歩行制御機構の発達. In: 運動制御と運動学習. 東京: 協同医書出版; 2002. p.224-5.

＜森　直樹＞

3 視覚・眼球運動

　ヒトは環境情報の約80％を視覚から得ているといわれるほど，視覚は重要な感覚である．それゆえ，コメディカルにとって視覚あるいは視覚を有効に働かせる眼球運動についての知識は極めて重要である．この項では，視覚と眼球運動が劇的に変化を見せる胎児期から乳児期にかけての初期発達に時期を限定して説明する．視覚発達については，要素的感覚とより高次の知覚に分類し，眼球運動発達については，機能的側面を中心に解説する．

1 視覚の発達

a. 視覚発達研究の方法

　2つの代表的な研究方法を挙げる．

1）選好注視法

　ファンツ Fantz（1963）は，生後数日の新生児に図式化した顔，新聞の切り抜き，同心円，赤い円，白い円，黄色い円の6種類のパターンを見せて，新生児がそれを見続ける時間(注視時間)を測定した．注視時間は，顔＞同心円＞新聞の切り抜き＞円の順序で長かった．このことから，新生児は単純な形より複雑な形のものを好んでみる傾向があることが示唆された（図92）．この研究は，現在から見ればやや大まかすぎるものであるが，この研究で用いられた手法，すなわち，対象者が何を好んで長い時間見続けるかを計測する方法は，選好注視法 preferential looking（PL法）と呼ばれ，視覚発達の研究を飛躍的に進歩させた．例えば，この方法を用いれば，まだ意思を伝えることができない乳児の視力を測定することができる．図93のように，明暗からなる縞模様の円を乳児の眼前の右あるいは左にランダムに呈示する．もう一方の側には灰色の円を呈示する．円全体の明るさに違いがあると，それに反応しているだけなのかもしれないので，縞のある円全体の平均の明るさと灰色の円の明るさを等しくする．選好注視が起こるには，2つの

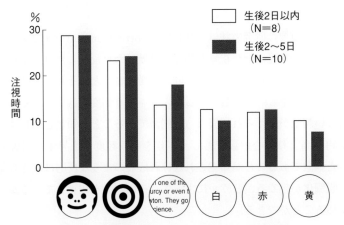

図92　6種類の刺激に対する新生児の注視時間

（Fantz RL. Pattern vision in newborn infants. Science 1963; 140: 296-97）
新生児は，単なる色よりは，顔の絵や同心円などの複雑な図の方を長く注
視する傾向を示した．

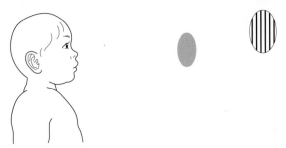

図93　選好注視法による視力測定の方法
乳児が単なる灰色の窓よりも縞模様の方をよく見る傾向
を利用して視力を測定することができる．次第に縞を細
くしていき，選好の傾向が認められなくなった辺りがほ
ぼ閾値となる．

刺激を区別できていなければならないはずである．したがって，乳児が明ら
かに長い時間，縞のある円の方を見るならば，その縞を見るのに充分な視力
があると判断することができる．徐々に縞の太さを細くしていき，どのくら
い細い縞まで見えるのか調べれば，視力を測定したことになる．

2）馴化法

もう1つの重要な研究方法は，馴化法 habituation method である．この方法は，まず，乳児に同じ視覚刺激を見せ続けたり反復したりして刺激に馴れさせるところから始まる（馴化）．同じ刺激が続くと，それに馴れてしまって覚醒水準が低下し，心拍数やおしゃぶりを吸う頻度が低下してくる．しかし，新しい刺激が与えられ，異なった刺激であることが知覚されれば，覚醒水準は再び高まり，心拍数やおしゃぶりを吸う頻度が上昇する（脱馴化）．異なった刺激であることが知覚されなければこのような反応は起こりえないので，脱馴化が起こるかどうかによって，その刺激を知覚しているかどうかを確かめることができる．

b. 胎児期における視覚の発達

近年，超音波画像技術によって子宮内における胎児の観察が可能になったことと，早産児の救命率が飛躍的に向上し超早産児を対象に研究が行われたことにより，胎児期の能力について知ることができるようになった．超音波画像によると，24週以降には，腹壁を通して強い光を当てると児の反応が見られるようになり，妊娠28週頃には，羊水の中で目を開けるようになる．また，ブラウン Brown とヤマモト Yamamoto（1986）は，早産児の視力をPL法を用いて調べ，妊娠32週で約0.01であったと報告している．

c. 出生後の視覚の発達

1）要素的感覚の発達

a）視力の発達

一般的に視力とは，最小分離閾のことをいい，2点を2点として識別できる最小の距離のことである．PL法で測定すると，乳幼児の視力は，新生児期には約0.017〜0.03であり，図94のように月齢が増すとともに上昇し，4〜6歳でほぼ成人の視力に達する．乳幼児の視力が低い理由としては，角膜の曲率，水晶体の屈折力，眼の軸長のアンバランス，網膜中心窩の未熟さが挙げられる．

b）コントラスト感度の発達

視力測定に用いる刺激の，背景と視標の明るさは大きく異なっている（白

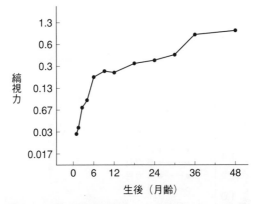

図94 選好注視法で測定した出生時から48カ月時までの縞視力

(Maurer, Lewis. Visual acuity: the role of visual input in inducing postnatal change. Clinical Neuroscience Reserch 2001; 1: 239-47 より改変)

と黒）．このような条件でなら視標が見えたとしても，背景と視標が近い明るさの灰色であれば，視標が見えないということがありうる．どのくらいの明るさの違いまで見分けることができるかを表したものがコントラスト感度である．コントラスト感度は，一定の距離の間に何回明暗の変化があるか，すなわち「空間周波数」によって異なる．明暗を正弦波状に変化させて縞状の刺激を作り，各空間周波数に対する感度を求めてグラフにすることができる．視覚系にはいくつかの空間周波数毎に独立したチャンネルが存在すると考えられている．成長の各時期にこのような測定を行うと，それぞれのチャンネルがどのように発達していくのかを知ることができる．乳児から成人までのコントラスト感度を測定し，成長に伴い感度曲線のピークが上昇し続けること，高い空間周波数（一定の広さの中に含まれる明暗の繰り返しが多い）へとピークがシフトしていくことなどが報告されている（図95）．

c）色覚の発達

生後4週までの乳児は色弁別がほとんどできない．ブラウン（1990）はPL法による色弁別実験を行い，色覚が生後4〜12週の間で急速に発達することを示した．色の情報は，網膜で，それぞれ光の特定の波長に感度のよ

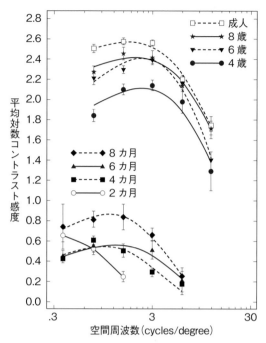

図95　コントラスト感度の発達

(Gwiazda J, et al. Development of spatial contrast
sensitivity from infancy to adulthood: psychophysical
data. Optom Vis Sci 1997; 74: 785-9)

いS（青）錐体，M（緑）錐体，L（赤）錐体の3種の細胞によって受容さ
れる．生後4週には，3種の錐体細胞がすでに機能しているとされるが，生
後8週になっても，一方が白い色ならば，普通の赤やオレンジ，緑，青，紫
とは弁別ができるが，ある種の緑や黄色，紫とは弁別ができないという報告
もある．マウラ Maurer ら（1989）によると，生後8～12週にはほぼ成人
と同じ色覚に到達する．

d）運動視の発達

　ものの動きの知覚を運動視と呼ぶ．運動視は背景と動いている部分の境界
が明るさの違いで決まる場合（1次運動）と，明るさの違い以外の性質で決
まる場合（2次運動）に分けることができる．ブラディック Braddick ら
（1993，1996）は，16～20週と8～10週の乳児に対して PL 法を用いて

運動視を調べ，どちらのグループも1次運動と2次運動の両方を選好注視することを示した．選好注視は，高年齢のグループでより強く，またどちらのグループでも1次運動の方により強く認められた．

e) 両眼視差の発達

2つの眼のそれぞれの網膜には，わずかに異なった方向から見た同じ対象の像が投影される．人間の脳には，この両眼の像のわずかなずれ（両眼視差）を基に対象を立体として知覚する仕組みがある．ヘルド Held ら（1980）は偏光フィルターを用いてそれぞれの眼にわずかにずれた縦縞の像を呈示し，PL 法で反応を判定した．結果，生後16週で立体視が出現し，21週には立体視能力は成人のレベルに達していた．バーチ Birch ら（1982）も同様の方法で，両眼視差による立体視が生後2～6カ月で出現し，その後急速に発達することを示した．

2) より高次の知覚の発達

a) 奥行き知覚の発達

奥行きを知覚するには様々な手がかりがある．それらは，片目でも利用できる手がかり（単眼性要因）と両目の情報を必要とする手がかり（両眼性要因）とに分けることができる．先に説明した両眼視差による立体視は両眼性要因である．単眼性要因には，重なり（覆っているものが手前），大きさ（大きいものが手前），きめの勾配（きめが細かいほど遠く），大気遠近法（遠いものほどぼやけて見える），運動視差（自分の頭が動くと，近い物ほど大きく動いて見える）などがある．これらの手がかりを用いた奥行き知覚の発達について，2つの研究を挙げる．

ギブソン Gibson ら（1960）による「視覚的断崖」の実験は有名である．彼らは，図96のようなガラス板を通して見える面が途中から深い断崖になるような装置を使用して，浅い側にいる乳児を母親に断崖の方から呼び寄せさせた．6～14カ月の乳幼児のほとんどが，浅い側の上を這っているうちは母親に向かって移動できたにも関わらず，断崖の所にさしかかると，深く見える方へ向かって移動し母親に近づいて行った者はごくわずかであった．乳幼児が先に挙げた手がかりのどれを用いたかは明らかでないが，この結果から，この月齢の児が奥行きの違いを知覚していることが明らかになった．

ヨナス Yonas ら（1985）は，単眼性要因の発達を調べるために，エイム

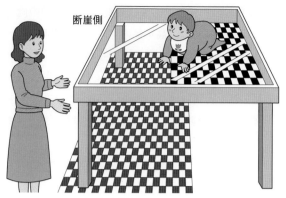

図96　視覚的断崖の実験で用いた装置

ズの窓（一辺が反対の辺より大きくなるように変形した窓）を用いて実験を行った（図97）．乳児に片眼だけでこの窓を見せても，生後6カ月では，近くに見えるだろう側（窓の広がった側）に手を伸ばす傾向があった．5カ月以下ではこの傾向は認められなかった．つまり，6カ月児が単眼性要因（ここでは，大きさや線遠近法の手がかり）を利用できることが示唆された．

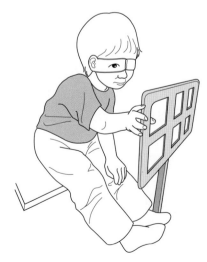

図97　エイムズの窓による実験風景
乳児の前に図のようなもともと台形の窓
（エイムズの窓）を，窓枠の両端が乳児
から等距離になるように配置する．片目
にパッチをつけると，生後6カ月の乳児
は，大きい方の窓枠に手を伸ばそうとす
る．

b) 枠組み効果と顔の認知

①枠組み効果

ミレフスキ Milewski とアラン Allan (1976) は，大きな幾何図形の内側に小さな幾何図形を描いた図形を用いて，乳児の反応を馴化法で調べた．生後1カ月では，外側の図形を変えたときにだけ反応が認められた．つまり，外側の枠組みは知覚しているが，内側の図形は無視していたことになる．内側か外側かによる，このような違いを「枠組み効果」と呼ぶ．この効果は，生後4カ月頃には見られなくなる．この効果は注意と関係していると考えられ，同様の刺激でも内側の図形を点滅させれば，内側の図形の変化にも反応するようになるという．

②顔の認知

枠組み効果は，顔の認知にも影響を及ぼすと考えられている．マウラらは，1カ月児に顔の絵を示したとき，顔の内部ではなく，生え際や顎の1点か2点を見つめていることが多いという結果を報告した．また，彼女らは，目鼻口の配置が様々に異なった輪郭をもつ顔の絵を1カ月児に見せ，馴化法でその違いを区別できるかを調べたが，これらの違いによる脱馴化は起こらなかった．しかし，生後2日の乳児に，実の母親の顔と，髪の色が同じ別の女性の顔とを2つの窓から示し，PL法を用いてどちらを選好するかを調べた実験では，母親に対する選好注視が示された．したがって，絵の場合と異なり，実物では枠組み効果とは別の顔の識別が行われている可能性がある．

2 眼球運動の発達

a. 胎児期における眼球運動の発達

胎児の眼球運動は，妊娠14〜18週には散発的に認められ，妊娠24〜25週になると群発するようになる．妊娠29〜30週を過ぎれば，眼球運動が生じている時期と生じていない時期を厳密に区別できるようになる．妊娠36週前後には，眼球運動のある時期（眼球運動期）とない時期（無眼球運動期）が交替に出現するというパターンが確立する．

b. 出生後の眼球運動の発達

1）衝動性眼球運動の発達

　衝動性眼球運動とは，注視していた所から別の所へ急激に視線を移すときの眼の動きのことで，サッカード saccade ともいう．出生直後の新生児の眼球運動のほとんどを占めており，すでに大人と似通った性質をもっているが，詳しく調べると，以下のように異なる点もある．

①生後2カ月未満の乳児では，視標に視線が届くまでに小さなサッカードが何度も起こる．

②視標を呈示してからそれに対してサッカードが始まるまでの時間は，1〜2カ月児で大人の約5倍（約1秒）かかる．この時間は発達とともに徐々に短縮し，15〜18歳で成人のレベルに達する．

③乳幼児のサッカードは，単純な刺激に対しては成人と比べ著しく遅いが，複雑な刺激に対しては成人との差がなくなる．

2）追従性眼球運動の発達

　追従性眼球運動とは，移動する対象を随意的に中心窩で捉え続けるときに生じる比較的ゆっくりとした眼球運動で，進化の上でも発達の上でも衝動性眼球運動より後に生じてくる．追従性眼球運動は出生直後の新生児では起こりにくく，ゆっくり動く対象を追うときも，ほとんど衝動性眼球運動を用いている．視標が大きければ，追従性眼球運動が生じる，小さな視標に対しては，運動が水平方向なら生後2カ月，垂直方向なら生後3カ月にならなければ生じない．10歳児でさえ，追従性眼球運動は，成人のレベルには達していないとされる．

コラム28　子どもの大脳性視覚障害

　子どもの大脳性視覚障害（cerebral visual impairment: CVI）は，胎生期や出生後に生じた大脳（視交叉より後方）の視覚経路の異常による視覚障害である．視覚の正常発達が阻害されるため，様々な視知覚・視覚性認知障害を示す．脳室周囲白質軟化症（periventricular leukomalacia: PVL）による CVI がよく知られている．

<境　信哉>

4 ハンドスキル

　ハンドスキルという用語は，手の巧緻性や器用さとほぼ同義であり，熟練した手や手指の運動を意味する．この項では，エクスナー Exner（2001）に倣って，物を獲得し操作するために用いられる手のスキルをハンドスキルと呼び，リーチ reach，把握 grasp，自発的リリース voluntary release，手内操作 in-hand manipulation，さらに筆記用具の把持，ハサミの操作の発達に関する基本的知識について紹介する．

1 ハンドスキルの発達に影響する様々な要因

　ハンドスキルの発達には，運動的側面だけでなく，視覚スキル，体性感覚，視知覚，認知，社会的要因，文化などが複雑に影響し合っている．視覚スキルとは，対象を適切に捉えるために必要な眼球運動（注視や追視）のことであり，特に，目と手の協応を要する活動で重要となるスキルである．体性感覚は，ハンドスキルの発達に非常に大きな影響を与える要因である．物体の温度，大きさ，肌理（きめ），硬さ，重さ，形に関する情報フィードバックによって適切な手の使用を学習，選択する．視知覚と認知は，関わる対象物の範囲に影響を与える．社会的要因や文化は，例えば，貧困であればハサミを使用する経験が少ない，日本人は欧米人より箸を使用するスキルが高いなどがそうである．

2 種々のハンドスキルの発達

a. リーチ

　リーチ reach とは，手で対象に触れることを目的とした上肢の運動と固定である．出生後数日では，リーチといえる行動はまだ見られないが，近くに示された物を見つめることが多くなり，また反応して上肢を活発に動かすようになる．2〜3カ月頃になると，強打運動（手を大きく振り回して物を

叩く運動）が見られる．バウア Bower（1977）は，把握を含めたリーチの初期発達を次のように第Ⅰ相と第Ⅱ相に分類している．

1）リーチの第Ⅰ相（生後4～5カ月頃）

①リーチと把握が同時に起こる

リーチしながら手を開いたり閉じたりを繰り返す．

②一側の手によるリーチ

熟練したリーチのように思えるが，この時期で欲する物を確実に入手するためには不充分なリーチである．

③視覚的に誘発されるリーチ

物を見てリーチを始める．より初期に見られるランダムな手探りの段階より一歩進んだリーチであるが，単に視覚的に誘発され，上肢のコントロールが不充分なため，5カ月児では，標的に到達できないことが多い．まだモニタリングしながらのリーチは困難であるため，到達に失敗すると一度手を引っ込めて再度試みようとする．

④視覚コントロール下の把握

物を把握しようとするときにも視覚によるモニタリングをしなければならない．

2）リーチの第Ⅱ相（生後6～7カ月頃）

①リーチと把握が別々に生じる

リーチの後に把握が生じる．

②両手によるリーチ

充分に成熟したリーチとはいえないが，この時期の乳児にとっては，欲する物を確実に入手するために有効な方法である．

③視覚的に誘発かつコントロールされるリーチ

モニタリングしながらリーチすることが可能になる．つまり，リーチの際に，視覚フィードバックによる修正が加わるため，到達における失敗が起こり難くなる．

④触覚コントロール下の把握

物を把握しようとするときの視覚によるモニタリングが減少し，触覚によるコントロールが優勢になる．

b. 把握 （図 98）

　生後1年までの発達過程で認められる把握形態の名称は，研究者によって様々である．エドワーズ Sandra J. Edwards ら（2018）は，その著書『Hand Grasps and Manipulation Skills』の中で把握形態の名称の統一を試みている．本項では，エドワーズらの分類に従って，生後1年までの把握の発達について述べる．なお，対応する日本語訳については，コンセンサスは得られていないが，諸家の訳を参考にして著者が適切だと考える訳を当てた．

　出生直後は物を随意的に把握することはできないが，物を他動的に持たせてあげれば**手掌把握反射** palmar grasp reflex によってある程度把持していることができる．手掌把握反射とは，原始反射の一つで，手掌に加えられた圧刺激によって，反射的に母指以外の手指が屈曲する現象である．妊娠11～25週に出現し，生後4～6カ月頃に統合される．生後4カ月頃になると，**反射的握り込み** reflex squeeze grasp が認められる．欲している物に触れることによって反射的に自分の方に囲い込み，自身の体に押し付けて握り込

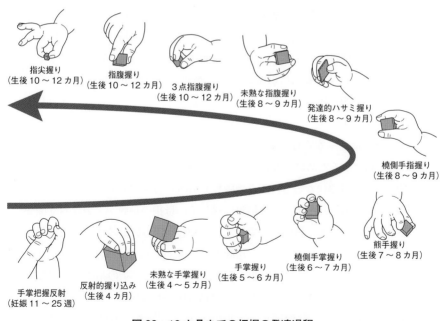

指尖握り
（生後10～12カ月）

指腹握り
（生後10～12カ月）

3点指腹握り
（生後10～12カ月）

未熟な指腹握り
（生後8～9カ月）

発達的ハサミ握り
（生後8～9カ月）

橈側手指握り
（生後8～9カ月）

熊手握り
（生後7～8カ月）

橈側手掌握り
（生後6～7カ月）

手掌握り
（生後5～6カ月）

未熟な手掌握り
（生後4～5カ月）

反射的握り込み
（生後4カ月）

手掌把握反射
（妊娠11～25週）

図98　12カ月までの把握の発達過程
カッコ内は、出現する時期を表す.

む．握り込みにはまだ母指は参加していない．生後4〜5カ月頃になると，反射的パターンは統合され，意識的な把握が出現し始める．母指以外の指が同時屈曲し，手掌の尺側で，手根部に物をしっかりと押し付けて把握する未熟な手掌握り crude palmar grasp が認められる．生後5〜6カ月頃になると，より成熟した手掌握り palmar grasp が認められる．まだ母指の参加はみられないが，他指の屈曲を用いて，手掌の中央部で物を把持する．生後6〜7カ月頃には，物を手掌の橈側で保持する橈側手掌握り radial palmar grasp が認められるようになる．示指と中指が物の周囲で屈曲し，母指は物を橈側手掌に押し付けるために，それらの指と対立し始める．尺側の環指と小指は，手の橈側に安定性をもたらすために屈曲する．生後7〜8カ月頃には，熊手でかくような手の動きを用いて物を把持するようになる．この把握は，熊手握り raking grasp と呼ばれる．生後8〜9カ月頃には，橈側手指握り radial digital grasp が出現する．この把握は，橈側の指と母指が対立し，物を指腹近位で把持する．把持した物と手掌との間にスペースが生じるところが特徴である．手掌から離れた位置で物が把持されるため，物の操作性が高まる．また，同じ時期に発達的ハサミ握り developmental scissors grasp がみられる．この把握では，示指の側面に対して，物を保持するための母指内転が生じる．尺側の指は緩く屈曲し，橈側に安定性を与えている．ハサミを操作するときの手の動きに似ていることからこの名称が用いられるようになった．未熟な指腹握り inferior pincer grasp も同じく出生後8〜9カ月頃に認められる．伸展した示指と母指が対立し，物を指腹近位で把持する．尺側の3つの指は，安定性を提供するために屈曲している．母指と示指の2指が物を固定するために必要という点で橈側手指握りとは区別される．出生後10〜12カ月頃になると，3点指腹握り three jaw chuck がみられる．この把握では，示指と中指両方の指腹に対して，母指の指腹が十分な対立関係をもって把持される．指腹近位ではなく，指腹を用いている点が，橈側手指握りや未熟な指腹握りと異なる．指腹握り pincer grasp も同じく生後10〜12カ月頃に認められる．この把握では，示指または中指の指腹と対立した母指の指腹との間で物が把持される．母指の中手指節関節（MP関節）と指節間関節（IP関節）は伸展し，示指の中手指節関節（MP関節）が屈曲，近位指節間関節（PIP関節）がわずかに屈曲，遠位指節間関節（DIP関節）

が伸展している．また同じ時期に指尖握り neat pincer grasp も認められる．この把握では，示指または中指の先端と対立した母指の先端との間で物が把持される．把持に関係している全ての指の関節が屈曲する．特に小さいまたは細い物を把持する場合に用いられる．以上，12 カ月までの把握の発達について説明したが，この時期までの手の発達には次のような規則性が見出される．それは，①尺側握りから橈側握りへ，②手掌握りから手指握りへ，③手関節の掌屈位から背屈位へ，④母指の内転位から外転位へ，⑤手指の屈曲から伸展へ，であり，図 98 を発達順に辿っていくとこの規則性は明らかである．

c. 自発的リリース

　自発的リリースとは，手に持った物を意図的に放すことである．物を適切な場所にタイミングよくリリースするために，肩・肘・手関節は，手を動かすための正確な運動と，それに続く手指を伸展させるための安定性が求められる．最初，乳児は物を意図的にリリースすることはできない．物を手から不随意的に落とすか，他方の手で強制的に抜き取るかしなければならない．9 カ月頃までに，他方の手の助けを借りることなくとも，比較的上肢の安定性を必要としない肘を伸展した状態でリリースできるようになる．1 歳頃には，肩・肘・手関節の安定したリリースが可能になるが，手指 MP 関節のコントロールが不充分なため，手指を過剰に伸展させてリリースする．その後，徐々に上肢全体の安定性が増し，過剰な手指の伸展なしに，小さな容器の中に物をリリースしたり，ブロックを積み上げたりできるようになる．

d. 手内操作スキル

　エクスナー（1989）は，対象物を調節するために把握後に認められる手指や手掌での運動を手内操作スキル in-hand manipulation として，以下のように分類した．

　①移動 translation：手指から手掌，手掌から手指への対象物の直線運動．
　　机上の硬貨をつまみ上げ，その硬貨を手掌の方に移動させたり，反対に，自動販売機に硬貨を入れるために手掌にある硬貨を手指に移動させるといった運動に代表される．

②シフト shift：母指と手指の動きの変化を伴い手指と母指の指腹で生じる運動．この操作は，把持後あるいは他の手内操作スキル後に対象物を最終調節するために利用されることがある．ペンの把持後にペン先の方へ母指や手指を近づけるように持ち直すという運動はその1例である．

③回転 rotation：1つあるいは複数の軸を中心に対象物を動かす運動であり，単純回転と複雑回転に分類される．

単純回転 simple rotation：母指と手指の指腹の間で生じるひと塊の運動によってもたらされる約90°以内の対象物の方向転換や回転運動をいう．小さな瓶の蓋を回して開けるときなどがこの単純回転にあたる．

複雑回転 complex rotation：母指と手指の指腹の間で生じる指の独立運動によってもたらされる約180°から360°の対象物の方向転換や回転運動をいう．消しゴムを使用するためにペンをひっくり返す場合が複雑回転に当たる．

およそ12〜15カ月頃までに，幼児は小さな食片を拾い上げて，指先から手掌へ「移動」させることができる．2〜2歳半になると，手掌から指先への「移動」や単純回転が可能となる．複雑回転は，2歳半〜3歳で観察されるが，4歳までには外的支持がなくても一貫して行えるようになる．3〜3歳半で「シフト」を使用し始め，3歳半〜5歳半の子どもは，絵描きを通して筆記用具に関わる機会が増すことによって，筆記用具を回転させたり，「シフト」させるスキルを発達させる．6歳までには，同じ手の中のある部分で物を安定させながら，他の部分で運動を起こすといった安定性を伴う様々な手内操作スキルを使用することができるようになる．その後，種々に組み合わせた手内操作スキルを使用できるようになり，この能力は9〜10歳頃まで洗練され続ける．

e. 筆記用具の把持

書字および描画は，巧緻な運動能力を必要とする知的活動であるが，巧緻性の観点から見れば，筆記用具の把握と操作能力が最も多くの情報を提供してくれる．この能力の発達は，個体差が著しいとされているが，発達に一定の方向性が認められている．

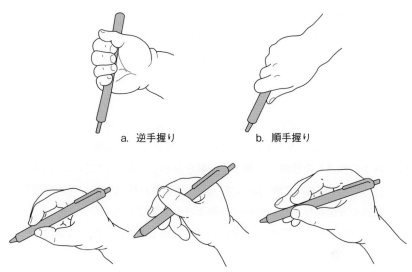

a. 逆手握り　　　　b. 順手握り

c. 動的トリポッド把握　　d. 側方トリポッド把握　　e. 動的クアドリポッド把握

図 99　筆記用具の把持形態

　最も初期に見られる筆記用具の把握形態は，逆手握り supinate grasp である．この握りは筆記用具を前腕回外位で全指で握り込み，この肢位で主に肩関節や肘関節の運動を用いて描画する．全指でしっかりと把持されているので，固定性は優れている（固定的把握）が，手指の動きを用いることができないため，細かな描画活動や書字には不向きな把握形態である（図 99a）．この次の段階が，順手握り pronate grasp である．手掌を下にした握り方であり，描画の際には，より末梢の手関節やわずかな手指の運動も加わる（図 99b）．最も成熟したとされる筆記用具の把握形態が，動的トリポッド dynamic tripod 把握である（図 99c）．この把握形態では，母指と第 2 指，第 3 指の 3 本の指で三脚 tripod を形成しており，精緻で協調的な指の運動を可能にしている．通常，7 歳頃までに出現するとされている．他に成熟した把握とされているものにウエッブスペース（示指と母指との間で作られる空間）がほとんどない側方トリポッド把握（図 99d），動的トリポッド把握に第 4 指も加わった動的クアドリポッド把握がある（図 99e）．5 〜 6 歳 11 カ月児の 1/4 が側方トリポッド把握を使用していたとする報告もある（シュネック Schneck とヘンダーソン Henderson, 1990）．

f. ハサミの操作

ハサミは幼児期から生涯にわたり日常生活，学校，仕事の場面で最も使用する機会が多い道具の一つといえる．ハサミの操作は，ハサミの刃を開閉するだけの一見単純な動作のように思われるが，様々な機能や能力を協調させる極めて高度なスキルである．主なものを挙げると，体幹，肩甲帯，肘および手関節の十分な安定性，母指と対立する手指との間の分離および協調運動，手の尺側における安定化と橈側との分離および協調運動，目と手の協応，両手の独立した運動（非利き手で紙を動かし，利き手に持ったハサミで切る），さらに認知的な能力として，空間認知や形態認知，心理的側面として，意欲や安全に切るための自己統制なども必要である．

ここでは幼児期から学童期前期におけるハサミの使用に関する発達について説明する．ハサミの操作における発達は，個体差が大きく，一般に環境や性別（女児の方が習得が早い）が大きく影響するといわれている．

1) 両手によるハサミの開閉期（1歳6カ月〜3歳頃）

この頃の子どもは，まだ手の橈側と尺側の分離運動が十分でないため，片手でハサミを開閉する相互運動は困難である．ゆえに両手を使ってハサミを使用する．肘関節や手関節が固定されるため，両側の肩関節における外転と内転を交互に行うことでハサミを開閉する．紙を少し切ることはできるかもしれないが，多くの場合，手助けが必要である（図100）．

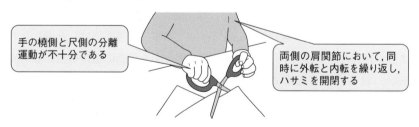

手の橈側と尺側の分離運動が不十分である

両側の肩関節において，同時に外転と内転を繰り返し，ハサミを開閉する

図100　両手によるハサミの開閉期（1歳6カ月〜3歳頃）

2) 片手によるハサミの使用初期（3〜4歳頃）

3歳頃には，手の橈側と尺側の分離運動がみられ，相互に動かすことができるようになる．ハサミを片手で使用するために，ハサミの持ち手の輪の一方に第2指から第5指が入り（ハサミの持ち手の形態によって多少異なる），他方に母指が入る．他方の手は紙の固定と適切な位置づけのために使用され

る．最初の頃は，肩関節外転，前腕回内位でハサミを使用し，大まかに紙を切り進めることができるが，やがて前腕は中間位となり，直線に沿って切り進めることができるようになる（図 101）．

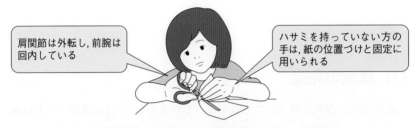

図 101　片手によるハサミの使用初期（3 〜 4 歳頃）

3）熟達したハサミの操作期（4 〜 6 歳頃）

4 〜 6 歳頃にハサミの使用は洗練される．ハサミの基本的な持ち方は，肩関節内転位，前腕中間位の肢位で，母指が上，他指が下となるようにハサミを立てて持ち，母指は指節間関節（IP 関節）と中手指節関節（MP 関節）の間にハサミの持ち手の輪が接する．持ち手の輪の中に位置する尺側の手指は屈曲位を保ち，母指と橈側指によるハサミの開閉運動に安定性を提供する．紙を持つ方の手は，ハサミの動きと協調して紙を滑らかに回転させるなどの操作が熟達し，曲線や鋭角を切ることが可能になる（図 102）．

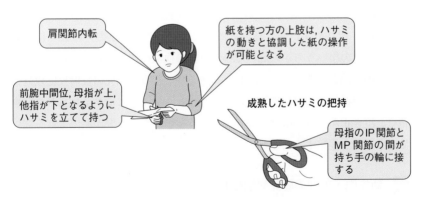

図 102　熟達したハサミの操作期（4 〜 6 歳頃）
IP 関節：指節間関節
MP 関節：中手指節関節

<境　信哉>

5 聴覚・言語の機能と発達

(1) 聴覚の発達

　聴覚機能は音源定位（どこで音がなっているのか），音源識別（それは何の音か）の2つである．新奇な音に過敏に反応したり距離感を把握したりし，注意が喚起され，様々な感情を呼び起こし，人の行動に影響を与えていく．なお，聴覚は音声言語によるコミュニケーションを可能にする象徴的レベルの機能も有している．

1 胎児期における聴覚機能の発達

　胎生4週目頃から外耳道が形成され始め，8週目頃に三半規管，12週目頃には中耳，18～20週目過ぎには外耳ができあがる．胎生21～24週目に内耳はほぼ完成する．胎生25週目頃からは，胎児の驚愕反応や心拍数の変化から，胎児が外界の音や音楽に反応していることが推察される．胎生35週目頃には成人の聴力レベルに近づき，高音と低音の弁別が可能になる．胎児に聞き取りやすい音は高音であるため，母親や子供の声によく反応する．胎生期の早いうちから聞いている母親の血液の流れる音や心臓の動く音等，体内で聞こえる音を総じてピンクノイズと言う．胎児の反射反応以外にも，乳児が換気扇や掃除機等の音，またピンクノイズに似せて作られた音を聞くと泣き止んだり，眠りについたりする様子からも，児が胎内で音を聞いていることを推察することができる．

2 新生児・乳児の聴覚機能の発達

　出生後の新生児・乳児は，中枢神経系の成熟とともに，母親を柱とする外界との関わりの中で，生活音や音声の持つ意味を学習する．
　生後1年間の乳児の聴性行動反応の発達は大まかに3つの時期に分けら

コラム 29 胎児も聞いていた

　マタニティーブルーと診断された妊婦が，精神の安定を求めパチンコ店に連日通った．妊娠12〜28週くらいまで継続した．その後，立ち直った．誕生後，夜泣きが酷い乳児を夜の散歩に連れ出した．パチンコ店に近づいたとき，急に泣き止み寝付いた．思いついてパチンコ店の騒音を録音し聞かせたところ，夜泣きが短時間で収まり，笑顔を見せて母親を見つめるようになった．母親は「娘の笑顔と笑い声を聞いていたら，自分の心も安らいだ．この子もパチンコ店の騒音が懐かしいだけでなく，その音が聞こえていたときの自分の穏やかな気持ちが伝わっていたのだと感じた」と語った．

れる．

a. 0〜3カ月

　聴覚刺激に対し，モロー反射，眼瞼反射，吸啜反射，覚醒反射などの反射反応（表22）が出現する．快の状態を種々の行動（泣き止む，手足を動かすなど）で養育者へ伝える．特にマザーリースへの選択的反応が確認される．2カ月頃からはクーイングが盛んになり，児の発声に呼応する大人との発声による交流関係が形成され，それがさらに快の感覚につながり音声の弁別機能が促進される．

b. 3〜7カ月

　原始反射は抑制され，3カ月前後には，音が聞こえると動きを停止し，音に耳を傾ける傾聴反応が目立つようになる．反応速度は月齢とともに速まり，半年もすると左右の音に素早く振り向くようになる．周りの大人がその反応を喜び，名前や好みの音などを意図的に聞かせ反応を促すことで，児の音源探索意欲が高まり，聴覚学習につながる．運動機能が発達する（首が安定し，左右に動かせる等）とともに，音源定位反応は進化していく．

表 22　聴性行動反応の発達

月齢	反応閾値の目安 (Warble tone)	聴性反応	聴性反応の内容
0〜3 カ月	60〜70dBHL	モロー反射 眼瞼反射 吸啜反射 呼吸反射	四肢または全身のびくつき 瞬目，閉眼，開眼 サッキング運動 呼吸のリズム変化
3〜7 カ月	50〜60dBHL	驚愕反応 傾聴反応 詮索反応 定位反応	泣く，動きの停止，覚醒などの情緒的反応 集中して音に耳を傾ける 音のほうを向く，探す，目を動かす 左右の音源へ顔を向ける
7〜9 カ月	40〜50dBHL	定位反応 詮索反応	左右方向をすばやく定位する 下方向の音を探る
9〜16 カ月	30〜40dBHL	定位反応 詮索反応	左右下方向をすばやく定位する 上方向の音を探る
16〜24 カ月	20〜30dBHL	定位反応	上下左右，あらゆる方向を定位する

正常聴力乳児の聴性行動反応検査（BOR）での反応の目安を示す.「Hearing in children」(2002) 掲載データを一部参照して作成. BOA での反応は. 刺激音源（warble tone, 楽器音，声など）や場面状況により異なり，発達的に変化する.（中村公枝, 他編. 標準言語聴覚障害学　聴覚障害学. 東京; 医学書院: 2010）

c. 7〜12 カ月

　日常場面で周囲の音だけでなく，目で確認できない隣室の音，家の外の物音や話声，またかすかな音にも注目するようになる. 自分の名前を弁別して反応し，母親の歌声に合わせ体を動かしたり，好きな曲を流すことを要求したりする. 楽器を操作して遊ぶようになる. 物をわざと落として，落下音を楽しんだり，大人の「落ちた」等の言葉の繰り返しを求めたりする. 動作に音が伴うものを喜び「ポトン」「バタン」「キャーキャー」等のオノマトペのリズム，イントネーションを楽しむ. このような感覚運動的な遊びを自発的に繰り返しながら，聴覚的な経験を広げ，自身の聴覚的世界を構築していく. なお，7 カ月頃から喃語が出現し，発声の感覚と運動側面の統合が始ま

る．語音の理解ができ，音声模倣が見られるようになる．

3 幼児期における聴覚機能の発達

　1歳前後には，大人が話している単語を聞いて理解できるようになる．聞こえた音の真似ではなく，言葉として音を作るようになる．会話の韻律の中から，認知している単語を取り出して聞き取れるようになり，語への反応ができるようになる．また，自分が好きな遊びをして集中しているときは，物音や人の声に反応しないなど，余計な音をシャットアウトすることもできるようになる．聴力が発達する一方で「聞く」「聞かない」を使い分けられるようになる（表23参照）．

4 幼児以降の聴覚機能

　乳児は誕生時にすでに基本的な音声習得機能を有している．あらゆる言語に存在する言語音をほぼ弁別できる能力があると言われている．誕生後の生育環境の中で，特定の言語音に囲まれることで影響を受け，出生後1年くらいの間に母語に適した音声知覚ができ，母語に存在しない音の弁別が難しくなる．初語が生後1年ほどで出現し，5～6年かけて母語の基本的事項を習得する．聴覚機能はほぼ完成する．聴覚に関わらず全ての感覚は，社会や文化，生活，人の生き様そのものから大きな影響を受けている．各々の感覚は固有の特性を持つと同時に，互いに関わり合い統合されて機能していく．

　小学校入学までには青年期の聴力レベルに到達する．聴覚機能が最も研ぎ澄まされているのは，16～18歳と言われている．その後，聴力はゆっくりと低下に向かい，個人差は大きいが，35歳くらいから徐々に高音域から聴力低下が始まる．この時期の低下は自分では気づきにくいが，65歳を過ぎると聴力の低下を自覚するようになる．老人性難聴の進行に伴い聞き誤りによる疎外感，自尊感の低下などが現出する．加齢に伴う種々の問題は，保障手段を前向きに活用することで乗り越えることが容易になる．聞こえにくさも同様である．最近の補聴器の性能は優れており，聴力低下に合わせて調整ができる．形状も違和感を軽減する多様な工夫がされている（表24参照）．

表 23 典型的な乳幼児の聴覚発達度

月　齢	番号	項　　目	月　齢	番号	項　　目
0 カ月児	1	突然の音にピクッとする（Moro 反射）	5 カ月児	19	耳もとに目覚まし時計を近づけると，コチコチいう音に振り向く
	2	突然の音に眼瞼がギュッと閉じる（眼瞼反射）		20	父母や人の声，録音された自分の声など，よく聞き分ける
	3	眠っているときに突然大きな音がすると眼瞼が開く（覚醒反射）		21	突然の大きな音や声に，びっくりしてしがみついたり，泣き出したりする
1 カ月児	4	突然の音にピクッとして手足を伸ばす	6 カ月児	22	話しかけたり歌をうたってやると，じっと顔を見ている
	5	眠っていて突然の音に眼をさますか，または泣き出す	6 カ月児	23	声をかけると意図的にサッと振り向く
	6	眼が開いているときに急に大きな音がすると眼瞼が閉じる		24	テレビやラジオの音に敏感に振り向く
	7	泣いているとき，または動いているとき声をかけると，泣き止むかまたは動作を止める	7 カ月児	25	となりの部屋のもの音や，外の動物のなき声などに振り向く
	8	近くで声をかける（またはガラガラを鳴らす）とゆっくり顔を向けることがある		26	話しかけたり歌をうたってやると，じっと口もとを見つめ，ときに声を出して答える
2 カ月児	9	眠っていて，急に鋭い音がすると，ピクッと手足を動かしたりまばたきする		27	テレビのコマーシャルや，番組のテーマ音楽の変わり目にパッと向く
	10	眠っていて，子どものさわぐ声や，くしゃみ，時計の音，掃除機などの音に眼をさます		28	叱った声（メッ！コラッ！など）や，近くで鳴る突然の声に驚く（または泣き出す）
	11	話しかけると，アーとかウーと声を出して喜ぶ（またはにこにこにする）	8 カ月児	29	動物のなき声をまねるとキャッキャッいって喜ぶ
3 カ月児	12	眠っていて突然音がすると眼瞼をピクッとさせたり，指を動かすが，全身がピクッとなることはほとんどない		30	機嫌よく声を出しているとき，まねてやると，またそれをまねて声を出す
	13	ラジオの音，テレビのスイッチの音，コマーシャルなどに顔（または眼）を向けることがある		31	ダメッ！コラッ！などというと，手を引っ込めたり，泣き出したりする
	14	怒った声や，やさしい声，歌，音楽などに不安そうな表情をしたり，喜んだり，またはいやがったりする		32	耳もとに小さな音（時計のコチコチ音など）を近づけると振り向く
4 カ月児	15	日常のいろいろな音（玩具，テレビの音，楽器音，戸の開閉など）に関心を示す（振り向く）	9 カ月児	33	外のいろいろな音（車の音，雨の音，飛行機の音など）に関心を示す（音のほうにはってゆく，または見まわす）
	16	名を呼ぶとゆっくりではあるが顔を向ける		34	「オイデ」，「バイバイ」などの人のことば（身振りを入れずにことばだけで命じて）に応じて行動する
	17	人の声（とくに聞きなれた母親の声）に振り向く		35	となりの部屋でもの音をたてたり，遠くから名を呼ぶとはってくる
	18	不意の音や聞きなれない音，珍しい音に，はっきり顔を向ける		36	音楽や，歌をうたってやると，手足を動かして喜ぶ

表23 つづき

月　齢	番号	項　　　目	月　齢	番号	項　　　目
10 カ月児	37	ちょっとしたもの音や，ちょっとでも変わった音がするとハッと向く	12〜15 カ月児	43	となりの部屋でもの音がすると，不思議がって，耳を傾けたり，あるいは合図して教える
	38	「ママ」,「マンマ」または「ネンネ」など，人のことばをまねていう		44	簡単なことばによるいいつけや，要求に応じて行動する
	39	気づかれぬようにして，そっと近づいて，ささやき声で名前を呼ぶと振り向く		45	目，耳，口，その他の身体部位をたずねると，指をさす
11 カ月児	40	音楽のリズムに合わせて身体を動かす			
	41	「……チョウダイ」というと，そのものを手渡す			
	42	「……ドコ？」と聞くと，そちらを見る			

(鈴木篤郎, 他. 幼児難聴. 東京: 医歯薬出版; 1981. p.30-1)

コラム30　Auditory Neuropathy（AN）とは？
─聞こえるが（内容が）理解できない難聴─

　P 児は出生後二日目に，新生児聴覚スクリーニング検査をパス．2 歳半になっても発語が「パパ，ママ」から一向に増えないため，難聴を疑い耳鼻科を受診するも幼児聴力検査（COR）で，聴力に問題なしと診断．そのあと数カ所の病院・相談機関を巡り，いずれの機関でも発達障害の疑いを指摘され，3 歳半で自閉スペクトラム症（ASD）と診断される．行動療法をベースにした療育を受けるも発語は増えず，チック症状や落ち着きない行動が目立ち始める．小児発達障害を専門とするクリニックに転院し，言語療育を開始する．

　そこで出会った言語聴覚士（ST）より以下のことを助言される．

- 落ち着きなく見える動きは，周りの状況を把握しようとする気持ちの表れではないか．
- 言語を介さない関係コミュニケーションは良好である．
- 音源定位が目立って不安定なため，かくれんぼで鬼になるのを極端に嫌がる．
- ST が話しかけるとじっと顔を見続け，ST の口形を真似るように口を動かす様子が認められる．

- 母音の発音が不明瞭. 語音弁別練習の効果が上がらない.
- 生活音への反応は良い. 生活場面で頻出することば（自分や姉の名前, パパ・ママ等）は聞き取り, 正確に反応できる.

　以上のことから, P児はANタイプの難聴が疑われる. 一般的な聴力検査ではなくAABR（自動聴性脳幹反応検査）と遺伝子検査を受けてはどうか.

　結果, ANと診断され6歳0カ月で人工内耳手術を受ける. 現在は地域の小学校に通学し, 学業成績は上位, 学級会では議長を務める等リーダー的存在となっている.

　ANがあると, 聴覚閾値は良いが, 語音弁別は極端に悪いため言語獲得が目立って遅れる.

　音反応が比較的良く, 一般的な聴力検査の値が正常値になりがちなので, 知的な遅れやASD等の他障害と診断されやすい. 臨床場面では児の発語行動全般に目を向け, 必要な支援を組み立てることが大切である.

　なお補聴器は音振動で内有毛細胞を刺激するだけなので, AN児にとってはことばを聞き取る効果が薄い. そこで聴覚神経を電気で刺激する人工内耳装用が望まれる.

表24 主に言語・コミュニケーションから見た失聴時期による影響

| 言語習得段階 | 失聴時期 | 失聴年齢の目安 | 特徴 | 言語・コミュニケーションへの影響 | | | | | | 定型発達レベル |
| | | | | 音声言語 | | コミュニケーション | 音声言語習得 | 書記言語学習 | 外国語学習 | |
				語音知覚	発声発語					
前	乳幼児前期	0〜3歳	・音声言語習得の困難・親子コミュニケーション，全体発達，家族支援を含め総合的・長期的アプローチが必要	○	○	○	○	○	○	言語習得前〜音声言語による日常的な会話
途上	幼児期後期	4〜6歳	・書記言語習得状況によって影響が異なる・総合的・長期的アプローチが必要	○	○	○	○	○	○	日常的な会話〜日本語の基本的構造の完成
途上	学童期	6〜12歳	・教育形態の選択/授業保障/情報保障・進行性の場合は対応が遅れがちになる	○	△	○	△	○	○	書記言語習得，論理的言語の習得
後	思春期・青年前期	12〜18歳	・教育形態の選択/授業保障/情報保障・心理的葛藤が大きい	○	△	○		△	○	論理的言語の習得と応用
後	青年期後期	18〜20歳代前半	・就職，結婚，出産など人生の転換点・自立支援/講義保障/情報保障/メンタルヘルス	○	△	○			△	言語の社会的成熟
後	成人期	20歳代後半〜50歳代	・社会的・経済的影響が大きい・情報保障/メンタルヘルス	○	△	○			△	言語の社会的成熟
後	高齢期	60歳代以降	・多くが加齢による難聴・家族関係の調整	○	△	○			△	言語の社会的成熟

影響は主に中等度以上の難聴を想定．○印は「影響あり」，△印は「可能性あり」，空欄は「大きな影響はない」．ただし語彙や言い回しなどは年齢にかかわらず学習し続けるため，情報制限による音声言語習得の影響への配慮は常に必要である．

（中村公枝，他編．標準言語聴覚障害学　聴覚障害学．東京；医学書院: 2010）

表25　お子さんにはお母さんの声が聞こえていますか？
—家庭でできる耳のきこえと言葉の発達のチェック—

　赤ちゃんは言葉をしゃべれなくても，いろいろな音を聞いたり，声を出したりして，話し始めるための準備をしています．お子さんの聴覚スクリーニング検査の結果は「合格（パス）」で，耳のきこえは現時点で問題ありませんが，進行性聴覚障害や中耳炎などによって，生まれた時は正常でも，後になって耳のきこえが悪くなることもあります．スクリーニング検査が「合格」であっても，耳のきこえに異常がないかどうか，注意を続けることはお子さんのすこやかな成長のためには大切なことです．

　下記の各項目は耳のきこえと言葉の発達を月齢毎に書き出してあります．お子様ができる項目にチェックしてみてください．各月齢でチェックした項目が半分以下の場合，個人差がありますのですぐにおかしいとは言えませんが，念のため，かかりつけの先生に相談してみて下さい．

【3カ月頃】
（　）大きな音に驚く．
（　）大きな音で目を覚ます．
（　）音がする方を向く．
（　）泣いているときに，声をかけると泣きやむ．
（　）あやすと笑う．
（　）話しかけると，「アー」「ウー」などと声を出す．

【6カ月頃】
（　）音がする方を向く．
（　）音が出るおもちゃを好む．
（　）両親など，よく知っている人の声を聞きわける．
（　）声を出して笑う．
（　）「キャッキャッ」と声を出してよろこぶ．
（　）人に向かって声を出す．

【9カ月頃】
（　）名前を呼ぶとふりむく．
（　）「イナイイナイバー」の遊びを喜ぶ．
（　）叱った声「ダメッ！」「コラ！」などというと，手を引っ込めたり，
　　　泣き出したりする．
（　）おもちゃに向かって声を出す．
（　）「マ」「パ」「バ」などの音を出す．
（　）「チャ」「ダダ」などの音を出す．

【12 カ月頃】
( ) 「ちょうだい」「ねんね」「いらっしゃい」などのことばを理解する.
( ) 「バイバイ」のことばに反応する.
( ) 大人のことばをまねようとする.
( ) 意味のある言葉ではないが, さかんにおしゃべりをする.
( ) 意味がある言葉を 1 つか 2 つ言える.
　　 (食べ物のことを「マンマ」, おかあさんを「ママ」など)
( ) 単語の一部をまねして言う.

【1 歳 6 カ月頃】
( ) 絵本を読んでもらいたがる.
( ) 絵本を見て知っているものを指す.
( ) 簡単ないいつけがわかる.「その本を取って」「このゴミを捨てて」など
( ) 意味がある言葉を 1 つか 2 つ言える.
( ) 意味がある言葉を 3 つ以上言える.
( ) 絵本を見て知っているものの名前を言う.

(加我君孝, 編. 新生児聴覚スクリーニング　早期発見・早期教育のすべて.
　東京: 金原出版; 2005. p.13)

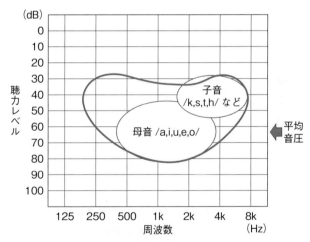

図 103　会話帯域はどのあたりか
図中の赤線の中が会話帯域. バナナの形に似ているので,
「スピーチバナナ」ともいう.
(河野　淳.「聞こえ」に不安を感じたら……補聴器の
　使いこなし方. 東京: メディカルトリビューン; 2011)

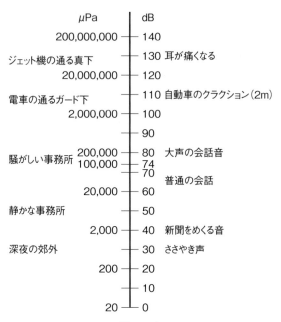

図104　様々な音の大きさ
音の大きさは通常，dB（デシベル）で表わされる．
（河野　淳．「聞こえ」に不安を感じたら…—補聴器の
　使いこなし方．東京: メディカルトリビューン; 2011）

コラム31　聴こえにくさが孤独へ

　校長退職後2年たち，地域の役に立ちたいと土曜塾を近くの学校で始めたB氏．安価で経験豊かな適切な指導で，地域の保護者から好評を得ていた．塾を開講して3年目に入り，講義中，子供たちに落ち着きのなさが感じられるようになってきた．子供同士の喧嘩で，一人が軽傷を負ったことから，緊急の保護者会を開いたところ，「先生が話を聞いてくれない」「ちゃんと質問に答えてくれない」などの予想外の訴えが噴出した．「教え方が古い」との批判もあり，閉塾に追い込まれた．家に引きこもる時間が増えた．さらに耳鳴りとめまいに悩まされるようになり，耳鼻科を受診．高音域は高度難聴レベル，中音域は中等度難聴レベルとの診断を得た．補聴器を試

みたがノイズが気になり，耳鳴りも悪化するように感じ常用に至らなかった．家から出ることを億劫がるだけでなく，電話にも出なくなり，テレビも音量を気にして見なくなった．STの提案でラジオとテレビはイヤホンを使用，逆に電話は携帯に変えスピーカーで出力する工夫をし，離れている家族との会話が復活した．テレビ番組に送った意見が取り上げられ，それが自信となり，社会との関りが前向きになりつつある．

5 聴覚の機能

　正常な聴力を有していれば，誰でも言葉を聞くことはできる．しかしそこから意味を取り出せるとは限らない．人は胎生期から時間をかけ経験を通して，大脳に意味を取り出させ発話させ，他者と関わり，社会的営みを送っている．近年，急速に普及したSNS（Social Networking Service）により，コミュニケーションの形態に変容をきたしている．声やリズム，イントネー

表26　聞こえのチェックリスト

□「え？」「何？」などと聞き返す
□何かいっているのはわかるけど，何といっているのかわからない
□1対1ではよいが，大人数や少しうるさいところでは聞き取れないことがある
□早口やはっきりしない人の声が聞き取れないことがある
□会議や会合で聞き取れなくて困る（二度聞きする）
□後ろのほうの席では，舞台のセリフがよく聞き取れない
□家族から「テレビの音が大きい」といわれる
□アラームやドアチャイムの音など，周りの人が気づいている音に気づかないことがある
□銀行，病院などで名前を呼ばれて気づかないことがある
□耳鳴りがして聞きにくい
□家族以外の人から難聴を指摘される

自分ではなかなかわかりにくいもの．多くは徐々に聞こえなくなっていきます．チェックリストで2つ以上当てはまれば，耳鼻科を受診しましょう．また，6つ以上当てはまる人は補聴器の装用が考えられます．

（河野　淳．「聞こえ」に不安を感じたら…―補聴器の使いこなし方．東京: メディカルトリビューン；2011）

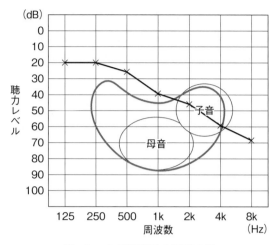

図105 加齢性難聴の異聴の例

折れ線は加齢性難聴の例.

子音が聞き取りにくくなるため聞き間違い（異聴）が増える．異聴の例としては，「つ」を「ス」，「じゅ」を「ジ」，「け」を「テ」と聞き間違えるなどがある.

(河野 淳.「聞こえ」に不安を感じたら…―補聴器の使いこなし
　方. 東京: メディカルトリビューン; 2011)

ションなどの言葉のプロソディーに含まれる情動的な意味やニュアンスへの気づきに影響を与えている．表面に文字や記号として現れた形を，そのままに受け取り，コミュニケーションの信頼を低下させてはいないか，改めて振り返ることが求められている．言葉が音声に含まれる身体感覚をもって，人との間に存在することの重要性に注目することが肝要である.

(2) 言語発達の機能

　言語は，人が生活していく上で，非常に重要であり，多様な機能を持つものである．人は言語があることで，他者の知識や経験を共有でき，それを蓄積し，文化を積み上げ，継承していくことが可能となった.

　言語の持つ多様な機能を，大きく2つに分類すると

　①伝達機能としての言語

　②ものを考える際に媒介となる記号の体系

といえるだろう.

　人はまず，養育者との触れ合いを通して原伝達機能を身につけ，養育者の息遣い，話声，歌声を聴きながら言語を獲得していく.

1 乳児期における言語・コミュニケーションの発達

　胎生 21 週には，内耳はほぼ完成する. この頃から胎児にも聴覚が存在し，胎内で母親の心音や血流音などを聞いているのではないかと考えられている. このことは新生児が激しく泣くとき，胎内音を聞かせると泣き止むとの報告からも推察できる.

　乳児は，成長とともに音への反射から反応へと移行し，養育者との触れ合いを通しコミュニケーションを身につけ，言語発達を促し，「聞き取る」「理解する」「話す」の力を育てていく.

a. 新生児期における授乳を通してのコミュニケーションの変化

　新生児は，養育者に抱きかかえられて乳を吸う（そのとき，母親は新生児の顔を覗き込む），休憩する（母親は静かに揺する）. この一連の動作を繰り返し，唇を通しての 2 者間のやり取りが成立していく.

b. 乳児のクーイングの始まり

　2 カ月頃から「アー，クー，オックン」などのクーイングが始まる. 養育者は自分への言語反応と捉え，積極的に言語的な働きかけを行う. それに対し乳児からもクーイングによる応答が頻回となる. 原コミュニケーション構造が確立する.

c. 咽頭の拡張と傾聴の姿勢

　3 カ月目以降になると，下顎やのどを包んでいる骨格が発達し咽頭が拡張する. 口腔にスペースができ，それまで前後にしか動かせなかった舌が，ゆとりを持って上下左右にも動くようになる. 舌の動きが自在になることで，発声・発音の基礎が確立する.

笑い声が変わる

　咽頭が拡張する以前はあやすと「グッグッツ」に似た笑声をあげていた赤ちゃんは，咽頭の拡張につれ「ハッハッハ」と大人に似た笑声になる

　乳児の多様な発声を，養育者は言語表現が豊かになったと捉え模倣する（養育者のミラリング）．乳児が再び発声すると，養育者はそれを模倣し応える．乳児は自分から発声しては養育者の模倣を期待し，耳を澄ませるようになる．この現象により，乳児の「聞き，模倣する」ことへの気づきが始まる．

　互いに模倣し合う関わりの中で，養育者が乳児へ笑いかけ，話しかけ，歌って聞かせ，乳児とのアイコンタクトを保てるようになる．養育者の声の抑揚の変化に反応し，怒った声や友好的な声のトーンを弁別できるようになり，その結果，自分自身の声に耳を傾けるようになる．

あかちゃんの好きな声

・それは万国共通の「マザーリース」と呼ばれる高めの音声である．
・短い言葉の繰り返し，抑揚が豊か，繰り返しの多い話し方である．
・マザーリースの韻律（メロディーパターン）を赤ちゃんは真似する．真似を早くから行う赤ちゃんは発語も早いといわれている．

d. 移動が可能になり，発語の準備が整う

　7カ月目頃には，乳児は養育者の膝の上から降りて一人で座って遊び，這い這いなどでの移動も始まる．養育者から物理的に離れることで，意思伝達の道具が必要になり，養育者を呼んで注意を惹こうとする．発声が盛んになり，正確に音源定位ができ，超文節的要素（声の長さ・ピッチ・強度）を弁別するようになり，言葉と意味が結びつき始める．併行して離乳食が始まり，舌の感覚と動きが研ぎ澄まされる．歯も生えてきて，母語の音素の幅（主に母音 /a/ と /o/，子音 /p/ /b/ /m/ /d/）が拡がる．口腔機能の発語への準備が整ってくる．

> **音素とは**
> ・音韻の最小単位である.
> ・日本語の音素は，14 の子音と 5 つの母音，2 つの半母音，および 3 つ
>   の特殊音節（促音，撥音，長音）からなっている.

e. 「聴く」力の成長

10 カ月を過ぎると，座位やつかまり立ちが安定し，手遊び歌を楽しめる
ようになる. 歌や昔話，オノマトペ語彙を好み，養育者との関わりを自ら求
め，身振りと声を使って要求する. 離れている養育者の声を定位でき，人声
や物音のする中でも話し手の声のみを抽出して聞き分けられ（カクテルパー
ティー効果の芽生え），「聴く」力が飛躍的に向上する. 身近な人が頻繁に口
にする言葉を場面に関係なく突然，発語して周りを驚かすことが頻回に見ら
れるのもこの頃である. 4 音節以上のジャーゴンを表出し，「子音＋母音」
の連続音を発声し始める. 音と対になった行動（人差し指を立ててシッーと言
うなど）を模倣するようになり，有意味語（初語）に繋がっていく.

同じ頃，養育者から乳児に対し，指さしを促す行為が始まる. 養育者は
「これはわんわん」など，絵本や具体物を指さしながら乳児に話しかける.
その後，乳児はこれを真似るように指さし動作を開始するようになる.

2 幼児期における言語・コミュニケーションの発達

言語の習得は記憶依存型である. さらに言葉を覚えるためには，耳にした
音の連なりを自分の力で分節に切り取っていかなくてはならない. 日本語が
未知なる存在である幼児にとって，文節の切り取り作業は困難なものとな
る. 一方，周りの大人は意識せず具体的でわかりやすい状況の中で，特徴的
な動作（ダメなどの手による制止）や表情やイントネーションとともに，オ
ノマトペを多用し話しかける. これらの対応を手がかりに大人と相互交渉す
る中で，幼児は文節の切り取り作業を身につけていく.

> **言語とは**
>
> ・人類のみが手に入れた恣意的な記号体系である．
> ・共同体内での約束事であるため，誕生後大人との相互関係の中で学習
> 　される．
> ・二重分節性である．
> ・言語は音素として最少単位に分解され，語彙をつくり，文を構成す
> 　る．
> ・4部門で構成される．
> 　統語部門──▶文法（主要部と修飾部の結合）
> 　語彙部門──▶意味を担う最小の単語単位
> 　音韻部門──▶「音素とは」で説明
> 　意味部門──▶○言語的意味──▶言語表現通り
> 　　　　　　　○語用論的意味──▶話し手の意図や感情を表す．

a. 探索行動を通し，語彙を身につける

　1歳頃には乳歯が上下4本ずつ程度生え，1歳2カ月を過ぎると奥歯も生え始め，口腔内をしっかり閉鎖できるようになる．5母音の発音が定着でき，子音が飛躍的に表出してくる．鼻音も構音できるようになる．ジャーゴンに休止や抑揚が付いてくる．周囲の大人に，話し言葉然との印象を与えるようになる．「○○はどこ？」などの問いかけに指さしや視線で応じるようになる．一方，この時期に幼児が自発的に見せる指さし行動の多くは，伝達より自己探索行動によると思われる．幼児は「なんだろう？」と指先でつついてみて，共感を求めて大人を振り返る．大人は名称を問われたと思い「△▲よ」と応える．それを頼りに，探索を続けながら，幼児は具体物の意味と名称を理解する．幼児は聞き，語彙として切り取り，記憶し，それを心的に追唱していく過程の結果，新たな言葉を身につけていく．

b. 自発語の表出

　1歳半を過ぎるとジャーゴンや身振りが減少し，音声言語で自発的に周囲と関わろうとする．「何？」「誰？」「いつ？」「どこ？」の意味がわかり始め，30〜50語程度を自発的に表出するようになる．これが語彙獲得第一段階で

表 27　品詞別による語彙の発達

	2 歳	3 歳	4 歳	5 歳	6 歳
名詞	165	461	981	1,237	1,364
代名詞	7	19	23	25	29
動詞	51	179	301	366	403
形容詞	20	50	86	98	116
助動詞	11	33	47	50	56
副詞	24	64	129	154	186
接続詞	2	5	10	12	18
助詞	3	44	66	76	86
感動詞	12	31	32	32	33
計	295	886	1,675	2,050	2,289
年間増加		591	789	375	239

（久保良英. 児童研究所紀要 V. 1922）

表 28　3 歳までの語彙の増加

年齢	平均	増加数
0 歳 8 カ月	0	
0　10	1	1
1　0	3	2
1　3	19	16
1　6	22	3
1　9	118	96
2　0	272	154
2　6	446	174
3　0	896	450

（Smith ME. Univ Iowa Study Child Welfare. 1926）

ある．語彙が増加すると，周囲は幼児と言葉でのやり取りができているような錯覚をもつ．幼児への言葉かけが目前の具体物から離れ，指の先端の延長線上にある具体物へと移行していく．大人は代名詞を意識せず「ワンワン，あそこにいるよ」などと話しかける．幼児は既知の語を手がかりに，指さす方向を認知し，幼児からも腕を伸ばして指さす行為が出てくる．表出言語の発達に伴いターン・テイキングが芽生える．

c. 言語理解・表出の爆発的増加

　2歳過ぎると，乳歯が20本生え揃い，食事の際に舌を回しながら噛んで食べるようになることで，子音の表出・定着が増える．その結果，発語の明瞭度が向上する．一方で2〜3語での会話様発話が始まり，未習得の音を他の音（サ行をタ行やチャ行など）また語そのものを言いやすい語に置換（「ありがとう」を「あんがと」など）する行為が出てくる．歩行が安定し，跳んだり跳ねたり跨いだりと体を動かすことを楽しむ中で，「強弱」「高低」「大小」「長短」などの2次元的認識を獲得し，表現し始める．統語が発達し，時制・状況に応じた動詞の活用が可能になり，理解できる助詞が増える．言語理解・表出が爆発的に増えていく時期となる．

d. 適切なターンテイキングを行う

　3歳になると体の基礎的能力が付き，依存から自立へと移行し，見立て遊びからごっこ遊びが始まる．他者の役になりきり，韻律を変えて会話することを楽しむ．おもちゃの貸し借り，ターン・テイキングが適切になる．様々な状況や文脈の中で2項目の記憶ができるようになる．好きな歌を繰り返し聞き，長い発話を理解し，遠くからの話声を聞き取り理解する．疑問詞「どこ」「何」「誰」「なんで」を頻回に使用し，発展的2次元の概念として「性別，姓名，年齢など」を獲得する．

e. 物語を聴くこと・自身で物語ることを楽しむ

　4歳に近づくと，心身の調整力が付き，社会性が育ってきて，同年齢の子どもと仲よく遊び，やり取りする．5項目以上の聴覚記憶ができ，3つ以上の情報を順番に並べられ，内容が3つ以上の指示に従える．聴き覚えた短めの話を自分の言葉で物語り（ナラティブ），物語を楽しんで聴き，会話場面では出てこないより複雑な言い回しを身につけ始める．道具の機能が説明できるようになり，問題解決を求める質問に答えようとする．表出語彙は約1000〜1500語前後となる．

3 学童期における言語・コミュニケーションの発達

　入学時の表出語彙は 3000 語前後，理解語彙は 6000 語前後で，個人による大きな差はない．これが中学進学時には，個人により理解語彙は 15000 〜 30000 語程度の開きが出ると言われている．この開きを生む大きな要因として，数年前から再び取り上げられ始めた「9 歳〜 10 歳の壁」という言葉がある．

　この言葉は，東京教育大学付属聾学校長だった萩原浅五郎氏が初めて提唱したものである．氏は難聴児の教育に長年携わる中で，小学校 3・4 年頃から，担任している難聴児の学力が急速に伸び悩むことに苦慮し，その要因を「難聴児は耳から入る情報量のハンデが大きく，その結果，抽象的思考力の獲得につまずく」ためと報告した（現在は聴覚障害の有無に関係なく，子どもたちが耳だけで話を聞き，頭の中にメモをとる環境が減っている傾向にあり，学童期の言語力への影響が懸念されている）．

　音声言語は書字言語そのものである．学童期は読解・作文学習を通して言語発達が進んでいく．言語の抽象性の認知は，それらの学習を通さずには身につけることが難しい．抽象的言語力＝思考が育たなければ，自分以外の視点を外に作り出し，鏡を見るように自分自身を客観的に捉えることや，他人への配慮も難しくなる．古くから読書の有用性が提唱される所以である．

4 言語の機能

　言語は乳児が母親との身体接触を通して芽生え，身体的発達に伴う認知の向上と相まって発達する．社会の約束である恣意的な形式を現実に即して把握し，それを時間的関係，因果関係，そして時系列に沿った連鎖として認知する．かつ表現していく．自分の属する文化や社会の中で，他者に了解可能な解決の力を身につけ，複雑で不条理な現実を言語的に形として表し，保持していくことがその機能といえる．その基礎を子どもたちは短期間に全身を駆使して習得する．

<田附松代>

6 心理・社会的（対人関係）機能

1 情緒の発達

　喜怒哀楽という言葉があるように，私達は日々様々な感情を抱いて生活している．「怒っている泣き声」「甘えている声」などの感情は，充分に言葉を発することのできない赤ちゃんにも見ることができる．

　情動・情緒とは，感情の中でも，急速に引き起こされ，身体的な変化を伴う一過性の怒り・恐れ・喜び・悲しみといった意識状態をさす．同時に，顔色が変わる，呼吸や脈拍が変化する，などの比較的激しい感情も含まれる．感情は，主に感情的刺激から引き起こされる単純な意識的経験で，快-不快の次元に還元できると考えられ，認知的側面を強調した心理状態について説明している．

　一方，情緒は様々な刺激から喚起され，発達過程の1つとして生後3カ月頃までに見られる生得的なものであり，後に，子どもの情緒的反応は心身の成熟と学習によって生じるものが増えていく．情緒を喚起させる刺激は個人毎に異なるが，これは，生活環境や経験，学習能力などの様々な要因が関係するためである．子どもは身近な人から愛される喜び（感覚入力）を感じるほど，その人から多くのことを学び，その結果，情緒の発達が促進される．さらに，情緒的満足は子どもの心身の成熟を促し，全体的な発達によい影響をもたらす．また，ある特定の刺激に対する生活での情緒反応を異なる年齢段階で観察してみると，幼い年齢段階では情緒反応を示さず，後の年齢段階で見られることも少なくない．

　生まれたばかりの赤ちゃんの最初の感情表出は産声である．新生児は空腹やおむつなどの不快を周囲の人間に伝えようとして泣く．この新生児の感情表出についてブリッジス Bridges KMB は分化という概念から説明した（54頁，図23参照）．新生児は苦痛や不快感という方向性だけを有しているが，感情はまだ未分化な状態にある．生後3, 4カ月頃には不快－快・興奮の分

化がはじまり，快は得意，愛情，喜びなどに，不快は怒り，嫌悪，恐れ，恐怖などに分化し，乳児期（生後12，13カ月）から幼児期までに著しい発達を遂げる．6〜12カ月になると，笑う，泣く，怒る，喜ぶなどのダイナミックな感情が観察されるようになり，1歳を過ぎるとその反応はさらに加速する．幼児期（5，6歳）ともなると，大人に見られる感情の多くが現れるようになる．

「笑み」という視点では，生後数週間頃に見られる「生理的微笑」は，外部からの刺激とは無関係な表情筋の弛緩などからもたらされる生得的なものである．後に，母親や周囲の人があやすことで「社会的微笑」が現れ，5カ月頃には，養育者以外の人に微笑を見せなくなる「選択的微笑」，すなわち，嬉しさや喜びなど相手を選択して示すようになる．あわせて，生後6カ月頃の乳児は，身近な養育者以外の人間がそばに来たり，抱いたりすると泣いたり，嫌がる「人見知り」が見られるようになり，この時期から乳児は養育者とそうでない人を区別できるようになる．つまり，この時期の子どもは嬉しさや喜びなどの情動を，相手を選択しながら示すことができる．

このように，場の背景や文脈に応じた喜びや怒り，恐れや悲しみなどの情動を「一次的情動」という．また，2歳頃までには，自己を意識し，他者の目を意識することで生じる「二次的情動」が現れる．これは，自分自身を客観的に意識することで共感，当惑，妬みなどが，自分の行動を他者が評価する視点からは誇り，恥，罪という情動が見られることを示している．

2 思考の発達

子どもは小さなおとなではなく，各発達段階でそれ特有の感じ方や考え方をする独自の存在であり，その思考はより直感的であるため，豊かな想像力がはたらくとされる．その思考において重要な特徴が，アニミズムと自己中心性である．

乳幼児期は月・年齢によって認知と社会性が発達し，それに伴い遊びも変化を遂げる．1歳半頃から大人の行動を真似する「ふり遊び」ができるようになるが，これには対象を心の中にイメージする能力，すなわち表象的思考の発達が関係する．この能力によって，自分が直接体験していないことを想像し，考えることができ，自分に重ねながら遊ぶことができる．さらに2〜

3歳頃になると，積み木を自分が乗ったことのある電車にたとえて，電車ごっこやままごとなどの遊びができるようになる．これは言語の獲得で可能になる象徴的表象によるものである．

a. アニミズム

　アニミズムとは，周囲のものが全て自分と同じように感じ，意識を持ち，意思を持つと考える時期で，「生命のない事物や事象にも生命や意識がある」とする概念をいう．2〜4歳の幼児期の子どもは，自己と客観との区別ができず，物事を相互に比較判断することや，現実と非現実との区別や生物と無生物との区別が難しい．例えば，花や木が人間と同じように話し，涙を流すなどと考えている．つまり，自分の周りのものが，全て自分と同じように意識や意思を持ち，人間と同じように生き，生命があると受け止める．しかし，5歳くらいになると子どもは，そうでないことを理解するようになる．

b. 自己中心性

　2〜7歳までの認知的な特徴として自己中心性がある．この時期の子どもは目の前の事物や出来事を記憶し，考え，想像できるが，自分と他者の区別がつかず，他者の視点に立つことが難しく，自分を中心として物事をとらえている．他者も自分と同じように世界を見ていると受け取め，他者と自分の立場や考え方が異なることを理解できるのは7歳頃である．これは，ピアジェ Piajet Jean のいう「前操作期」に該当する．

　ピアジェは，子どもの認知的な発達を2歳までの手で触れたり，口にものを入れたりして物事を捉える感覚運動操作，7歳までの見たままの理解が中心である前操作的思考，11歳までのより具体的な操作で物事を認識する具体的操作，後の形式的操作の4段階から説明した．例えば，7歳頃の子どもは，同じ量の牛乳でも細いコップに入れられた見た目が多いものを量が多いと判断するが，具体的操作の段階を経て，保存の概念が確立されると，ようやく牛乳の量は同量であると理解できる．

　ピアジェの「3つ山課題」は，前操作期にある子どもの特徴を示した実験でもある．図106のような立体的な山の模型を用意し，子どもにAの位置に立ってもらい，B，C，Dの位置からはどのように山が見えるのか質問する．

表 29　ピアジェの発達論

感覚運動期 (感覚運動操作)	0〜2歳	言語はなく，感覚と運動による認知．対象永続性もないため，物が視界から消えても存在していることが理解できない．例として玩具を目の前で物陰に移動させても，玩具を物陰に取りに行くことはない．母親が手で顔を覆うと，母親の顔が消え，手をどけて母親の顔が現れることでびっくりして喜ぶ「いないいないばあ」遊びが成立する．
前操作期 (前操作的思考)	2〜7歳	言語獲得．「ごっこ遊び」など目の前にいない物事や事象を思い浮かべることが可能になる（表象的思考）．倫理的思考，概念抽象化，一般化は困難．自己中心性から離れて表象を用いることは難しい．「3つの山課題」に見られるように主観と客観，自己と他者の視点の違いを理解できない．
具体的操作期 (具体的操作)	7〜12歳	具体的な物や事象なら倫理的な操作が可能になる．例としてはおはじき，計算，保存の概念の確立．他者の視点から見た風景の推測や，客観的思考もできるようになる．
形式的操作期 (形式的操作)	12歳以降	抽象的思考が可能になる．例として，方程式や仮説や過程に基づいて，現実には起こりえないことも倫理的に思考できる．理想や未来を志向する能力を獲得する．

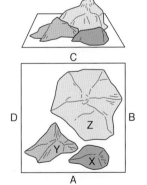

X〜Z の山の高さは，約20〜30cm
刺激布置全体は 1m 四方の正方形

X の山：最も低い緑色の山
　　　　頂上に小さな家がある
　　　　B から曲がりくねった小道が見える

Y の山：中間の高さで茶色の山
　　　　頂上に赤い十字架がある
　　　　D からこの山を流れ下る小川が見える

Z の山：最も高い灰色の山
　　　　頂上は雪で覆われている

図 106　3つの山課題
(Piaget J, Inhelder B. The Child's Conception of Space. 1948 より)

すると，子どもは，B，C，Dのどの位置からも，Aの位置からと同じように山が見えると回答する．この結果からも，この時期の子どもが自己と他者の視点の違いを理解できないことがわかる．視点が違うと目に見えるものが異なるが，それが発達段階のどの時点で獲得されるかという研究は，現在の「心の理論」すなわち他者の心の状態，意図，信念などを推測することに発展している．

3 社会性の発達

　乳児期の6，7カ月頃になると，養育者を他者とは区別した特別な存在として認識し始める．「お腹がすいた」「おむつを替えて欲しい」など社会的・感情的な欲求が満たされるとともに，母親など養育者から愛情を受けることで，養育者との絆を発展させる．

　ボウルビー Bowlby John は，このような乳児と特定の対象（養育者）との特別な情緒的結びつきをアタッチメント（愛着）と呼んだ．例えば，養育者の顔を見て頻繁に微笑む，あやされると泣きやむ，姿が見えなくなると泣く，後追いする，知らない人がいるとしがみつく，などがその代表的な行動例である．逆に，養育者の不在（母性剥奪）や虐待などによって，愛着形式に支障が生ずると，子どもは不安な時に自分を安心させる方法を持たないまま成長するため，不安に耐える力が十分に育たず，後々さまざまな困難を抱えることになりやすい．

a. 信頼関係の獲得としつけ

　生後7カ月頃の乳児は，母親との接近・接触を激しく求める（＝分離不安）が，母親がいない理由を理解できる1歳後半頃になると，母親を安全基地としながら探索活動に熱中できるようになる．つまり，主に母親などの愛着対象と培ってきた経験に基づき，愛着対象についてのイメージができ上がることで，信頼感が形成される．

　生後1年を経過し，歩行運動ができるようになると，子どもの行動範囲は広がり，言語能力や身体機能も発達するため，積極的な探索行動が可能になる．この頃から，親子関係に「しつけ」の要素が表れ，「触ってはだめ」「食べちゃだめ」など，その探索行動に制限が加えられる．指示が達成できると，

褒められることから，その指示はさらに強化され，様々な生活上のルールが身についていく.

　1歳半から3〜4歳くらいまでの幼児期前期になると，それまでほぼ一体に近かった養育者との関係から，子どもの自立が求められるようになる.「自律性」対「恥・疑惑」がこの時期のエリクソンのいう発達課題であり，子どもは身の周りのことを自分でできるようなっていく. 特に排泄習慣の自立に象徴されるように，子どもは養育者から「しつけ」という形でルールや秩序を守ることを求められ，失敗すると恥ずかしいという体験をも学ぶ. 排泄を自分でコントロールする（自律する）ことで，世話をされる自分ではなくなり養育者からの自立へと向かうのである.

b. 対人関係

　3〜4カ月までの乳児は，鏡に映る姿を自分であると認識できないが，生後12〜18カ月になると，写真や鏡に映った自分がわかるようになる. 30カ月までには，名前や住所，年齢などの自分の特徴を言葉で表現できる.

　他の子どもへの関心は1歳後半頃から出現するが，一緒に遊べるようになるのは2歳頃からである. この頃の遊びは，「ひとり遊び」や「傍観的遊び」が目立つ. これ以降，「わたし」「あなた」という言葉の使い分けができるようになっていく.

　自己主張が強くなる3歳頃には，基礎的な運動能力と言葉が身につき，これまで周囲の他者に頼り，養育者をはじめとする大人との関係を中心に行動していた子どもも，1人の独立した存在として，自我がより明確になる. この時期には，他の子どもとの関係や遊びが生活の中で重要な位置を占め，順番を守る，おもちゃを貸し借りするなどができるようになる. 子ども自身は友だちと遊んだつもりでも，この段階ではまだ「平行遊び（＝他の子どもと同じ遊び道具を用いて遊んでいるが，一緒に遊んでいるわけではない）」が見られることもある.

　この時期の交友関係の経験は，後の社会性の発達に影響することから，個々の子どもの特性を理解し，仲間との関わりが苦手な子どもには適切なサポートが求められる. また，養育者から見れば，自我の形成期でもある2歳頃は従順だった子どもに自我が芽生えることで，子どもが思い通りに行動し

| 年齢 | 0 1 2 3 4 5 6 7 8 9 10 11 12 13 14 15 16 17 18 19 20歳 |

所属集団	社会化に関する家族集団の役割のウェート				
		幼稚園	小学校	中学校	高等学校	大学および専門学校，職場
文化の内容	基本的なしつけ	しつけの体得	役割の認知	文化の把握	独立への準備（価値観の確立）	成人
	授乳・排便・歩行・言葉など生活習慣が中心	あいさつ・身の周りの整理時間の観念ルールなど	父・母の役割職業の種類などによる役割の違い	生活環境・慣習などの違いを小説や旅行などで把握世界文化の把握	イデオロギーについての確認政治への関心世界観の確立	
主な人間関係	父母祖父母神仏	父母先生祖父母兄弟姉妹	父母先生兄弟姉妹	先生同性の友人おじ・おば	異性の友人周囲の大人	

図 107　年齢に伴う社会化過程の変化

なくなる時期でもある．子どもの欲求を過剰に優先したり，養育者の権威で禁止することが続くと，自己抑制のコントロールが難しくなるなど，子どもの自我発達に悪影響を及ぼすことがある．このため，対象となる子どもの発達段階や個性を認めながら，適切な対応を心がけなければならない．

c. 社会人への準備

　乳幼児期になると，保育所や幼稚園などで集団生活を体験し，仲間との交流が盛んになる．生活の中心が小学校になる児童期には，主に学校の仲間同士の関係が築かれ，仲間たちとより多くの関わりを持つようになる．仲間と社会的な関係を結ぶこと，自発的・積極的に遊ぶこと，集団遊びをする中で，自分の思うようにならず，相手にも意志や要求があることを体験し，要求の阻止や制止される経験を通して，他者と折り合うことを学んでゆく．

d. 交友関係の発達

　8，9歳から青年期に入る頃までには，自分の気の合う同性の友人とで，仲間意識が高く閉鎖的な仲間集団（＝ギャングエイジ）を形成する．集団の

メンバーは，集団に対して「われわれ」という意識が強く，他の集団に対して攻撃的になることもある．学年が上がるにつれ仲間関係がより親密になり，自分が属している集団への所属意識も強まる．すなわち，それまで養育者との評価や価値観が主な規範であったものが，仲間同士のものへと移行し，重要な位置を占めるようになる．

　ギャング集団は，子ども同士で自発的に発達した集団であり，強い結束力と仲間意識を有している．そのために，新しいメンバーが入りにくい閉鎖的な集団でもある．子どもが集団の仲間として受け入れられることは心理的な安定感をもたらす一方で，ルールや約束を守らないと，メンバーから非難や制裁が与えられるという特徴がある．このような集団は，子どもに仲間意識，役割分担，協力や共同，人間関係などを経験させ，学ぶ機会を与える重要な役割も果たしている．集団内で，ギャングエイジを通して，親との心理的な別れを体験し，親以外の人と親密な関係を構築し，人間関係を広げていくことは，後の青年期の課題である親からの自立にも大切な意味を有している．

<青木智子>

4章

生涯発達に関する各種検査

　各種の検査は，標準化されたもの（フォーマル検査）と標準化されていないもの（インフォーマル検査）に分けられる．各検査は講習会を受けて活用できるので，誰にでもできるというよさはあるものの，実施する職種や検査者によって，種々の解釈がなされている傾向にある．このような傾向は，使う人の検査の目的や用途により，種々の解釈がなされてしまっているとも考えられる．

　「生涯発達」は人間の行動・行為に関わりがあり，保健・医療・教育・福祉の各分野において必ずかかわってくる重要な内容は検査の対象になる．ゆえに検査の意義を踏まえて，検査の目的や意味を明らかにして行うことが大切になる．

　コメディカル関係職種が使用する場合は，運動機能や知的機能などを検査するにあたり，部分的に検査して判断の資料にするのではない．人間全体を各部分から検査し，総合的な判断材料として評価としてまとめる．検査結果の数値だけを判断資料とするのではなく検査したときの状態と多角的視点から捉える．検査は，生涯にわたって発達していく過程を予測して行うことであり，検査表の適切な選択と正確な実施は，検査を行い評価としてまとめていくうえで大変重要になる．

　各種の検査は，下位項目を読み込むことにより，次のステップを予測することが可能である．一般の臨床検査や心理検査は，そのときの人間の一部分を測定しているもので，生涯発達検査は人間の発達を縦断的にとらえる視点を持っている．

　各種の検査は，下位の検査項目を読み取って，対象児・者に適しているものを選択しなければならない．また疾病や障害の種類や程度によっても異なるため，適しているものの選択が求められる．検査結果を解釈をする場合，検査表によっては通過率を基に表現している場合，個人差や地域差，時代差

などを考慮しなければならない場合等の判断に注意しなければならない．検査を行うにあたっては，検査者が検査に熟達してから行わないと，解釈の正確性が低下するため，総括的な判断を行うときに，判断に苦慮してしまう現象が生じてしまうことがある．検査者は検査を実施する方法に熟達することが必須である．

　検査者は，検査表の下位項目の意味を理解し，適切な検査の選択を行い，対象児・者のよい状態を検査し，その他の情報も収集し，総合的に判断して，初めて各種の検査が役に立ち，価値ある検査となり，価値ある評価結果から対象児・者の状態を考察することができるものなのである．

＜福田恵美子＞

(1) 小児系尺度

1　発達検査の目的

　発達検査は，対象児の可能性や潜在性を見いだすために行われる．どの領域にどの程度の発達の遅れがあるかを特定し，各発達領域との関連や将来を予測しなければならない．また，治療効果の判定や，次の治療に必要な観点を予測するために使用される．

2　発達検査の種類

　表 30 に示す．

表 30　発達検査の種類

発達検査	適応年齢	検査内容
一般的発達検査		
遠城寺式乳幼児分析的発達検査 [1]	0 ～ 4 歳 8 カ月	運動（移動，手），社会性（基本的習慣，対人関係），言語（発語，言語理解）の 6 領域をみる．標準化された検査（図 108）．
乳幼児精神発達質問紙（津守式）[2, 3]	0 ～ 7 歳	養育者への面接・質問方式で運動，探索・操作，社会，生活習慣，理解・言語などをみる．標準化された検査．
DENVER II（デンバー発達判定法）[4]	0 ～ 6 歳	個人－社会，微細運動－適応，言語，粗大運動の 4 領域をみる．標準化された検査．
新版 K 式発達検査 [5]	0 ～成人	姿勢・運動，認知・適応，言語・社会の 3 領域をみる．標準化された検査．
KIDS（キッズ）乳幼児発達スケール [6]	0 歳 1 カ月～ 6 歳 11 カ月	9 領域，約 130 項目からなる質問について回答する．標準化された検査（図 109）．

JCOPY 498-07693

表 30 つづき

知能発達検査

田中ビネー知能検査 V [7]	2 歳～成人	思考, 言語, 記憶, 数量, 知覚などの問題から構成され, 年齢尺度別に配列された 113 項目の問題. アセスメントシートの活用により, 発達年齢や認知特性が把握できる. 標準化された検査（図 110）.
WISC-IV 知能検査 [8]	5 歳～ 16 歳 11 カ月	全 15 の下位検査で構成されており, 10 の基本検査を実施することで, 5 つの合成得点（全検査 IQ, 言語理解指標, 知覚推理指標, ワーキングメモリー指標, 処理速度指標）が算出される. 標準化された検査（図 111）.
WPPSI-III 知能検査 [9]	2 歳 6 カ月～ 7 歳 3 カ月	全 14 の下位検査で構成されており, 年齢によって決められた基本検査を実施することで, 5 つの合成得点（全検査 IQ, 言語理解指標, 知覚推理指標, 処理速度指標, 語い総合得点）が算出される. 標準化された検査.
日本版 K-ABC II [10]	2 歳 6 カ月～ 18 歳 11 カ月	知的な能力について, 認知処理過程と習得度に分けて測定. 認知尺度と習得尺度をそれぞれ 4 つの尺度に分けて測定. 標準化された検査. 使用の際には講習会を受講していることが望ましい.
グッドイナフ人物画知能 検査（DAM）[11]	3 歳～ 8 歳 6 カ月	人物像を描くことで, それぞれの身体部位の描き方により精神年齢を算出. 標準化された検査.

社会性（行動）の発達検査

S-M 社会生活能力検査 第 3 版 [12]	1 歳～ 13 歳	社会生活能力を自立と社会参加に必要な生活への適応能力と定義し, 子どもの日頃の様子から社会生活能力の発達を捉える検査（図 112）.
日本版 Vineland- II 適応 行動尺度 [13]	0 ～ 92 歳	適応行動の発達水準を幅広くとらえ, 支援計画作成に役立つ検査. 4 つの適応行動領域と不適応行動領域と下位検査から構成される（図 113）.

表 30　つづき

ASA 旭出式社会適応ス キル検査 14)	幼児〜高校生	社会自立の基礎となる社会適応スキルを評価する. 全般的なスキルの発達, スキルの個人内差を把握し, 指導や支援に活用できる (図114).

感覚・認知・運動過程の発達検査

フロスティッグ視知覚発 達検査 (DTVP) 15)	4 歳〜 7 歳 11 カ月	視知覚障害の検査. 視覚と運動の協応, 図形と素地の弁別, 形の恒常性, 空間位置, 空間関係の下位検査からなる. 標準化された検査.
非運動性視知覚発達検査 (TVPS) 3)	4 歳〜 12 歳 11 カ月	運動的要素を最小限にとどめた視知覚の検査法で視覚的弁別など 7 つの下位検査からなる.標準化された検査.
絵画語い発達検査法 (PVT-R) 3)	3 歳〜 12 歳 3 カ月	語彙理解力の検査. 4 コマ (12 枚) の絵の中から検査者のいう単語に最もふさわしい絵を選択する. 標準化された検査.
日本版ミラー幼児発達 スクリーニング検査 (JMAP) 16)	2 歳 9 カ月〜 6 歳 2 カ月	基礎能力, 協応性, 言語, 非言語, 複合能力の 5 領域をみる. 標準化された検査 (図115, 116).
JPAN 感覚処理・行為機 能検査 17)	4 歳〜 10 歳 11 カ月	子どもの姿勢・平衡機能, 体性感覚, 視知覚・目と手の協調, 行為機能の 4 領域を評価.標準化された検査 (図 117).
日本版感覚プロファイ ル 18)	3 歳〜 10 歳 11 カ月	感覚の過敏さや鈍さといった問題について,複数の感覚領域にわたり包括的に把握する検査.
LC スケール (言語コミュニケーショ ン発達スケール)	0 歳 1 カ月〜 6 歳 11 カ月	乳児期から学齢前の言語・コミュニケーションレベルの発達を評価する標準化された検査.前言語期の対人コミュニケーション, 1 語文中心の一語文期, 語連鎖が出現する「ご連鎖移行期」, 言葉による伝達の幅が広がる「語操作期」, 学齢期言語レベルの橋渡しとなる「発展期」の 5 段階を設定している.
LCSA (言語コミュニケーショ ン発達スケール)	1 年 生 (6 歳 0 カ月) 〜 4 年生 (10 歳 11 カ月)	文や文章の聴覚的理解, 語彙や定型句の知識,発話表現, 柔軟性, リテラシー (書記表現に関するスキル) の 5 つの領域を評価する課題から構成されている, 標準化された検査 (図118).

236　4 章　生涯発達に関する各種検査

表 30 つづき

SCTAW (抽象語理解力検査)	幼児～老人	日本ではじめての抽象語のみを刺激とした言語理解力検査. 軽度の言語性意味理解障害を検出するのに鋭敏. 標準化された検査.
J.COSS (日本語理解テスト)	3 歳～高齢者	口頭もしくは書記で提示される語彙や文法項目を含んだ文章理解レベルを評価する標準化された検査. 日本語独自の助詞関連項目, 授受関係項目を含んだ 20 項目 80 問題から構成されている (図 119).

3 各発達検査の概要解説と検査表

a. 一般的発達検査

1) 遠城寺式乳幼児分析的発達検査[1] (図 108)

a) 特色

乳幼児の持っている能力を, 運動・社会性・言語の領域にわたって, 項目別に, 短時間に測定でき, その発達状況を分析的に評価できる. 乳幼児の健康診断において一般的な診察や身体計測と併せて使用されている.

b) 内容

検査項目は, 運動, 社会性, 言語の 3 領域. 運動の領域には移動運動 (64 項目) と手の運動 (51 項目), 社会性の領域には基本的習慣 (48 項目) と対人関係 (53 項目), 言語の領域には発語 (46 項目) と言語理解 (31 項目) が含まれる.

適用年齢: 0 歳～ 4 歳 7 カ月

c) 実施法

発達の遅れが見られる場合は, 適当と思われる段階の問題から始める. 合格は○, 不合格は×印をつける. 不合格が 3 つ続いたら検査を止める. 合格が 3 つ続いたら, 以下は合格と解釈する.

d) 解釈

項目の通過状況により発達年齢がプロフィールで表され, 発達グラフの各点を結べば, その子どもの発達プロフィールが一見してわかる. この線が生活年齢の点より上にあれば発達は優れ, 下にあれば遅れていることになる.

遠城寺式・乳幼児分析的発達検査表　（九大小児科改訂版）

氏名		男／女	外来番号		検査年月日	1. 年 月 日　3. 年 月 日 2. 年 月 日　4. 年 月 日
	生年月日	年 月 日生	診断			

(年:月)	移動運動	手の運動	基本的習慣	対人関係	発語	言語理解
4:8 / 4:4	スキップができる	紙飛行機を自分で折る	ひとりで着衣ができる	砂場で二人以上で協力して一つの山を作る	文章の復唱(2/3)「子供が二人ブランコに乗っています」「山の上に大きな月が出ました」「きのう姉さんと買物に行きました」	左右がわかる
4:4 / 4:0	ブランコに立ちのりしてこぐ	はずむボールをつかむ	信号を見て正しく道路をわたる	ジャンケンで勝負をきめる	四数詞の復唱(2/3) 5-2-4-9 / 6-8-3-5 / 7-3-2-8	数の概念がわかる(5まで)
4:0 / 3:8	片足で数歩とぶ	紙を直線にそって切る	入浴時、ある程度自分で体を洗う	母親にことわって友達の家に遊びに行く	両親の姓名、住所を言う	用途による物の指示(5/5)(本、鉛筆、時計、いす、電燈)
3:8 / 3:4	幅とび(両足をそろえて前にとぶ)	十字をかく	鼻をかむ	友達と順番に使う(ブランコなど)	文章の復唱(2/3)「きれいな花がさいています」「飛行機は空を飛びます」「じょうずに歌を歌います」	数の概念がわかる(3まで)
3:4 / 3:0	でんぐりがえしをする	ボタンをはめる	顔をひとりで洗う	「こうしていい?」と許可を求める	同年齢の子供と会話ができる	高い、低いがわかる
3:0 / 2:9	片足で2~3秒立つ	はさみを使って紙を切る	上着を自分で脱ぐ	ままごとで役を演じることができる	二語文の復唱(2/3)(小さな人形、赤いふうせん、おいしいお菓子)	赤、青、黄、緑がわかる(4/4)
2:9 / 2:6	立ったままでくるっとまわる	まねて○をかく	靴をひとりではく	年下の子供の世話をやきたがる	二数詞の復唱(2/3) 5-8 / 6-2 / 3-9	長い、短いがわかる
2:6 / 2:3	足を交互に出して階段をあがる	まねて直線を引く	こぼさないでひとりで食べる	友達とけんかをすると言いつけにくる	自分の姓名を言う	大きい、小さいがわかる
2:3 / 2:0	両足でぴょんぴょん跳ぶ	鉄棒などに両手でぶらさがる	ひとりでパンツを脱ぐ	電話ごっこをする	「きれいね」「おいしいね」などの表現ができる	鼻、髪、歯、舌、へそ、爪を指示する(4/6)
2:0 / 1:9	ボールを前にける	積木を横に二つ以上ならべる	排尿を予告する	親から離れて遊ぶ	二語文を話す(わんわんきた)など	「もうひとつ」「もうすこし」がわかる
1:9 / 1:6	ひとりで一段ずつに足をそろえながら階段をあがる	鉛筆でぐるぐるまるをかく	ストローで飲む	友達と手をつなぐ	絵を見て三つのものの名前を言う	目、口、耳、手、足、腹を指示する(4/6)
1:6 / 1:4	走る	コップからコップへ水をうつす	パンツをはかせるとき両足をひろげる	困難なことに出会うと助けを求める	絵を見て一つのものの名前を言う	絵本を読んでもらいたがる
1:4 / 1:2	靴をはいて歩く	積木を二つ重ねる	自分の口もとをひとりでふこうとする	簡単な手伝いをする	3語言える	簡単な命令を実行する(「新聞を持っていらっしゃい」など)
1:2 / 1:0	2~3歩あるく	コップの中の小粒をとり出そうとする	お菓子のつつみ紙をとって食べる	ほめられると同じ動作をくり返す	2語言える	要求を理解する(3/3)(おいで、ちょうだい、ねんね)
1:0 / 0:11	座った位置から立ちあがる	なぐり書きをする	さじで食べようとする	父や母の後追いをする	ことばを1~2語、正しくまねる	要求を理解する(1/3)(おいで、ちょうだい、ねんね)
0:11 / 0:10	つたい歩きをする	おもちゃの車を手で走らせる	コップを自分で持って飲む	人見知りをする	音声をまねようとする	「バイバイ」や「さようなら」のことばに反応する
0:10 / 0:9	つかまって立ちあがる	びんのふたを、あけたりしめたりする	泣かずに欲求を示す	身ぶりをまねする(オツムテンテンなど)	さかんにおしゃべりをする(喃語)	「いけません」と言うと、ちょっと手をひっこめる
0:9 / 0:8	ものにつかまって立っている	おもちゃのたいこをたたく	コップなどを両手で口に持っていく	おもちゃをとられると不快を示す	タ、ダ、チャなどの音声が出る	
0:8 / 0:7	ひとりで座って遊ぶ	親指と人さし指でつかもうとする	顔をふこうとするといやがる	鏡を見て笑いかけたり話しかけたりする	マ、バ、パなどの音声が出る	
0:7 / 0:6	腹ばいで体をまわす	おもちゃを一方の手から他方に持ちかえる	コップから飲む	親しみと怒った顔がわかる	おもちゃなどに向って声を出す	親の話し方で感情をききわける(禁止など)
0:6 / 0:5	寝がえりをする	手を出してものをつかむ	ビスケットなどを自分で食べる	鏡に映った自分の顔に反応する	人に向って声を出す	
0:5 / 0:4	横向きに寝かせると寝がえりをする	ガラガラを振る	おもちゃを見ると動きが活発になる	人を見ると笑いかける	キャーキャーいう	母の声と他の人の声をききわける
0:4 / 0:3	首がすわる	おもちゃをつかんでいる	さじから飲むことができる	あやされると声を出して笑う	声を出して笑う	
0:3 / 0:2	あおむけにして体をおこしたとき頭を保つ	頬にふれたものを取ろうとして手を動かす	顔に布をかけられて不快を示す	人の声がする方に向く	泣かずに声を出す(アー、ウァ、など)	人の声でしずまる
0:2 / 0:1	腹ばいで頭をちょっとあげる	手を口に持っていってしゃぶる	満腹になると乳首を舌でおし出したり顔をそむけたりする	満腹の顔をじいっと見つめる	いろいろな泣き声を出す	
0:1 / 0:0	あおむけでときどき左右に首の向きをかえる	手にふれたものをつかむ	空腹時に抱くと顔を乳の方に向けてほしがる	泣いているとき抱きあげるとしずまる	元気な声で泣く	大きな音に反応する
(年:月) 暦年齢 移動運動／手の運動／本人の習慣／対人関係／発語／言語理解	移動運動	手の運動	基本的習慣	対人関係	発語	言語理解
	運動		社会性		言語	

© 遠城寺宗徳　発行元 〒108 東京都港区三田2丁目19-30　慶應義塾大学出版会

図108　遠城寺式乳幼児分析的発達検査表（遠城寺宗徳, 他. 遠城寺式乳幼児分析的発達検査法. 東京: 慶應義塾大学出版会; 1983[1]）より許諾を得て転載）

折れ線グラフが横に直線に近ければ全体的に発達のバランスがとれており，凸凹があったり，傾斜していれば，発達が不均衡であることを示している．

e) その他

- 脳性麻痺，精神発達遅滞などの鑑別診断ができる．
- 0歳児から使用できる．
- 検査法が簡便で短時間でできる．
- 折れ線グラフで保護者に説明しやすい．

2) 新版K式発達検査 Kyoto scale of psychological development [5]

a) 特色

臨床現場で作成され，臨床現場に普及していく過程で公刊された発達検査法であり，「K式」のKは京都の頭文字を取って命名された．発達スクリーニング検査ではなく，発達過程の精密観察を行い，全体像を捉える検査である．

b) 内容

324項目にわたる検査項目は，年齢的に平均しては分布せず，年齢級によって配分された検査項目の数が異なる．検査用紙は，0カ月から成人までの適応年齢について，関連する項目が互いに横に関連するように，第1葉から第5葉の5枚の検査用紙に配列されている．検査項目は，姿勢・運動領域 postural-motor area（P—M），認知・適応領域 cognitive-adaptive area（C—A），言語・社会領域 language-social area（L—S）の3領域に大別され，複数の小検査項目によって構成されている．3領域と全領域のそれぞれについて，発達年齢，発達指数を求めることができる．

適用年齢: 新生児〜成人

c) 実施法

検査は，子どもの生活年齢を算出し，原則的には生活年齢に該当する検査項目から実施する．障害児の場合，どの発達年齢の項目から開始するかを選択する必要がある．検査項目に対する子どもの反応は合格（＋）か不合格（−）かに二分される．合格項目から不合格項目へ移行する境界を調べ，境界を1本の線でつないでプロフィールを示す．

d) 解釈

子どもの発達が全体として到達している年齢段階を判定する．3領域と全

領域の得点を求め，独自の換算表に従って発達年齢に換算する．生活年齢を求めて発達指数を計算する．算出した発達指数からは標準と比較はできるが，障害児理解のための情報は得られない．むしろ，プロフィールや反応態度，発達年齢などが，各児の問題点や援助方針にとっての重要な情報を提供してくれる．

3）KIDS（キッズ）乳幼児発達スケール kinder infant development scale[6]（図 109）

a）特色

1989 年，全国 38 都道府県の乳幼児約 6,000 名によって標準化された新しい検査．日常生活場面での行動項目が発達年齢順に羅列されている質問紙に，その子どもをよく知っている大人（母親，保育士など）が項目の可否をチェックする質問紙法による検査．

b）内容

検査項目は，運動，操作，理解言語，表出言語，概念，対子ども社会性，対成人社会性，しつけ，食事の 9 領域（1 カ月〜 11 カ月児は 6 領域）．検査用紙はタイプ A（1 カ月〜 11 カ月），タイプ B（1 歳〜 2 歳 11 カ月），タイプ C（3 歳〜 6 歳 11 カ月），タイプ T（発達遅滞児傾向向き，0 歳〜 6 歳）の 4 つがあり，発達年齢や暦年齢に応じて利用される．

適用年齢：1 カ月〜 6 歳 11 カ月

c）実施法

約 130 項目からなる質問について，乳幼児の日頃の行動に照らして○×で回答する．

d）解釈

通過項目の数が得点となり（○が付いた項目のみ加算），領域別発達年齢換算表を用いて発達年齢を算出する．また，すべての領域の得点を加算したものを総合発達年齢換算表を用いて総合発達年齢を算出する．発達プロフィールから各領域の特性を明らかにできる．

e）その他

・短時間でどこでも実施できる．

・普段の生活全体からの評価ができる．

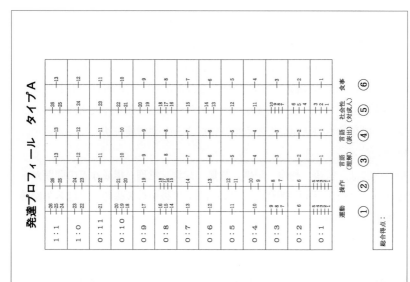

図 109 KIDS 乳幼児発達スケール（三宅和夫，監修．KIDS 乳幼児発達スケール．
東京：発達科学研究教育センター；1991[6]）より許諾を得て転載）

b. 知能発達検査

1) 田中ビネー知能検査 V [7] (図 110)

a) 特色

「田中・びねー式知能検査」を 1970 年に改訂し「田研・田中ビネー知能検査法」として出版，1987 年に全訂版としてより完成度が高められた．2003 年版は初版から数えて 5 番目の版であるため，正式名を「田中ビネー知能検査V」とした．予め知能をいくつかの問題に分類し作成するものではなく，一般知識を包括的にまとめて測定しようとする検査法．

b) 内容

検査内容は，言語，動作，記憶，数量，知覚，推理，構成などの問題から構成され，問題数は 113 問になっている．1 歳級から 3 歳級までは各年齢級に 12 問ずつ設定し，4 歳級から 13 歳級までは各年齢級に 6 問ずつ設定してある．14 歳級から成人級の問題として，17 問を設定してある．

適用年齢: 2 歳～成人

c) 実施法

一般には被検者の生活年齢と等しい年齢級から開始する．ただし 14 歳以上は，原則として成人級の A01 ～ A17 を全問実施し，通常は下の年齢級に下がることはしない．

1 つでも合格できない問題があったら，下の年齢級へ下がり，不合格の問題が 1 つもない年齢級まで行う．全問題を合格できたら，上の年齢級に進み，合格の問題が 1 つもない年齢級まで順次進んでいく．同種の問題を拾って検査を行わない．原則として，各年齢級の問題は問題番号通りに実施する．

d) 解釈

子どもの生活年齢，ならびに記録用紙の合否から精神年齢を算出し，知能指数を算出する．精神年齢，知能指数から子どもの知能水準について判断するとともに，内容を質的に吟味する．14 歳以上は原則として偏差知能指数 (DIQ) を算出する．

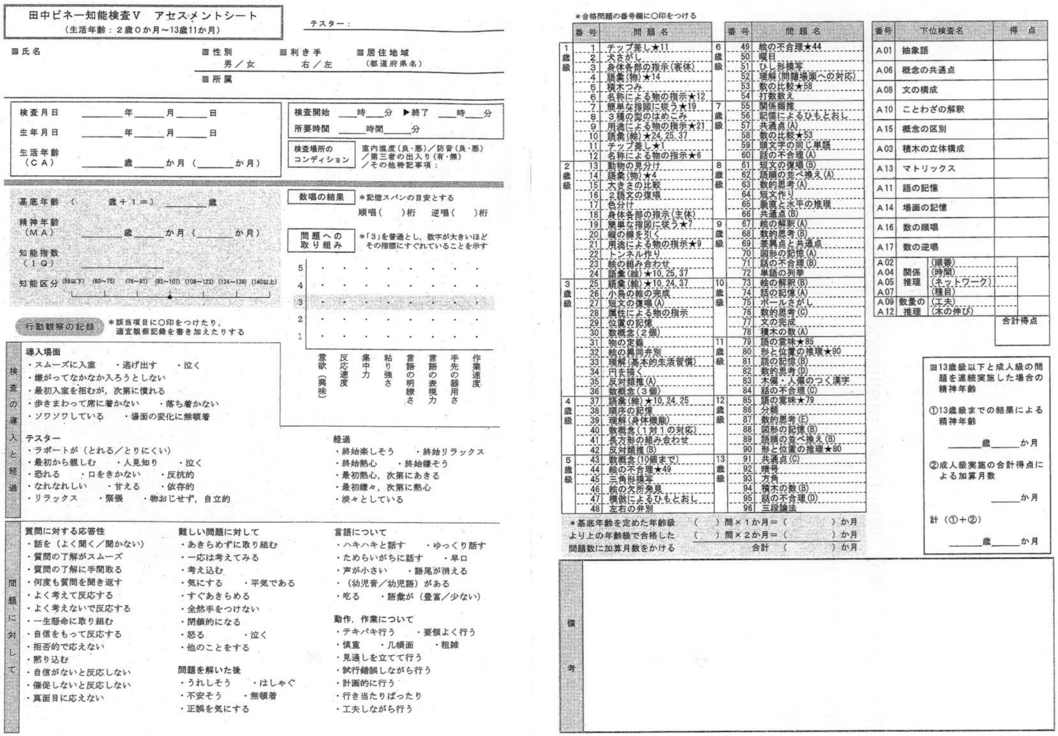

田中ビネー知能検査V　アセスメントシート
（生活年齢：2歳0か月～13歳11か月）

テスター：

■氏名　■性別 男／女　■利き手 右／左　■居住地域（都道府県名）　■所属

検査月日 ＿年＿月＿日
生年月日 ＿年＿月＿日
生活年齢（CA）＿歳＿か月（＿か月）

検査開始 ＿時＿分 ▶終了 ＿時＿分
所要時間 ＿時間＿分

検査場所のコンディション：室内温度（良・悪）／防音（良・悪）／第三者の出入り（有・無）／その他特記事項：

基底年齢（　歳＋1＝）＿歳
精神年齢（MA）＿歳＿か月（＿か月）
知能指数（IQ）
知能区分 (59以下) (60～75) (76～91) (92～107) (108～123) (124～139) (140以上)

数唱の結果　＊記憶スパンの目安とする
順唱（　）桁　逆唱（　）桁

問題への取り組み　＊「3」を普通とし，数字が大きいほどその指標にすぐれていることを示す
5 4 3 2 1
意欲（興味）　反応速度　集中力　粘り強さ　言語の明瞭さ　言語の表現力　手先の器用さ　作業速度

行動観察の記録　＊該当項目に○印をつけたり，適宜観察記録を書き加えたりする

検査の導入と経過

導入場面
・スムーズに入室　・逃げ出す　・泣く
・嫌がってなかなか入ろうとしない
・最初入室を拒むが，次第に慣れる
・歩きまわって席に着かない　・落ち着かない
・ソワソワしている　・場面の変化に無頓着

テスター
・ラポートが（とれる／とりにくい）
・最初から親しむ　・人見知り　・泣く
・恐れる　・口をきかない　・反抗的
・なれなれしい　・甘える　・依存的
・リラックス　・緊張　・物おじせず，自立的

経過
・終始楽しそう　・終始リラックス
・終始熱心　・終始嫌そう
・最初熱心，次第にあきる
・最初嫌々，次第に熱心
・淡々としている

問題に対して

質問に対する応答性
・話を（よく聞く／聞かない）
・質問の了解がスムーズ
・質問の了解に手間取る
・何度も質問を聞き返す
・よく考えて反応する
・よく考えないで反応する
・一生懸命に取り組む
・自信をもって反応する
・拒否的で応えない
・黙り込む
・自信がないと反応しない
・催促しないと反応しない
・真面目に応えない

難しい問題に対して
・あきらめずに取り組む
・一応は考えてみる
・考え込む
・気にする　・平気である
・すぐあきらめる
・全然手をつけない
・閉鎖的になる
・怒る　・泣く
・他のことをする

問題を解いた後
・うれしそう　・はしゃぐ
・不安そう　・無頓着
・正誤を気にする

言語について
・ハキハキと話す　・ゆっくり話す
・ためらいがちに話す　・早口
・声が小さい　・語尾が消える
・（幼児音／幼児語）がある
・吃る　・語彙が（豊富／少ない）

動作，作業について
・テキパキ行う　・要領よく行う
・慎重　・几帳面　・粗雑
・見通しを立てて行う
・試行錯誤しながら行う
・計画的に行う
・行き当たりばったり
・工夫しながら行う

＊合格問題の番号欄に○印をつける

年齢級	番号	問題名	年齢級	番号	問題名
1歳級	1	チップ差し★11	6歳級	49	絵の不合理★44
	2	犬さがし		50	曜日
	3	身体各部の指示(客体)		51	ひし形模写
	4	語彙(物)★14		52	理解(問題場面への対応)
	5	積木つみ		53	数の比較★58
	6	名称による物の指示★12		54	打数数え
	7	簡単な指図に従う★19	7歳級	55	関係類推
	8	3種の型のはめこみ		56	記憶によるひもとおし
	9	用途による物の指示★21		57	共通点(A)
	10	語彙(絵)★24, 25, 37		58	数の比較★53
	11	チップ差し★1		59	頭文字の同じ単語
	12	名称による物の指示★6		60	話の不合理(A)
2歳級	13	動物の見分け	8歳級	61	短文の復唱(B)
	14	語彙(物)★4		62	語順の並べ換え(A)
	15	大きさの比較		63	数的思考(A)
	16	2語文の復唱		64	短文作り
	17	色分け		65	垂直と水平の推理
	18	身体各部の指示(主体)		66	共通点(B)
	19	簡単な指図に従う★7	9歳級	67	絵の解釈(A)
	20	縦の線を引く		68	数的思考(B)
	21	用途による物の指示★9		69	差異点と共通点
	22	トンネル作り		70	図形の記憶(A)
	23	絵の組み合わせ		71	話の不合理(B)
	24	語彙(絵)★10, 25, 37		72	単語の列挙
3歳級	25	語彙(絵)★10, 24, 37	10歳級	73	絵の解釈(B)
	26	小鳥の絵の完成		74	話の記憶(A)
	27	短文の復唱(A)		75	ボールさがし
	28	属性による物の指示		76	数的思考(C)
	29	位置の記憶		77	文の完成
	30	数概念(2個)		78	積木の数(A)
	31	物の定義	11歳級	79	語の意味★85
	32	絵の異同弁別		80	形と位置の推理★90
	33	理解(基本的生活習慣)		81	話の記憶(B)
	34	円を描く		82	数的思考(D)
	35	反対類推(A)		83	木偏・人偏のつく漢字
	36	数概念(3個)		84	話の不合理(C)
4歳級	37	語彙(絵)★10, 24, 25	12歳級	85	語の意味★79
	38	順序の記憶		86	分類
	39	理解(身体機能)		87	数的思考(E)
	40	数概念(1対1の対応)		88	図形の記憶(B)
	41	長方形の組み合わせ		89	語順の並べ換え(B)
	42	反対類推(B)		90	形と位置の推理★80
5歳級	43	数概念(10個まで)	13歳級	91	共通点(C)
	44	絵の不合理★49		92	暗号
	45	三角形模写		93	方角
	46	絵の欠所発見		94	積木の数(B)
	47	模倣によるひもとおし		95	話の不合理(D)
	48	左右の弁別		96	三段論法

＊基底年齢を定めた年齢級より上の年齢級で合格した問題数に加算月数をかける
（　）問×1か月＝（　）か月
（　）問×2か月＝（　）か月
合計（　）か月

番号	下位検査名		得点
A01	抽象語		
A06	概念の共通点		
A08	文の構成		
A10	ことわざの解釈		
A15	概念の区別		
A03	積木の立体構成		
A13	マトリックス		
A11	語の記憶		
A14	場面の記憶		
A16	数の順唱		
A17	数の逆唱		
A02	関係推理	(順番)	
A04		(時間)	
A05		(ネットワーク)	
A07		(種目)	
A09	数量の推理	(工夫)	
A12		(木の伸び)	
		合計得点	

■13歳級以下と成人級の問題を連続実施した場合の精神年齢
①13歳級までの結果による精神年齢　＿歳＿か月
②成人級実施の合計得点による加算月数　＿か月
計（①＋②）　＿歳＿か月

備考

図 110　田中ビネー知能検査記録用紙（田中教育研究所，編．田中ビネー知能検査V　記録用紙．東京: 田研出版; 2003[7] より許諾を得て転載）

e) その他

- 年齢尺度で構成されているため，今提示している問題がどの年齢に当たるか常に把握しながら実施できる（成人級では廃止）．
- 問題数が多いため，何らかの要因で完全実施できなくても，かなりのところまで知能レベルを測定できる．
- 1歳級以下の発達を捉える指標「発達チェック」の活用．
- 検査結果が一望できるアセスメントシートの使用．

2）WISC-IV 知能検査 Wechsler intelligence scale for children-fourth edition[8]（図 111）

a）特色

WISC-III に改訂を加えた検査法．特定の認知領域の知的機能を表す4つの合成得点「言語理解指標」「知覚推理指標」「ワーキングメモリー指標」「処理速度指標」とともに，子どもの全般的な知能を表す合成得点「全検査IQ」を算出する．

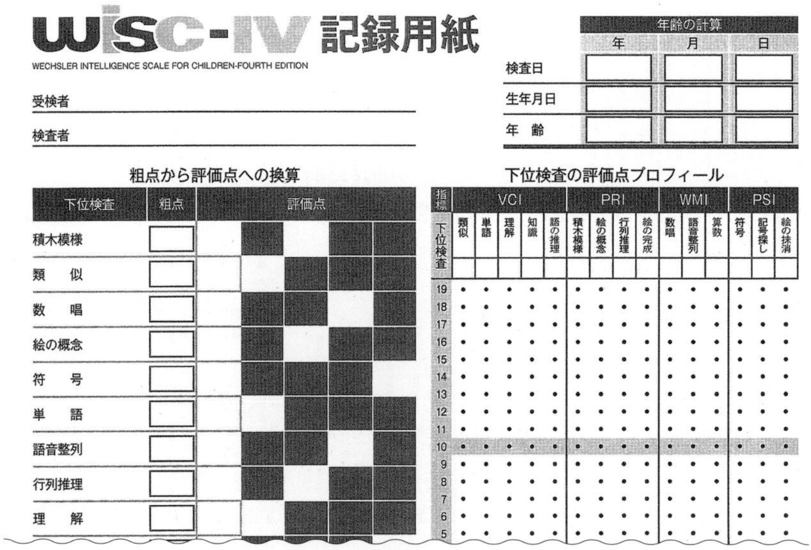

図 111　WISC-IV 知能検査表「日本版 WISC-IV 知能検査記録用紙」より，
日本文化科学社の許諾を得て転載（© 2010 NCS Pearson, Inc.）

b) 内容

WISC-IV は，全15の下位検査（10の基本検査と5つの補助検査）で構成され，5つの合成得点（全検査IQ，4つの指標得点）が算出される．4つの指標それぞれを構成する基本検査は，言語理解指標では「類似」「単語」「理解」の3つ，知覚推理指標では「積木模様」「絵の概念」「行列推理」の3つ，ワーキングメモリー指標では「数唱」「語音整列」の2つ，処理速度指標では「符号」「記号探し」の2つである．それらの合成得点から，子どもの知的発達の様相をより多面的に把握できる．

適用年齢：5歳〜16歳11カ月

c) 実施法

下位検査の実施の順序は原則として決められていて，言語理解指標と知覚推理指標の下位検査は，ワーキングメモリー指標と処理速度指標の下位検査を間にはさみながら，交互に行われる．状況によっては，特定の子どものニーズに応じて，標準的な実施順序を変更することが必要な場合もある．

d) 解釈

各下位検査ごとに粗点を計算し，粗点は換算表を用いて評価点へ換算される．

各指標の評価点合計，および全検査評価点合計を換算表を用いて合成得点に換算する．同じく「言語理解」，「知覚推理」，「ワーキングメモリー」，「処理速度」の各評価点合計を換算表を用いて合成得点に換算する．プロフィール記入後，指標・下位検査レベルのディスクレパンシーを比較する．下位検査レベルで個人内の強い能力と弱い能力を確認する．「積木模様」「数唱」「絵の抹消」の3つの下位検査で基本的なプロセス分析が可能．

e) その他

- ・言語性IQ（VIQ）と動作性IQ（PIQ）という概念の代わりに，言語理解指標（VCI）と知覚推理指標（PRI）を利用．
- ・流動性推理能力，ワーキングメモリー，処理速度の測定を改善するために5つの新たな下位検査が導入された．

（2022年2月にWISC-Vが刊行された）

c. 社会性（行動）の発達検査

1）S-M 社会生活能力検査　第3版 [12]（図 112）

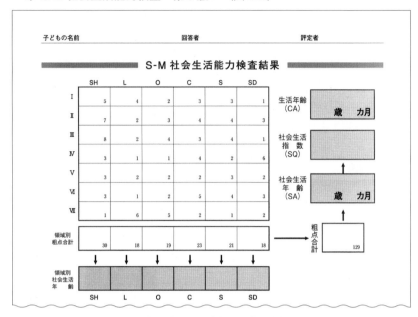

図 112　S-M 社会生活能力検査 第3版（上野一彦, 他編. S-M 社会生活能力検査 第3版. 2016）日本文化科学社より許可を得て転載

a）特色

1980 年に作成された新版 S-M 社会生活能力検査を，項目内容や換算表の見直しを行い第3版を作成．子どもの普段の社会生活能力を測定するため，子どもの日常生活をよく知る大人が回答する質問紙による検査.

b）内容

検査内容は，「身辺自立」（衣服の着脱や，食事，排泄などの身辺自立に関する能力），「移動」（自分の行きたいところへ移動するための能力），「作業」（道具の扱いなどの作業遂行に関する能力），「コミュニケーション」（ことばや文字などによるコミュニケーション能力），「集団参加」（社会生活への参加の具合を示す能力），「自己統制」（わがままを抑え，自己の行動を責任を持って目的に方向づける能力）の6領域，全129項目で構成されている.

適用年齢：1 歳〜13 歳

c) 実施法

検査用紙に，子ども自身が回答するのではなく，子どもの日常生活をよく知っている保護者などの家族，担任教師などに記入してもらう．検査用紙に記載されている事項について，○か×で答える．発達段階指標を設けることで，年齢の違いに応じて回答する項目の範囲が設定されている．

d) 解釈

全検査ならびに各領域の粗点から社会生活年齢（SA）を求めることで，各発達水準をみることができる．また生活年齢に基づく指標値である社会生活指数（SQ）を求めることも可能．

e) その他

・領域別の社会生活年齢（SA）プロフィールから，社会生活面での子どもの個人内差を捉えることができる．

・他の検査との検査バッテリーを組むことにより，特別な教育的ニーズを持つ子どもの判断や診断に有効に利用できる．

2) Vineland-II 適応行動尺度　Vineland Adaptive Behavior Scales Second Edition [13]（図 113）

a) 特色

1984 年に作成された，Vineland ABC に大幅な改定を加えたもので，面接フォームと保護者記入者フォームからなるが，日本版は，面接フォームのみの出版となっている．検査項目の4領域および11の下位領域それぞれに新規項目を追加し，生涯を通じての適応能力を抽出できるようにした．

b) 内容

本検査は，4領域の適応行動「コミュニケーション」「日常生活スキル」「社会性」「運動スキル」と，「不適応行動」で構成される．それぞれの下位項目は，「コミュニケーション」は受容言語・表出言語・読み書き，「日常生活スキル」は身辺自立・家事・地域生活，「社会性」は対人関係・遊びと余暇・コーピングスキル，「運動スキル」は粗大運動・微細運動，「不適応行動」は，不適応行動指標・不適応行動重要事項からなる．

c) 実施法

子どもの行動を熟知する保護者などに対する半構造化面接法の設定で実施する．検者は質問項目をそのまま読むのではなく，自然な対話の中で聞いて

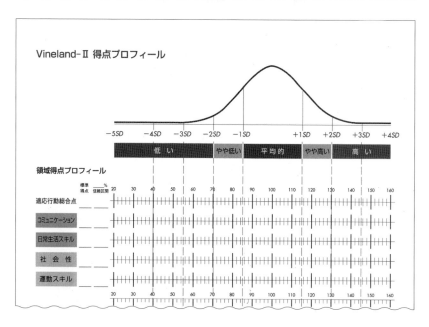

図113　Vineland-Ⅱ適応行動尺度　面接フォーム（Sparrow SS, 辻井正次, 他・
日本版監修. Vineland-Ⅱ適応行動尺度　面接フォーム. 2014）
日本文化科学社より許可を得て転載（© 2014 NCS Pearson, Inc.）

いくことが推奨される．採点は対象者が通常または習慣的に行う場合は得点2，時々行う場合は得点1，全く行わない・またはほとんど行わない場合は得点0とする．

　適用年齢：0〜92歳

　d）解釈

　適応行動領域では，4つの「領域標準得点」と，それらを総合した「適応行動総合点」によって，対象者の適応行動の全体的な発達水準がわかる．各領域の標準得点は中央値と比較することで，対象者の強みと弱みを特定することができる．不適応行動領域では，3つの「v評価点」が算出され，対象者の不適応行動の特徴をとらえることができる．

　e）その他

　　・適応行動領域とそれを構成する下位領域はプロフィールを描くことができ，視覚的に対象者の特徴を把握することができる．

3）ASA 旭出式社会適応スキル検査 [14]（図 114）

　a）特色

　社会自立の基礎となる社会適応スキルを評価する検査であり，「社会適応スキルの全般的発達」および「社会適応スキルを構成する各スキルや，さらにそれら細部の観点に基づいた発達の程度」を把握することができる検査．

　b）内容

　本検査は，全般的な社会適応スキルと4つの社会適応スキル（言語スキル，日常生活スキル，社会生活スキル，対人関係スキル）に分けられており，192項目の質問項目で構成されている．

　適用年齢：幼児〜高校生

　c）実施法

　子どもの日常生活をよく理解している保護者や担任教師らが各質問項目に回答する．日常生活の中で「できる」場合には2点に○をつけ，「できない」「やったことがない」場合には0点に○をつける．項目によっては1点が設けられている．

　d）解釈

　結果は，当該学年における下位項目の「平均未満」「平均以上」という判定やスキル獲得の相当年齢，4つの社会適応スキルの獲得段階（スキル段階

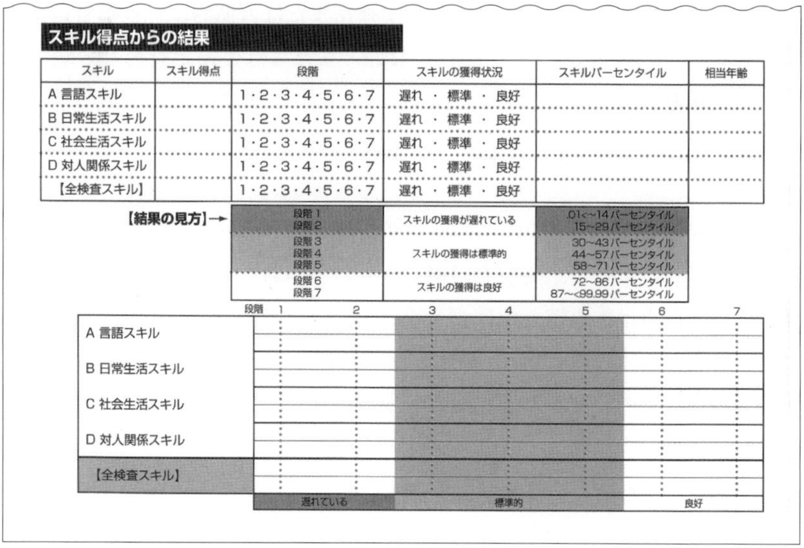

スキル得点からの結果

スキル	スキル得点	段階	スキルの獲得状況	スキルパーセンタイル	相当年齢
A 言語スキル		1・2・3・4・5・6・7	遅れ ・ 標準 ・ 良好		
B 日常生活スキル		1・2・3・4・5・6・7	遅れ ・ 標準 ・ 良好		
C 社会生活スキル		1・2・3・4・5・6・7	遅れ ・ 標準 ・ 良好		
D 対人関係スキル		1・2・3・4・5・6・7	遅れ ・ 標準 ・ 良好		
【全検査スキル】		1・2・3・4・5・6・7	遅れ ・ 標準 ・ 良好		

【結果の見方】→

段階1 段階2	スキルの獲得が遅れている	.01<~14 パーセンタイル 15~29 パーセンタイル
段階3 段階4 段階5	スキルの獲得は標準的	30~43 パーセンタイル 44~57 パーセンタイル 58~71 パーセンタイル
段階6 段階7	スキルの獲得は良好	72~86 パーセンタイル 87~<99.99 パーセンタイル

図 114　旭出式社会適応スキル検査（旭出学園教育研究所．肥田野直，監修．ASA 旭出式社会適応スキル検査．2012）日本文化科学社より許可を得て転載

1～2は「遅れている」，スキル段階3～5は「標準的」，スキル段階6～7は「良好」）を求めることができる．

e）その他

・「臨床版プロフィール」を用いて，32の下位領域における個人内差を把握することができる．

d.　感覚・知覚・認知の処理過程の発達検査

1）フロスティッグ視知覚発達検査 developmental test of visual perception（DTVP）[15)]

a）特色

幼児・学童の学習の基礎となる視知覚能力の発達について検査する．視知覚能力に困難のある領域を正確に捉え，困難の程度を正確に把握することができる．

b）内容

5つの視知覚能力を測定する．視覚と運動の協応（目と手の協応動作），

図形と素地（順次複雑になっていく素地から図形を知覚する），形の恒常性（条件の異なる幾何学図形を知覚し，それを類似の幾何学図形と弁別），空間における位置（反転，回転している図形を弁別），空間関係（単純な形態や模様を分析）．

適用年齢：4歳～7歳11カ月

c）実施法

手引書に基づいて検査用紙の下位検査から実施する．個別でも集団でも可能．障害のある子どもにも実施可能であるが，その際は充分な配慮が必要となる．

d）解釈

各下位検査における粗点を算出し，換算表をもとに知覚年齢を求める．評価点は，各下位検査の知覚年齢を生活年齢で割った値を10倍して至近の正数値を算出したものとなる．また，知覚指数は，5つの下位検査の評価点を合計し，換算表から求める．

e）その他

遅れの部分の訓練をするための「フロスティッグ視知覚学習ブック」などがある．

2）日本版ミラー幼児発達スクリーニング検査 Japanese version of Miller assessment for preschoolers（JMAP）[16]（図 115, 116）

a）特色

就学前幼児を対象とした，軽度から中度の発達の遅れをスクリーニングする検査．

b）内容

感覚−運動能力（基礎的な神経学的能力の領域，協応性の領域），認知能力（言語領域，非言語領域），複合能力の3つの能力，5つの領域に分類される．評価領域を，行動，認知，運動といった幅広い分野に広げ，小児の全般的発達を捉えることを目的としている．特に体性感覚や平衡感覚の評価など，幼児では初めて標準化された発達領域を数多く含んでいる．

適用年齢：2歳9カ月～6歳2カ月

c）実施法

手引書に基づいて採点用紙の問題順に実施する．採点用紙はⅠ群（2歳9

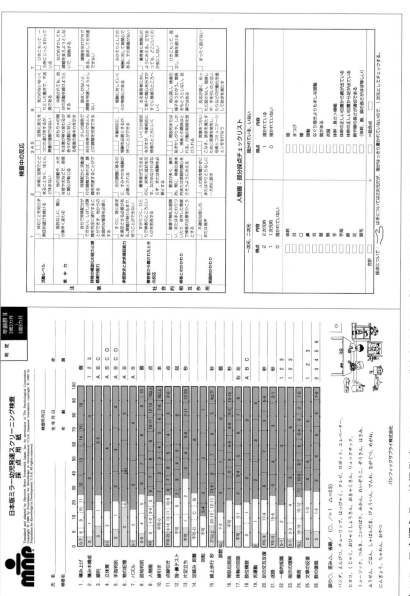

図115 日本版ミラー幼児発達スクリーニング検査採点用紙①（土田玲子、他．日本版ミラー幼児発達スクリーニング検査と JMAP 簡易版．大阪：パシフィックサプライ；2003[16]）より許諾を得て転載）

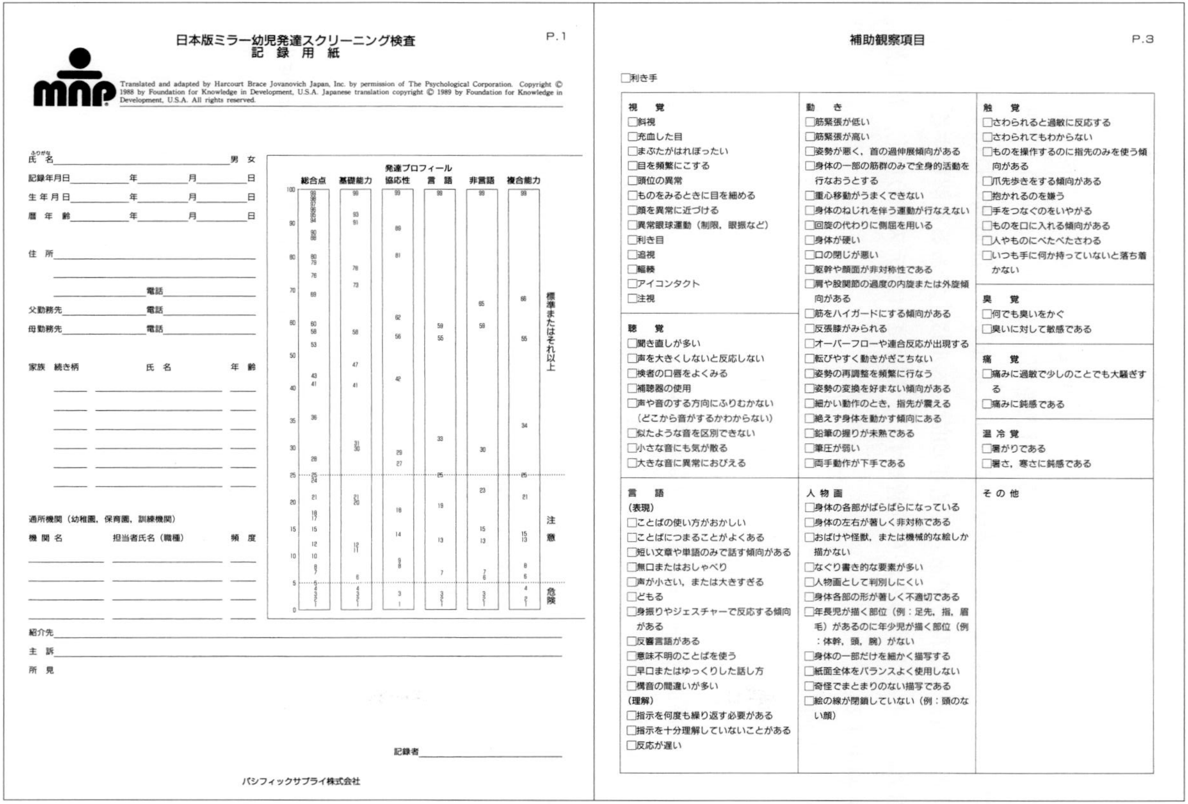

図116 日本版ミラー幼児発達スクリーニング検査採点用紙②（土田玲子，他．日本版ミラー幼児発達スクリーニング検査と JMAP 簡易版．大阪：パシフィックサプライ；2003[16]）より許諾を得て転載）

JCOPY 498-07693

カ月〜3歳2カ月）〜VII群（5歳9カ月〜6歳2カ月）に分けられている.

d）解釈

各々の採点用紙には上から項目順に通過率に応じた色分け（赤・黄・緑）がされており，子どもの検査項目の結果は，この赤，黄，緑のいずれかに分類される．各検査項目についてこの3種類の色分け分類をした後，採点用紙に各々赤の数と黄の数を記入する．付表を用いてパーセント値を算出する．記録用紙に折れ線グラフで発達プロフィールを示し，各領域の特性を明らかにする．検査で高得点であっても平均的レベル以上であると解釈する．算出されたパーセント値のみから判断せずに，観察されたテストの反応，補助観察も利用する.

e）その他

- 就学前の中〜軽度の子どもの前学業的問題の解釈に有効.
- 発達のなんらかの側面に遅れをもつ子どもの発見に有効.
- 評価結果のみでは診断につながらない.
- 能力の高低の判定には用いるべきではない.
- 診断資料，治療的介入として活用可能.

3）**JPAN 感覚処理・行為機能検査** Japanese Playful Assessment for Neuropsychological Abilities [17]（図117）

a）特色

発達障害児の感覚統合障害の早期評価とそれに続く治療的介入のための検査.

b）内容

子どもの**姿勢・平衡機能，体性感覚，視知覚・目と手の協調，行為機能の4領域を評価**．検査は姿勢・平衡機能6，体性感覚7，視知覚・目と手の協調4，行為機能15の計32の下位検査より構成されている．32の下位検査は，A〜Cの3セットに分かれており，段階的に子どもの感覚統合機能の状態を評価することができる.

適用年齢：4歳0カ月〜10歳11カ月

c）実施法

JPAN は ABC の3つのセットに分けて施行するように作られている．検査順序は ABC の順に行い，各セットも指定された検査順に施行し，変更し

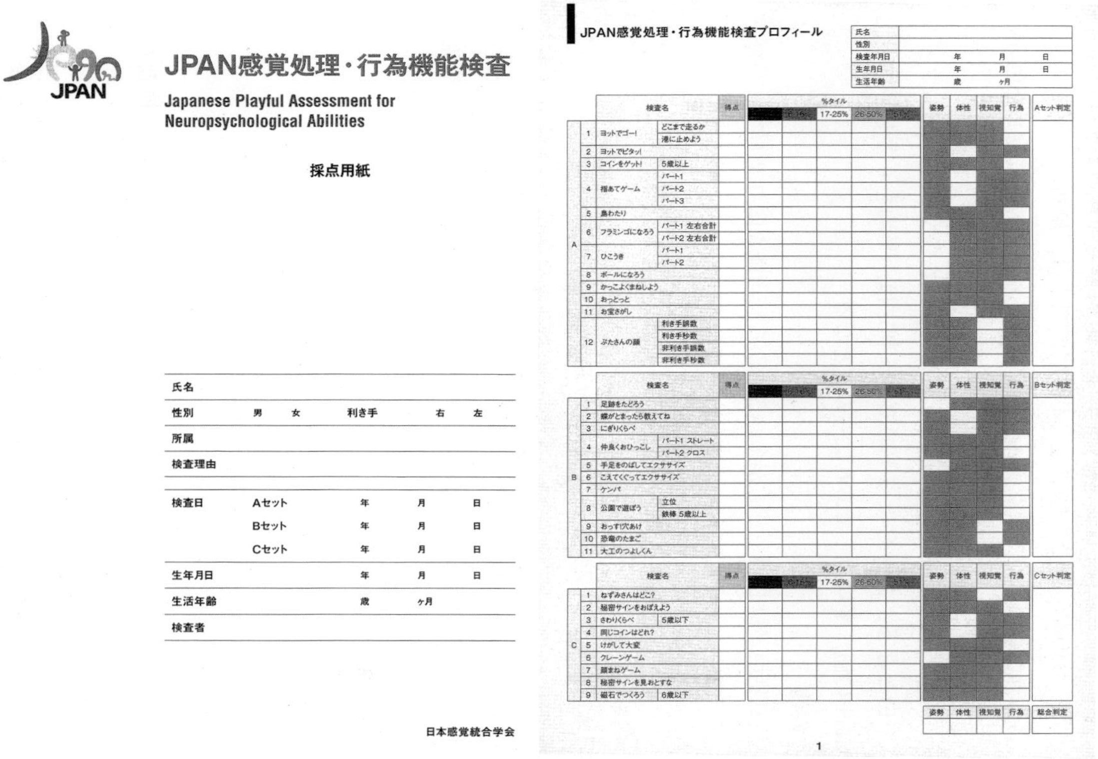

JPAN

JPAN感覚処理・行為機能検査

Japanese Playful Assessment for Neuropsychological Abilities

採点用紙

氏名					
性別	男　女	利き手	右	左	
所属					
検査理由					
検査日	Aセット	年	月	日	
	Bセット	年	月	日	
	Cセット	年	月	日	
生年月日		年	月	日	
生活年齢		歳	ヶ月		
検査者					

日本感覚統合学会

JPAN感覚処理・行為機能検査プロフィール

氏名	
性別	
検査年月日	年　月　日
生年月日	年　月　日
生活年齢	歳　ヶ月

		検査名		得点	%タイル	6-16%	17-25%	26-50%	51%-	姿勢	体性	視知覚	行為	Aセット判定
A	1	ヨットでゴー!	どこまで走るか											
			港に止めよう											
	2	ヨットでピタッ!												
	3	コインをゲット!	5歳以上											
	4	指あてゲーム	パート1											
			パート2											
			パート3											
	5	島わたり												
	6	フラミンゴになろう	パート1 左右合計											
			パート2 左右合計											
	7	ひこうき	パート1											
			パート2											
	8	ボールになろう												
	9	かっこよくまねしよう												
	10	おっとっと												
	11	お宝さがし												
	12	ぶたさんの顔	利き手鋲数											
			利き手秒数											
			非利き手鋲数											
			非利き手秒数											

		検査名		得点	%タイル	6-16%	17-25%	26-50%	51%-	姿勢	体性	視知覚	行為	Bセット判定
B	1	足跡をたどろう												
	2	蝶がとまったら教えてね												
	3	にぎりくらべ												
	4	仲良くおひっこし	パート1 ストレート											
			パート2 クロス											
	5	手足をのばしてエクササイズ												
	6	こえてくぐってエクササイズ												
	7	ケンパ												
	8	公園で遊ぼう	立位											
			鉄棒 5歳以上											
	9	わっ!穴あけ												
	10	恐竜のたまご												
	11	大工のつよしくん												

		検査名		得点	%タイル	6-16%	17-25%	26-50%	51%-	姿勢	体性	視知覚	行為	Cセット判定
C	1	ねずみさんはどこ?												
	2	秘密サインをおぼえよう												
	3	さわりくらべ	5歳以下											
	4	同じコインはどれ?												
	5	けがして大変												
	6	クレーンゲーム												
	7	顔まねゲーム												
	8	秘密サインを見おとすな												
	9	磁石でつくろう	6歳以下											

姿勢	体性	視知覚	行為	総合判定

1

図117　JPAN感覚処理・行為機能検査採点用紙（日本感覚統合学会, 監修. JPAN感覚処理・行為機能検査　実施マニュアル. 大阪: パシフィックサプライ; 2011[17] より許諾を得て転載）

ない.

d) 解釈

各検査項目のパーセンタイル値，A〜Cの全検査を対象とした総合判定，ABCそれぞれのセットごとの判定，4領域の判定は，解析ソフトで算出できる．各検査の結果はパーセンタイル値で判定され，通過率に応じた色分けがされている.

領域別に各検査の結果も，0〜25％タイルまでを色で示し，26％タイル以上は空白となる．A〜Cセットのセット判定は，平均を0とし平均以上であれば＋の値，平均以下であれば−の値となる.

e) その他

- 注意集中が難しい子どもが多いことから，可能な限り楽しく，遊び感覚で臨めるような内容，構成になっている.
- 既存の発達検査にはないオリジナリティーの高い検査内容が多く含まれている.

4) 日本版感覚プロファイル　Sensory Profile [18]

a) 特色

感覚プロファイルは自閉スペクトラム症を中心とする発達障害の人たちの感覚特性を客観的に把握するために欧米ではよく使われている尺度．感覚刺激への反応傾向を評価するSensory Profileの日本版.

b) 内容

質問票は，聴覚，視覚，触覚，口腔感覚など，幅広い感覚に関する125項目で構成されている.

適用年齢: 3歳0カ月〜10歳11カ月まで

c) 実施法

対象者について，保護者などが質問票に回答し（他者評定式），検査者がスコアを集計する.

d) 解釈

感覚刺激への反応傾向を4つの象限（低登録・感覚探求・感覚過敏・感覚回避）で捉えて，象限，セクション，因子という3種の尺度で感覚を測ることができる.

日常生活で実際に直面している困難の状況を把握し，家族を中心とした支

援の実践に活かすことができる.

e）その他

短縮版は 38 項目で構成され，短縮版独自のセクションで感覚を測定する.
スクリーニングや研究目的での使用に適している.

日本版乳幼児感覚プロファイル（保護者記入，0 ～ 36 カ月），日本版青年・
成人感覚プロファイル（自己記入，11 歳以上）があり，幅広い年齢層に利
用可能.

5）LCSA（学齢版・コミュニケーション発達スケール）（図 118）
Language and Communication scale for School-Age children

a）特色

語彙の知識，文法的スキル，文章の理解など，言語スキルの全体像を捉え
る包括的なアセスメントである.

b）内容

10 の下位検査からなる．①短い文の聴覚的理解に関わる「口頭指示の理

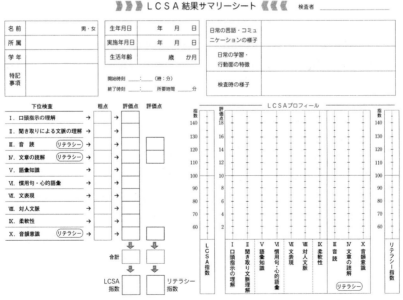

図 118　LCSA 結果サマリーシート（大伴　潔，他編．LCSA 学齢版言語・コミュニ
　　　　ケーション発達スケール施行マニュアル．学苑社; 2012 より許諾を得て転載）

解」，②文章の聴覚的理解に関わる「聞き取りによる文脈の理解」，語や定型句の知識や想起を探る③「語彙知識」と④「慣用句・心的語彙」，⑤文法的な表現や相手に伝わる表現を評価する「文表現」，⑥対人的場面での語用に関わる「対人文脈」，⑦因果関係や関連性の柔軟な想起に関わる「柔軟性」，主に仮名文字で書かれた文章の⑧「音読」と⑨「文章の読解」，⑩仮名文字による表記の基礎となる「音韻意識」．

総合的な到達水準を示す LCSA 指数と，書記表現の処理に関わるリテラシー指数を求めることができる．

適用年齢：小学校 1 年生〜 4 年生

c）実施法

個別の対面形式で実施する．検査用紙の下位検査に沿って実施する．発話による回答を求める表出課題と，意味理解を選択肢から選ばせる理解課題の両方を行う．「音読」「文章の読解」の下位検査は，1 年生用，2 年生用，3・4 年生用に分かれている．表出課題の一部については，口頭表現を求める課題に続いて，同じ問いに関して選択肢を与えて回答を求める課題を実施する．

d）解釈

各下位検査における粗点を算出し，換算表を元に評価点を記入する．「LCSA 結果サマリーシート」に沿って，全評価点の合計（LCSA 指数）とリテラシーに関わる 3 つの下位検査の評価点合計（リテラシー指数）を求める．

e）その他

言語・コミュニケーションの発達が典型発達における 7 歳相当に満たない水準にある場合には「LC スケール」の使用が適切である．

6）J.COSS 日本語理解テスト

JWU, Japanese test for Comprehension of Syntax and Semantics

a）特色

語彙，文法項目を含んだ文章理解レベルを評価する．聴覚版（問題文を口頭で提示する）と視覚版（問題文を書記提示する）が用意されている．

b）内容

2 部制になっている．第 1 部は語彙（名詞，動詞，形容詞の計 40 問）の理解で，第 2 部で使用する語彙の理解力を確かめる．第 2 部は文の理解で，

20 項目 80 問を 7 段階の水準で分けている（図 119 参照）．各問に 4 つの選択肢が提示される．

適用年齢：3 歳～高齢者

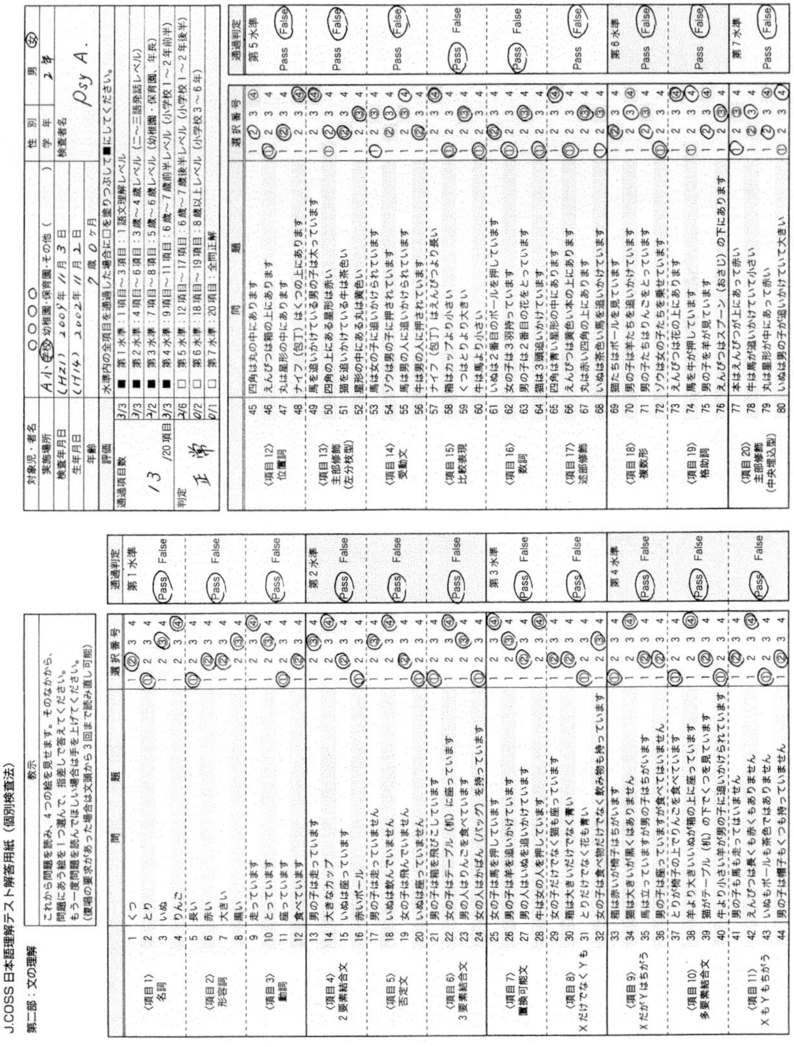

J.COSS 日本語理解テスト解答用紙（個別検査法）

第二部：文の理解

教示
これから問題を読み，4 つの絵を見せます。そのなかから，問題にあう絵を 1 つ選んで，指差しで答えてください。もう一度問題を読んでほしい場合は手を上げてください。（復唱の要求があった場合は文頭から 3 回まで読み直し可能）

対象児・者名	○○○○	性別	男 ㊛
実施場所	A 小 (学校)・幼稚園・保育園・その他（　　）	学年	2 年
検査年月日	(H21) 2009 年 11 月 3 日	検査者名	Psy A.
生年月日	(H14) 2002 年 11 月 2 日		
年齢	7 歳 0 ヶ月		

評価		水準内の全項目を通過した場合に□を塗りつぶして■にしてください。
通過項目数 13 /20 項目	3/3	■ 第 1 水準：1 項目～3 項目：1 語文理解レベル
	3/3	■ 第 2 水準：4 項目～6 項目：3 歳～4 歳レベル（二～三語発話レベル）
	2/2	■ 第 3 水準：7 項目～8 項目：5 歳～6 歳レベル（幼稚園・保育園，年長）
	3/3	■ 第 4 水準：9 項目～11 項目：6 歳～7 歳前半レベル（小学校 1～2 年前半）
判定 正常	2/6	□ 第 5 水準：12 項目～17 項目：6 歳～7 歳後半レベル（小学校 1～2 年後半）
	0/2	□ 第 6 水準：18 項目～19 項目：8 歳以上レベル（小学校 3～6 年）
	0/1	□ 第 7 水準：20 項目：全問正解

項目	No.	問題	選択番号	通過判定
〈項目 1〉名詞	1	くつ	1 ② 3 4	第 1 水準
	2	とり	① 2 3 4	
	3	いぬ	1 2 ③ 4	(Pass) False
	4	りんご	1 2 3 ④	
〈項目 2〉形容詞	5	長い	① 2 3 4	
	6	赤い	1 ② 3 4	(Pass) False
	7	大きい	1 ② 3 4	
	8	黒い	1 2 ③ 4	
〈項目 3〉動詞	9	走っています	1 2 3 ④	
	10	とっています	1 2 ③ 4	(Pass) False
	11	座っています	① 2 3 4	
	12	食べています	1 ② 3 4	
〈項目 4〉2 要素結合文	13	男の子は走っています	1 2 ③ 4	第 2 水準
	14	大きなカップ	1 2 3 ④	
	15	いぬは座っています	1 ② 3 4	(Pass) False
	16	赤いボール	① 2 3 4	
〈項目 5〉否定文	17	男の子は走っていません	1 2 ③ 4	
	18	いぬは飲んでいません	1 2 3 ④	(Pass) False
	19	女の子は飛んでいません	1 ② 3 4	
	20	いぬは座っていません	① 2 3 4	
〈項目 6〉3 要素結合文	21	男の子は箱を飛びこしています	① 2 3 4	
	22	女の子はテーブル（机）に座っています	1 2 3 ④	(Pass) False
	23	男の人はりんごを食べています	1 2 ③ 4	
	24	女の人はかばん（バッグ）を持っています	① 2 3 4	
〈項目 7〉置換可能文	25	女の子は馬を押しています	1 2 3 ④	第 3 水準
	26	男の子は羊を追いかけています	1 2 ③ 4	(Pass) False
	27	男の人はいぬを追いかけています	1 ② 3 4	
	28	牛は女の人を押しています	1 2 3 ④	
〈項目 8〉X だけでなく Y も	29	女の子だけでなく猫も座っています	1 ② 3 4	
	30	箱は大きいだけでなく青い	1 ② 3 4	(Pass) False
	31	とりだけでなく花も青い	① 2 3 4	
	32	女の子は食べ物だけでなく飲み物も持っています	1 2 ③ 4	
〈項目 9〉X だが Y はちがう	33	箱は赤いが椅子はちがいます	① 2 3 4	第 4 水準
	34	猫は大きいが黒くはありません	1 2 3 ④	(Pass) False
	35	馬は立っていますが男の子はちがいます	1 ② 3 4	
	36	男の子は座っていますが食べてはいません	1 ② 3 4	
〈項目 10〉多要素結合文	37	とりが椅子の上でりんごを食べています	① 2 3 4	
	38	羊より大きいいぬが箱の上に座っています	1 2 3 ④	(Pass) False
	39	猫がテーブル（机）の下でくつを見ています	1 ② 3 4	
	40	牛より小さい羊が男の子に追いかけられています	① 2 3 4	
〈項目 11〉X も Y もちがう	41	男の子も馬も走ってはいません	1 ② 3 4	
	42	えんぴつは長くも赤くもありません	1 2 3 ④	(Pass) False
	43	いぬもボールも茶色ではありません	① 2 3 4	
	44	男の子は帽子もくつも持っていません	1 ② 3 4	

項目	No.	問題	選択番号	通過判定
〈項目 12〉位置詞	45	四角は丸の中にあります	1 ② 3 ④	第 5 水準
	46	えんぴつは箱の上にあります	① 2 3 4	Pass (False)
	47	丸は星形の中にあります	1 ② 3 4	
	48	ナイフ（包丁）はくつの上にあります	1 2 3 ④	
〈項目 13〉主部修飾（左分枝型）	49	馬を追いかけている男の子は太っています	1 2 3 ④	
	50	四角の上にある星形は赤い	① ② 3 4	Pass (False)
	51	猫を追いかけている牛は茶色い	1 ② 3 4	
	52	星形の中にある丸は黄色い	1 2 ③ 4	
〈項目 14〉受動文	53	馬は女の子に追いかけられています	① 2 ③ 4	
	54	ゾウは男の子に押されています	1 ② ③ 4	Pass (False)
	55	馬は男の人に追いかけられています	1 2 ③ ④	
	56	牛は男の人に押されています	1 ② 3 4	
〈項目 15〉比較表現	57	ナイフ（包丁）はえんぴつより長い	1 2 3 ④	
	58	箱はカップより小さい	① 2 3 4	(Pass) False
	59	くつはとりより大きい	1 2 ③ 4	
	60	牛は馬より小さい	① 2 3 4	
〈項目 16〉数詞	61	いぬは 2 番目のボールを押しています	1 ② 3 4	
	62	女の子は 3 羽持っています	① 2 3 4	(Pass) False
	63	男の子は 2 番目の花をとっています	1 2 ③ 4	
	64	猫は 3 頭追いかけています	① 2 3 4	
〈項目 17〉述部修飾	65	四角は青い星形の中にあります	1 2 3 ④	
	66	えんぴつは黄色い本の上にあります	① 2 3 4	Pass (False)
	67	丸は赤い四角の上にあります	1 2 ③ 4	
	68	いぬは茶色い馬を追いかけています	① 2 ③ 4	
〈項目 18〉複数形	69	猫たちはボールを見ています	1 ② 3 4	第 6 水準
	70	男の子は羊たちを追いかけています	1 2 ③ ④	Pass (False)
	71	男の子たちはりんごをとっています	1 ② ③ 4	
	72	ゾウは女の子たちを乗せています	① 2 3 4	
〈項目 19〉格助詞	73	えんぴつは花の上にあります	1 2 3 ④	
	74	馬を牛が押しています	① 2 3 ④	Pass (False)
	75	男の子を羊が見ています	1 ② 3 ④	
	76	えんぴつはスプーン（おさじ）の下にあります	1 2 ③ 4	
〈項目 20〉主部修飾（中央埋込型）	77	本はえんぴつが上にあって赤い	① 2 ③ 4	第 7 水準
	78	牛は馬が追いかけていて小さい	1 ② ③ 4	
	79	丸は星形が中にあって赤い	1 ② 3 ④	Pass (False)
	80	いぬは男の子が追いかけていて大きい	① 2 3 ④	

図 119　J.COSS 日本語理解テスト〈聴覚版〉個別検査法の記入例（J.COSS 研究会，編．J.COSS 日本語理解テスト．風間書房; 2010 より許諾を得て転載）

c）実施法

個別検査法と集団検査法がある．視覚版ではどちらも同じ手続きだが，聴覚版では集団検査法の場合，語彙の理解に問題がないことが条件となり，第2部のみの実施となる．個別検査法では指さしで，集団検査法では解答用紙に○を記入する方法で解答する．図版の順に実施する．

d）解釈

各項目の4問全てを正答されると該当項目がPassとなり，さらに各水準項目が全て正答されると該当水準がPassとなる．通過項目数と水準通過状況から，日本語理解の発達水準を正常・遅れ・特殊な発達（該当する年齢レベルの水準内にFalse項目があるにもかかわらず年齢レベル以上の水準にもPass項目があり，それが特異的である場合）の3段階で推定する．

e）その他

本テストを用いた聴覚障害児，発達障害児，第2言語学習者における日本語理解力の発達過程の調査結果データも報告されている．

（2）高齢者の検査について

1 測定尺度の種類

表31に示す．

表31 測定尺度の種類

評価名	内容	備考
身体機能		
6分間歩行テスト 6MWT（6 Minutes Walking Test）	6分間で歩行できる距離を測定するもの．簡便に行える運動負荷試験である．歩行路は30mの平坦な直線コースを折り返して使用する．	運動耐容能を評価するフィールド歩行テストのひとつである．最大酸素摂取量と相関が高い．高齢者を対象とした測定ではその安全性や再現性が確認されている．日常生活活動能力や生活の質（Quality Of Life: QOL）と関連が見られる．加齢により低下する．平成27年度の文部科学省新体力テストでは，6分間歩行距離は以下の通りである．

表 31 つづき

		65 〜 69 歳 　男性　　620.19±91.73m　(n＝829) 　女性　　590.32±72.00m　(n＝833) 70 〜 74 歳 　男性　　605.11±86.74m　(n＝846) 　女性　　565.59±75.21m　(n＝818) 75 〜 79 歳 　男性　　579.19±86.06m　(n＝840) 　女性　　530.97±81.83m　(n＝807)
片足立位保持	開眼で，上肢を腰部につけた状態で片方の足を床から離し，支持足の位置がずれたとき，あるいは支持足以外の体の一部が床に触れたときまでの時間を計測する．	保持時間が 5 秒以下は，転倒による傷害の危険性が高いとされる．平均値は開眼では 40 歳代で 180 秒，60 歳代前半で 70 秒，80 歳代後半で 10 秒と 60 歳を過ぎると急激に低下する．
ファンクショナル・リーチ・テストFRT（Functional Reach Test）	自然な開眼立位で，利き手側の上肢を肩関節 90°屈曲し，手を握り，そこから上肢をそのまま水平に最大限前方に伸ばすことができる距離をはかる．第 3 指の中手骨頭の位置の最初と最後の差を FRT の値として算出する．	上肢をリーチする姿勢で値が変化するので注意が必要である．テスト・再テストの信頼性と検者内信頼性・検者間信頼性，妥当性（BBS との相関，歩行時間との相関，片足立位保持時間との相関）は確認されている．
バーグ・バランス・スケールBBS（Berg Balance Scale），FBS（Functional Balance Scale）	難易度の異なる静的・動的なバランス課題で構成されるバランス能力の評価で，各項目は 0 〜 4 の 5 段階で合計すると 56 点満点になる．測定時間は 15 〜 20 分である．	対象者の機能水準を包括的に判断，転倒の危険を予測するための手がかりとして重要で，テスト・再テストの信頼性と検者内信頼性・検者間信頼性，内部一貫性，妥当性（TUG との相関，10m 歩行時間との相関，FRT との相関，歩行速度との相関）は確認されている．Barthel Index などの他の機能検査との相関が高い．易転倒性のカットオフ値は高齢者 45，ナーシングホーム入所高齢者 47，脳卒中患者 44，パーキンソン患者 52，呼吸器疾患患者 52,5 とされる．

表31 つづき

フォー・スクエア・ステップ・テスト FSST (Four Square Step Test)	低い障害物を越えて，前後・左右に素早くステップをするスピードを測定する評価法．	方法は，90cm の杖を 4 本使って，十字を作るよう床に配置し 4 区間に分ける（図 121）．65 歳以上の高齢者に信頼性と妥当性が確認されている．脳卒中患者，骨疾患患者の高齢者でも信頼性と妥当性が確認されている．
歩行速度	通常 10m か 5m の歩行路を用いてかかった時間を測定する．歩行路の前後には 1 ～ 3m の予備路をもうける．	再現性が高く，体力レベルを反映しやすい． 回復期における歩行自立度のカットオフ値: 11.6 秒 地域在住高齢者: 　屋内歩行自立 20 秒（0.5m/s） 　屋外歩行自立 10 秒（1m/s）
タイム・アップ・ゴー（Time Up Go: TUG）テスト	椅子に座った姿勢を開始肢位とし，そこから立ち上がり，3m 歩いた後でターンして戻り，再び座るまでの所要時間を測定する．	非常に短時間で評価ができ，かつ転倒リスクの高い人を発見できる有用なテストである．バランス能力の評価としても用いられる．TUG の完了に 12 秒以上かかる高齢者は，転倒のリスクがあるとしている報告がある（STEADI-Older Adult Fall Prevention, CDC）． 様々な先行研究での転倒リスクのカットオフ値（単位: 秒） 地域在住の成人: 13.5 高齢の脳卒中患者: 14 虚弱高齢者: 32.6 下肢切断者: 19 パーキンソン病患者: 11.5 変形性股関節症患者: 10 前庭障害患者: 11.1

活動

老研式活動能力指標（TMIG）	応用的な社会生活を評価する 13 項目で構成された尺度で，すべての項目についてその可否を 2 件法で回答（1 点と 0 点）． 総得点は 13 点である．	1 年後の生命予後と関連していることが報告されている．信頼性と妥当性が証明されている（表 33）．

表31 つづき

フランチャイ・アクティビティ・インデックス FAI（Frenchay Activities Index）	応用的な活動や社会生活に関する15項目による尺度．3カ月もしくは6カ月の実践頻度によりそれぞれを0〜3点の4段階で評価し合計点は0（非活動的）〜45点（活動的）である．	改訂版FAIは，疫学調査用に自己記入形式に改訂したものである（表34）．

精神機能・認知機能

ダスク-21 （DASC-21）	認知症の全体像を包括的に評価する総合アセスメントである．「認知機能障害」と「生活機能障害」を評価できる．原則として，栗田主一先生の研修を受けた専門職が高齢者の「認知機能障害」と「生活障害」を把握し，認知症を検出し，重症度を評価するアセスメントツールである．	地域のなかで，認知症支援に携わる専門職が，家族からの情報の有無にかかわらず，本人の日常生活の様子から認知機能障害と生活障害を系統的かつ簡便に把握し，認知症を検出し重症度を評定し，情報共有する目的で栗田らが開発した．簡便かつ短時間で実施が可能で，原則，研修を受けた専門職が実施するもの．方法は，21項目について，聞き取りや観察から1〜4段階で評価する．適切な内的信頼性と併存的妥当性および弁別的妥当性を有することが証明されている．
エム・エム・エス・イー MMSE（Mini-Mental State Examination）	認知症のスクリーニング検査として国際的に最も広く用いられている検査で，満点は30点でカットオフ値は感度（sensitivity），特異度（specificity）の点から，23/24が推奨されている（表37）	認知症については24点以上であってもアルツハイマー病や軽度認知障害（MIC）の診断がつく場合がある．
改訂長谷川式簡易知能評価スケール HDS-R	日本で用いられていた長谷川式簡易知能評価スケールの改訂版として1991年に開発された．	満点は30点でスクーリングのカットオフ値は，20/21である（表38）．

表31 つづき

モカジェイ MoCA-J (Japanese version of MoCA)	軽度認知障害 (Mild Cognitive Impairment: MCI) や軽度アルツハイマー型認知症を鑑別するもの.	Nasreddine (ナスレディン) らによって開発された認知症スクリーニング検査の日本語版である. 従来の簡易な認知症スクリーニング検査の難易度を高くしたような内容となっている. 30点満点のテストで, 25点以下がMCI (軽度認知障害). 質問式の検査内容の他に, 対象者自身に記入してもらう内容も含まれている. 日本語版MoCA (MoCA-J) 教示マニュアルも作成されている. 評価用紙は, MoCAのホームページより入手可能である (図124).
改訂PGCモラール・スケール (Philadelphia Geriatric Center Moral Scale)	主観的な幸福感を測定する17の質問項目からなる尺度である. 「はい」, 「いいえ」で回答し各質問に肯定的な選択肢には1点を加算し合計得点は17点である. 合計点が高いほど, 主観的幸福感が高いとされる.	地域高齢者の疫学調査で広く用いられていて, 高い信頼性が確認されている (表39).
生活満足度 LSIK (Life Satisfaction Index Koyano)	ニューガートン (Neugarten. 1961) らのLSI (Life Satisfaction Index) をもとに古谷野らが開発した主観的生活満足度を測定する9つの質問項目からなる尺度である. 肯定的な選択肢が選ばれた場合には1点, その他の選択肢が選ばれた場合には0点を与え, 単純加算して合計得点を算出する. 総得点は9点である.	人生全体についての満足感, 心理的安定, 老いについての評価の3つの因子構造をもつ. 信頼性と妥当性が証明されている (表40).

表 31 つづき

意欲の指標 Vitality index	高齢者の日常生活動作に関連した意欲（人，環境や事象に対する積極的な反応）を測定する5つの質問項目からなる尺度である． 方法は，介護者など高齢者の日常に主に携わっている人が観察して評価する．	1分程度の時間で評価ができる． 5個の項目について0から2点で評価，合計得点は0〜10点で高得点ほど意欲が高い． 意欲が低く生命予後に要注意とみられるのは7点以下の場合． 評価用紙：図125
日本語版 FES-I (Fall Efficacy Scale-I)	転倒自己効力感尺度（FES）を改善し，転倒恐怖感と転倒自己効力感を異なる概念で構成された尺度．	FESの質問項目に加えて，滑りやすい路面や凹凸のある路面での歩行などのバランス能力が要求される難易度の高い動作や社会活動に関する6項目を追加し全16項目で構成されている． 4段階で得点づけをし16点から64点の範囲をとる．点数が高いほど転倒自己効力感が低いことを表す．

参加

エル・エス・エー LSA（Life-Space Assesment)	個人の生活の空間的な広がりにおける移動を評価する指標である．	方法は，過去4週間における5つのレベルに分けられた生活空間への移動について，移動手段や移動頻度と合わせて質問紙表を用いて評価する．評価用紙：図122
日本語版 LSNS-6 短縮版 (Lubben Social Network Scale)	高齢者の社会的孤立をスクリーニングする尺度で，ソーシャルネットワークを得点として量的に表す．	Lubben が開発した Lubben Social Network Scale（LSNS）の短縮版の日本語版である．自記式の質問紙表，聞き取り調査でも所要時間約3分程度と短時間で調査．質問項目は，家族ネットワークに関する3項目，非家族ネットワークに関する3項目の計6項目について，6件法で回答するも．総得点の範囲は0〜30点で，高い得点ほどソーシャルネットワークが大きく，12点未満は社会的孤立を意味するとされている． 評価用紙：表36

1) 持久力評価：6分間歩行テスト　6 minutes walking test（6MWT）

　6分間で歩行できる距離を測定するもの．これは最大酸素摂取量との相関が高い．高齢者を対象とした測定では再現性が確認されている．日常生活活動能力や生活の質（quality of life：QOL）と関連性が見られ，加齢により低下する．

2) バランス能力評価

代表的なものに以下の2つがある.

・片足立位保持：一方の足を床から離し，支持足の位置がずれたとき，あるいは支持足以外の体の一部が床に触れたときまでの時間を計測する．平均値は開眼では40歳代で180秒，60歳代前半で70秒，80歳代後半で10秒と60歳を過ぎると急激に低下する．

・ファンクショナルリーチ：自然な開眼立位で利き手側の上肢を肩関節90°屈曲し，そこから上肢をそのまま水平に最大限前方に伸ばすことができる距離をはかる（図120）．

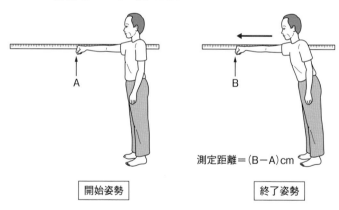

測定距離＝(B−A)cm

開始姿勢　　　　　　　　終了姿勢

図120　ファンクショナルリーチの測定方法

利き手上肢を肩屈曲90°挙上した姿勢から，上肢を水平になるべく前方へ到達させ，上肢の移動距離を測定する．
・開始姿勢が大切．特に，体幹前方回旋，体幹屈曲しないように．
・上肢の高さは変えずにリーチする．
・踵を挙上するのはよい．ただし，足を踏み出したらやり直す．
・最大リーチ後，元の肢位に戻せる範囲を測定する．

3) BBS (Berg Balance Scale), もしくは FBS (Functional Balance Scale)

バランス評価を定量的に検査する．簡便に検査可能である上に，Barthel Index などの他の機能検査との相関が高く有用な情報となりうる．患者の機能水準を包括的に判断する，あるいは転倒の危険を予測するための手がかりとして重要といえる．方法は，14 項目について，0 〜 4 点で評価する．各項目において，いくつか該当する項目があった場合は低いほうの点数を採用し，合計点は 0 〜 56 点となる．点数が高いほどバランスが良好であることを示す．

評価用紙：表 32

表 32　BBS 評価表

評点：以下の各検査項目で当てはまる最も低い得点に
**　　　以下の項目は支持せずに立った状態で実施する印を付ける**

1) 椅子座位から立ち上がり
指示「手を使わずに立ってください」
4: 立ち上がり可能，手を使用せず安定して可能
3: 手を使用して 1 人で立ち上がり可能
2: 数回の施行後，手を使用して立ち上がり可能
1: 立ち上がり，または安定のために最小の介助が必要
0: 立ち上がりに中等度，ないし高度の介助が必要

2) 立位保持
指示「つかまらずに 2 分間立ってください」
4: 安全に 2 分間立位保持可能
3: 監視下で 2 分間立位保持可能
2: 30 秒間立位保持可能
1: 数回の試行にて 30 秒間立位保持可能
0: 介助なしには 30 秒間立位保持不可能

2 分間安全に立位保持できれば座位保持の項目は満点とする．着座の項目に進む

3) 座位保持（両足を床に着け，もたれずに座る）
指示「腕を組んで 2 分間座ってください」
4: 安全に 2 分間座位保持が可能
3: 監視下で 2 分間の座位保持が可能
2: 30 秒間の座位保持可能
1: 10 秒間の座位保持可能
0: 介助なしには 10 秒間座位保持不可能

4) 着座
指示「座ってください」
4: ほとんど手を用いずに安全に座れる
3: 手を用いてしゃがみ込みを制御する
2: 下腿後面を椅子に押しつけてしゃがみ込みを制御する
1: 1 人で座れるがしゃがみ込みを制御できない
0: 座るのに介助が必要

5) 移乗
指示「車椅子からベッドへ移り，また車椅子へ戻ってください．まず肘掛けを使用して移り，次に肘掛けを使用しないで移ってください」
4: ほとんど手を用いずに安全に移乗が可能
3: 手を用いれば安全に移乗が可能
2: 言語指示，あるいは監視下にて移乗が可能
1: 移乗に介助者 1 名が必要
0: 安全確保のため 2 名の介助が必要

6) 閉眼立位保持
指示「目を閉じて 10 秒間立っていてください」
4: 安全に 10 秒間，閉眼立位保持可能
3: 監視下にて 10 秒間，閉眼立位保持可能
2: 3 秒間の閉眼立位保持可能
1: 3 秒間の閉眼立位保持できないが安定して立っていられる
0: 転倒を防ぐための介助が必要

表 32　つづき

7）閉脚立位保持

指示「足を閉じてつかまらずに立っていてください」

4: 自分で閉脚立位ができ，1 分間安全に立位保持可能

3: 自分で閉脚立位ができ，監視下にて 1 分間立位保持可能

2: 自分で閉脚立位ができるが，30 秒間立位保持不可能

1: 閉脚立位をとるのに介助が必要だが，閉脚で 15 秒間保持可能

0: 閉脚立位をとるのに介助が必要で，15 秒間保持不可能

8）上肢前方到達

指示「上肢を 90°屈曲し，指を伸ばして前方へできるかぎり手を伸ばしてください」

（検査者は被検者が手を 90°屈曲させたときに指の先端に定規を当てる．手を伸ばしているあいだは定規は触れないようにする．被検者が最も前方に傾いた位置で指先が届いた距離を記録する）

4: 25cm 以上前方到達可能

3: 12.5cm 以上前方到達可能

2: 5cm 以上前方到達可能

1: 手を伸ばせるが，監視が必要

0: 転倒を防ぐための介助が必要

9）床から物を拾う

指示「足の前にある靴を拾ってください」

4: 安全かつ簡単に靴を拾うことが可能

3: 監視下にて靴を拾うことが可能

2: 拾えないが靴まで 25 ～ 5cm くらいの所まで手を伸ばすことができ，自分で安定を保持できる

1: 拾うことができず，監視が必要

0: 転倒を防ぐための介助が必要

10）左右の肩越しに後ろを振り向く

指示「左肩越しに後ろを振り向き，次に右を振り向いてください」

4: 両側から後ろを振り向くことができ，体重移動が良好である

3: 片側のみ振り向くことができ，他方は体重移動が少ない

2: 側方までしか振り向けないが安定している

1: 振り向くときに監視が必要

0: 転倒を防ぐための介助が必要

11）360°回転

指示「完全に 1 周回転し，止まって，反対側に回転してください」

4: それぞれの方向に 4 秒以内で安全に 360°回転が可能

3: 一側のみ 4 秒以内で安全に 300°回転が可能

2: 360°回転が可能だが，両側とも 4 秒以上かかる

1: 近位監視，または言語指示が必要

0: 回転中，介助が必要

12）段差踏み換え

指示「台上に交互に足を乗せ，各足を 4 回ずつ台に乗せてください」

4: 支持なしで安全かつ 20 秒以内に 8 回踏み換えが可能

3: 支持なしで 8 回踏み換えが可能だが，20 秒以上かかる

2: 監視下で補助具を使用せず 4 回の踏み換えが可能

1: 最小限の介助で 2 回以上の踏み換えが可能

0: 転倒を防ぐための介助が必要，または施行困難

13）片足を前に出して立位保持

指示「片足を他方の足のすぐ前にまっすぐ出してください．困難であれば前の足を後ろの足から十分離してください」

4: 自分で継ぎ足位をとり，30 秒間保持可能

3: 自分で足を他方の足の前に置くことができ，30 秒間保持可能

2: 自分で足をわずかにずらし，30 秒間保持可能

1: 足を出すのに介助を要するが，15 秒間保持可能

0: 足を出すとき，または立位時にバランスを崩す

14）片脚立ち保持指示

「つかまらずにできるかぎり長く片足で立ってください」

4: 自分で片足をあげ，10 秒以上保持可能

3: 自分で片足をあげ，5 ～ 10 秒間保持可能

2: 自分で片足をあげ，3 秒以上保持可能

1: 片足をあげ 3 秒間保持不可能であるが，自分で立位を保てる

0: 検査施行困難，または転倒を防ぐための介助が必要

得点　/56

(Berg KO, et al. Can J Pub Health. 1992; 83 (suppl 2): S7-S11)

（大畑光司，他. In: 石川　朗，他編. 理学療法テキスト　理学療法評価学 II. 東京: 中山書店; 2013. p.34)[20]

4）FSST（Four Square Step Test）

　FSSTは低い障害物を越えて，前後・左右に素早くステップをするスピードを測定する評価法である．方法は，90cmの杖を4本使って，十字を作るよう床に配置し4区間に分ける（図121）．検査は，この4区間を前後左右に時計回りと反時計回りに2周回る時間を計測する．左手前の区間から開始し，前方ステップ，右ステップ，後方ステップ，左ステップで開始位置に戻り，次いで右ステップ，前方ステップ，左ステップ，後方ステップと回って開始位置に戻る．被検者には，杖に触れず，身体の向きはそのまま前を向いたままで，両足をそれぞれの区間に設置させて，できるだけ早く回るよう指示する．1回の練習後に2回測定する．杖に触れてしまった場合や，バランスを崩し介助が必要となった場合などは再度計測を行い，最大5回までの計測とする．

5）移動能力の評価

- ・歩行速度：最大歩行速度は再現性が高く，体力レベルを反映しやすい．通常10mか5mの歩行路を用いる．歩行路の前後には1～3mの予備路をもうけて測定する．
- ・Time Up Go（TUG）テスト：椅子に座った姿勢を開始肢位とし，そこから立ち上がり，3m歩いた後でターンして戻り，再び座るまでの

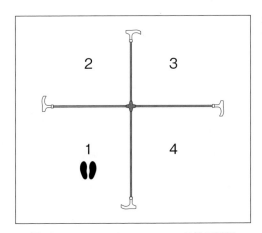

図 121　Four square step test の杖の配置
ステップの順番は 1 → 2 → 3 → 4 → 1 → 4 → 3 → 2 → 1

評価日：＿＿＿＿年＿＿＿月＿＿＿日

氏名＿＿＿＿＿＿＿＿＿＿　男・女　年齢＿＿＿＿歳

（1）「生活のひろがり」　項目ごとにそれぞれ一つだけお選びください。

生活空間レベル1	a	この4週間、あなたは自宅で寝ている場所以外の部屋に行きましたか。	① はい　　② いいえ
	b	この4週間で、上記生活空間に何回行きましたか。	① 週1回未満　② 週1〜3回 ③ 週4〜6回　④ 毎日
	c	上記生活空間に行くのに、補助具または特別な器具を使いましたか。	① はい　　② いいえ
	d	上記生活空間に行くのに、他者の助けが必要でしたか。	① はい　　② いいえ
生活空間レベル2	a	この4週間、玄関外、ベランダ、中庭、（マンションの）廊下、車庫、庭または敷地内の通路などの屋外に出ましたか。	① はい　　② いいえ
	b	この4週間で、上記生活空間に何回行きましたか。	① 週1回未満　② 週1〜3回 ③ 週4〜6回　④ 毎日
	c	上記生活空間に行くのに、補助具または特別な器具を使いましたか。	① はい　　② いいえ
	d	上記生活空間に行くのに、他者の助けが必要でしたか。	① はい　　② いいえ
生活空間レベル3	a	この4週間、自宅の庭またはマンションの建物以外の近隣の場所に外出しましたか。	① はい　　② いいえ
	b	この4週間で、上記生活空間に何回行きましたか。	① 週1回未満　② 週1〜3回 ③ 週4〜6回　④ 毎日
	c	上記生活空間に行くのに、補助具または特別な器具を使いましたか。	① はい　　② いいえ
	d	上記生活空間に行くのに、他者の助けが必要でしたか。	① はい　　② いいえ
生活空間レベル4	a	この4週間、近隣よりも離れた場所（ただし町内）に外出しましたか。	① はい　　② いいえ
	b	この4週間で、上記生活空間に何回行きましたか。	① 週1回未満　② 週1〜3回 ③ 週4〜6回　④ 毎日
	c	上記生活空間に行くのに、補助具または特別な器具を使いましたか。	① はい　　② いいえ
	d	上記生活空間に行くのに、他者の助けが必要でしたか。	① はい　　② いいえ
生活空間レベル5	a	この4週間、町外に外出しましたか。	① はい　　② いいえ
	b	この4週間で、上記生活空間に何回行きましたか。	① 週1回未満　② 週1〜3回 ③ 週4〜6回　④ 毎日
	c	上記生活空間に行くのに、補助具または特別な器具を使いましたか。	① はい　　② いいえ
	d	上記生活空間に行くのに、他者の助けが必要でしたか。	① はい　　② いいえ

合計　　　　　点

(社) 日本理学療法士協会

図122　LSA評価用紙（日本理学療法士協会．E-SAS評価用紙．
http://jspt.japanpt.or.jp/esas/01_use/index.html）[27]

所要時間を測定する．非常に短時間で評価ができ，かつ転倒リスクの高い人を発見できる有用なテストである．バランス能力の評価としても用いられる．

6) LSA（Life-Space Assessment）

個人の生活の空間的な広がりにおける移動を評価する指標である．日本語に翻訳された評価用紙および評価方法は（公社）理学療法士協会のE-SASに関するホームページから入手が可能である．方法は，過去4週間における5つのレベルに分けられた生活空間への移動について，移動手段や移動頻度と合わせて質問紙表を用いて評価する．

評価用紙：図122

3 活動能力の評価

1) 老研式活動能力指標　TMIG index of competence

日常生活活動の評価よりもより応用的な社会生活を評価する尺度である．13項目の質問から構成されており1年後の生命予後と関連していることが報告されている．すべての項目についてその可否を2件法で回答し，それぞれ1点と0点を与える．総得点は13点である．信頼性と妥当性が証明されている（表33）．

2) FAI（Frenchay Activities Index）

日常生活活動よりも応用的な活動や社会生活に関する15項目による尺度である．3カ月もしくは6カ月の実践頻度によりそれぞれを0〜3点の4段階で評価し合計点は0（非活動的）−45点（活動的）の範囲で評価される．改訂版FAIは，疫学調査用に自己記入形式に改訂したものである（表34）．

3) 認知症高齢者の日常生活自立度判定基準

高齢者の認知症の程度を踏まえた日常生活自立度の程度を表す評価である．介護保険制度の要介護認定では認定調査や主治医意見書でこの判定基準が用いられている．要介護認定における，コンピュータによる一次判定や介護認定審査会における審査判定の際の参考として利用されている（表35）．

表33　老研式活動能力指標

毎日の生活についてうかがいます.
以下の質問のそれぞれについて,「はい」「いいえ」のいずれかに○をつけて, お答えください.
質問が多くなっていますが, ごめんどうでも全部の質問にお答えください.

(1)	バスや電車を使って1人で外出できますか	1. はい	2. いいえ
(2)	日用品の買物ができますか	1. はい	2. いいえ
(3)	自分で食事の用意ができますか	1. はい	2. いいえ
(4)	請求書の支払いができますか	1. はい	2. いいえ
(5)	銀行預金・郵便貯金の出し入れが自分でできますか	1. はい	2. いいえ
(6)	年金などの書類が書けますか	1. はい	2. いいえ
(7)	新聞を読んでいますか	1. はい	2. いいえ
(8)	本や雑誌を読んでいますか	1. はい	2. いいえ
(9)	健康についての記事や番組に関心がありますか	1. はい	2. いいえ
(10)	友だちの家を訪ねることがありますか	1. はい	2. いいえ
(11)	家族や友だちの相談にのることがありますか	1. はい	2. いいえ
(12)	病人を見舞うことができますか	1. はい	2. いいえ
(13)	若い人に自分から話しかけることがありますか	1. はい	2. いいえ

(古谷野　亘, 他. 地域老人における活動能力の測定. 日公衛誌. 1987; 34: 109-14
より一部改変)

表34　改訂版 Frenchay Activities Index 自己評価表

最近の3ヵ月間の生活を振り返り, 最も近い回答を一つ選び○印を記入して下さい.
1. 食事の用意: 買い物はこれに含めない.
　　0 ( ) していない, 1 ( ) まれにしている,
　　2 ( ) 時々している (週に1〜2回), 3 ( ) 週に3回以上している
2. 食事の後片付け
　　0 ( ) していない, 1 ( ) まれにしている,
　　2 ( ) 時々している (週に1〜2回), 3 ( ) 週に3回以上している
3. 洗濯
　　0 ( ) していない, 1 ( ) まれにしている,
　　2 ( ) 時々している (週に1回未満), 3 ( ) 週に1回以上している
4. 掃除や整頓: ほうきや掃除機を使った清掃, 衣類や身の回りの整理・整頓など.
　　0 ( ) していない, 1 ( ) まれにしている,
　　2 ( ) 時々している (週に1回未満), 3 ( ) 週に1回以上している
5. 力仕事: 布団の上げ下ろし, 雑巾で床をふく, 家具の移動や荷物の運搬など.
　　0 ( ) していない, 1 ( ) まれにしている,
　　2 ( ) 時々している (週に1回未満), 3 ( ) 週に1回以上している

表34 つづき

6. 買物：自分で選んだり購入したりすること．
　0（　）していない，1（　）まれにしている，
　2（　）時々している（週に1回未満），3（　）週に1回以上している

7. 外出：映画，観劇，食事，酒飲み，会合などに出かけること．
　0（　）していない，1（　）まれにしている，
　2（　）時々している（週に1回未満），3（　）週に1回以上している

8. 屋外歩行：散歩，買物，外出などのために，少なくとも15分以上歩くこと．
　0（　）していない，1（　）まれにしている，
　2（　）時々している（週に1回未満），3（　）週に1回以上している

9. 趣味：園芸，編物，スポーツなどを自分で行う．テレビを見るのは含めない．
　0（　）していない，1（　）まれにしている，
　2（　）時々している（週に1回未満），3（　）週に1回以上している

10. 交通手段の利用：自転車，車，バス，電車，飛行機などを利用すること．
　0（　）していない，1（　）まれにしている，
　2（　）時々している（週に1回未満），3（　）週に1回以上している

11. 旅行：車，バス，電車，飛行機などに乗って楽しみのために旅行すること．
　0（　）していない，1（　）まれにしている，
　2（　）時々している（週に1回未満），3（　）週に1回以上している

12. 庭仕事：草抜き，芝刈り，水撒き，庭掃除など
　0（　）していない．1（　）庭仕事を時々している．
　2（　）庭仕事を定期的にしている．
　3（　）庭仕事を定期的にしている．必要があれば掘り起こし，植え替えなどの作
　　　　業もしている．

13. 家や車の手入れ：
　0（　）していない．1（　）電球の取り替えネジ止めなどをしている．
　2（　）ペンキ塗り，室内の模様替え，洗車などをしている．
　3（　）前記のほかに，家の修理や車の整備もしている．

14. 読書：通常の本を対象とし，新聞，週刊誌，パンフレット類はこれに含めない．
　0（　）読んでいない．1（　）まれに読んでいる．
　2（　）月に1回程度読んでいる．3（　）月に2回以上読んでいる．

15. 仕事：常勤，非常勤，パートを問わないが，収入を得るもの，ボランティア活
　　　　動は仕事には含めない．
　0（　）していない．1（　）週に1～9時間働いている．
　2（　）週に10～29時間働いている．3（　）週に30時間以上働いている．

（蜂須賀研二，他．応用的日常生活動作と無作為抽出法を用いて定めた在宅脳卒中高齢者の Frenchay Activities Index 標準値．リハビリテーション医学．2001; 38: 287-95 より）

表35 認知症高齢者の日常生活自立度判定基準

ランク	判定基準	みられる症状・行動の例
I	なんらかの認知症を有するが，日常生活は家庭内および社会的にはほぼ自立している．	
II	日常生活に支障をきたすような症状，行動や意思疎通の困難さが多少みられても，誰かが注意していれば自立できる．	
IIa	家庭外で上記IIの状態がみられる．	たびたび道に迷うとか，買物や事務，金銭管理など，それまでできたことにミスが目立つなど
IIb	家庭内でも上記IIの状態がみられる．	服薬管理ができない，電話の対応や訪問者との応対など1人で留守番ができないなど
III	日常生活に支障をきたすような症状，行動や意思疎通の困難さがときどきみられ，介護を必要とする．	
IIIa	日中を中心として上記IIIの状態がみられる．	着替え，食事，排便，排尿が上手にできない．または時間がかかる．やたらに物を口に入れる，物を拾い集める．徘徊，失禁，大声，奇声をあげる，火の不始末，不潔行為，性的異常行為など
IIIb	夜間を中心として上記IIIの状態がみられる．	ランクIIIaに同じ．
IV	日常生活に支障をきたすような症状，行動や意思疎通の困難さが頻繁にみられ，常に介護を必要とする．	ランクIIIに同じ．
M	著しい精神症状や問題行為あるいは重篤な身体疾患がみられ，専門医療を必要とする．	せん妄，妄想，興奮，自傷・他害などの精神症状や精神症状に起因する問題行動が継続する状態など

（判定にあたっての留意事項）

1　判定に際しては，意思疎通の程度，みられる症状，行動に着目して，日常生活の自立の程度を5区分にランク分けすることで評価するものとする．評価にあたっては，家族など介護にあたっている者からの情報も参考にする．なお，このランクは介護の必要度を示すものであり，認知症の程度の医学的判定とは必ずしも一致するものではない．

［認知症高齢者の日常生活自立度判定基準〔「『認知症高齢者の日常生活自立度判定基準』の活用について」（平成5年10月28日老健第135号厚生省老人保健福祉局長通知）の別添〕より］

4) 日本語版 LSNS-6 短縮版（Lubben Social Network Scale）

高齢者の社会的孤立をスクリーニングする尺度で，ソーシャルネットワークを得点として量的に表す．Lubben が開発した Lubben Social Network Scale（LSNS）の短縮版の日本語版である．自記式の質問紙表であるが，聞き取り調査でも所要時間約 3 分程度と短時間で調査できる．質問項目は，家族ネットワークに関する 3 項目，非家族ネットワークに関する 3 項目の計 6 項目について，それぞれ 6 件法でネットワークの人数を回答するものである．総得点の範囲は 0 〜 30 点で，高い得点ほどソーシャルネットワークが大きく，12 点未満は社会的孤立を意味するとされている．自記式あるいは聞き取り調査法を用いて質問紙に回答する．

評価用紙：表 36

5) DASC-21

「認知機能障害」と「生活機能障害」を評価する．地域のなかで，認知症支援に携わる専門職が，家族からの情報の有無にかかわらず，本人の日常生活の様子から認知機能障害と生活障害を系統的かつ簡便に把握し，認知症を検出し，認知症の重症度を評定し，情報共有できる目的で栗田らが開発した．簡便かつ短時間で実施が可能で，原則，研修を受けた専門職が実施するものである．方法は，21 項目について，聞き取りや観察から 1 〜 4 段階で評価する．

評価用紙：dasc.jp という DASC-21 のホームページよりダウンロードが可能（図 123）＊.

＊評価上の主な留意点と評価者の要件
- DASC-21 は，開発者による研修（試験を含む所定のカリキュラム）を修了した医療・保健・福祉専門職が，対象者をよく知る家族や介護者，介護サービス等の担当者に，対象者の日常生活の様子を聞きながら，認知機能障害や生活機能障害に関連する行動の変化を評価する尺度（Informant Rating Scale）である．
- 本人や家族による自己評価は参考値とし，実際の評価は，必ず，研修を受けた専門職が行う．
- 一人暮らしで家族や介護者に質問できない場合には，対象者本人に日常生活の様子を質問しながら，追加の質問をしたり，様子を観察して，調査者（専門職）の判断で評価する．
- 評価マニュアルの各項目にある「一人暮らしの場合の評価の留意点」を参照．
  （DASC-21 評価者研修と ID 取得に関する詳細は，dasc.jp を参照）

表 36　日本語版 Lubben Social Network Scale 短縮版

日本語版 LSNS-6

家族　ここでは，家族や親戚などについて考えます.

1. 少なくとも月に1回，会ったり話をしたりする家族や親戚は何人いますか？
   0＝いない　1＝1人　2＝2人　3＝3, 4人　4＝5〜8人　5＝9人以上
2. あなたが，個人的なことでも話すことができるくらい気楽に感じられる家族や親戚は何人いますか？
   0＝いない　1＝1人　2＝2人　3＝3, 4人　4＝5〜8人　5＝9人以上
3. あなたが. 助けを求めることができるくらい親しく感じられる家族や親戚は何人いますか？
   0＝いない　1＝1人　2＝2人　3＝3, 4人　4＝5〜8人　5＝9人以上

友人関係　ここでは，近くに住んでいる人を含むあなたの友人全体について考えます.

4. 少なくとも月に1回，会ったり話をしたりする友人は何人いますか？
   0＝いない　1＝1人　2＝2人　3＝3, 4人　4＝5〜8人　5＝9人以上
5. あなたが，個人的なことでも話すことができるくらい気楽に感じられる友人は何人いますか？
   0＝いない　1＝1人　2＝2人　3＝3, 4人　4＝5〜8人　5＝9人以上
6. あなたが，助けを求めることができるくらい親しく感じられる友人は何人いますか？
   0＝いない　1＝1人　2＝2人　3＝3, 4人　4＝5〜8人　5＝9人以上

LSNS-6 の総得点は，これらの6項目の各点数を均等に加算して求めます. 総得点の範囲は0点〜30点です.

(栗本鮎美, 他. 日本老年医学会雑誌. 2011; 48(2): 149-57) [28]

The Dementia Assessment Sheet for Community-based Integrated Care System-21 items (DASC-21)

記入日　　年　　月　　日

ご本人の氏名:	生年月日:　　年　　月　　日（　　歳）	男 ・ 女	独居 ・ 同居
本人以外の情報提供者氏名:　（本人との続柄:　　）	記入者氏名:　（所属・職種:　　）		

		1点	2点	3点	4点	評価項目		備考欄
A	もの忘れが多いと感じますか	1. 感じない	2. 少し感じる	3. 感じる	4. とても感じる	導入の質問（採点せず）		
B	1年前と比べて、もの忘れが増えたと感じますか	1. 感じない	2. 少し感じる	3. 感じる	4. とても感じる			
1	財布や鍵など、物を置いた場所がわからなくなることがありますか	1. まったくない	2. ときどきある	3. 頻繁にある	4. いつもそうだ	記憶	近時記憶	
2	5分前に聞いた話を思い出せないことがありますか	1. まったくない	2. ときどきある	3. 頻繁にある	4. いつもそうだ			
3	自分の生年月日がわからなくなることがありますか	1. まったくない	2. ときどきある	3. 頻繁にある	4. いつもそうだ		遠隔記憶	
4	今日が何月何日かわからないときがありますか	1. まったくない	2. ときどきある	3. 頻繁にある	4. いつもそうだ	見当識	時間	
5	自分のいる場所がどこだかわからなくなることはありますか	1. まったくない	2. ときどきある	3. 頻繁にある	4. いつもそうだ		場所	
6	道に迷って家に帰ってこられなくなることはありますか	1. まったくない	2. ときどきある	3. 頻繁にある	4. いつもそうだ		道順	
7	電気やガスや水道が止まってしまったときに、自分で適切に対処できますか	1. 問題なくできる	2. だいたいできる	3. あまりできない	4. まったくできない	問題解決判断力	問題解決	
8	一日の計画を自分で立てることができますか	1. 問題なくできる	2. だいたいできる	3. あまりできない	4. まったくできない			
9	季節や状況に合った服を自分で選ぶことができますか	1. 問題なくできる	2. だいたいできる	3. あまりできない	4. まったくできない		社会的判断力	
10	一人で買い物はできますか	1. 問題なくできる	2. だいたいできる	3. あまりできない	4. まったくできない	家庭外のIADL	買い物	
11	バスや電車、自家用車などを使って一人で外出できますか	1. 問題なくできる	2. だいたいできる	3. あまりできない	4. まったくできない		交通機関	
12	貯金の出し入れや、家賃や公共料金の支払いは一人でできますか	1. 問題なくできる	2. だいたいできる	3. あまりできない	4. まったくできない		金銭管理	
13	電話をかけることができますか	1. 問題なくできる	2. だいたいできる	3. あまりできない	4. まったくできない	家庭内のIADL	電話	
14	自分で食事の準備はできますか	1. 問題なくできる	2. だいたいできる	3. あまりできない	4. まったくできない		食事の準備	
15	自分で、薬を決まった時間に決まった分量を飲むことはできますか	1. 問題なくできる	2. だいたいできる	3. あまりできない	4. まったくできない		服薬管理	
16	入浴は一人でできますか	1. 問題なくできる	2. 見守りや声がけを要する	3. 一部介助を要する	4. 全介助を要する	身体的ADL①	入浴	
17	着替えは一人でできますか	1. 問題なくできる	2. 見守りや声がけを要する	3. 一部介助を要する	4. 全介助を要する		着替え	
18	トイレは一人でできますか	1. 問題なくできる	2. 見守りや声がけを要する	3. 一部介助を要する	4. 全介助を要する		排泄	
19	身だしなみを整えることは一人でできますか	1. 問題なくできる	2. 見守りや声がけを要する	3. 一部介助を要する	4. 全介助を要する	身体的ADL②	整容	
20	食事は一人でできますか	1. 問題なくできる	2. 見守りや声がけを要する	3. 一部介助を要する	4. 全介助を要する		食事	
21	家のなかでの移動は一人でできますか	1. 問題なくできる	2. 見守りや声がけを要する	3. 一部介助を要する	4. 全介助を要する		移動	

DASC®-21

DASC 21:（1～21項目まで）の合計点　　　　点/84点

地域包括ケアシステムにおける認知症アセスメント（DASC-21）©粟田主一　東京都健康長寿医療センター研究所

図 123　DASC-21（東京都健康長寿医療センター研究所　自立促進と介護予防研究チーム（粟田主一）. http://dasc.jp [31] より許諾を得て転載）

4 精神機能の評価

以下の 2 つは高齢者における代表的な認知機能の評価である.

1) MMSE（Mini-Mental State Examination）

認知症のスクリーニング検査として国際的に最も広く用いられている検査の 1 つである. 満点は 30 点でカットオフ値は感度（sensitivity）, 特異度（specificity）の点から, 23/24 が推奨されている（表 37）.

2) 改訂長谷川式簡易知能評価スケール　HDS-R

日本で用いられていた長谷川式簡易知能評価スケールの改訂版として 1991 年に開発された. 満点は 30 点でスクーリングのカットオフ値は, 20/21 である（表 38）.

3) MoCA-J（Japanese version of MoCA）

軽度認知障害（mild cognitive impairment: MCI）や軽度アルツハイマー型認知症を鑑別するもの. Nasreddine らによって開発された認知症スクリーニング検査の日本語版である. 従来の簡易な認知症スクリーニング検査の難易度を高くしたような内容となっている. 30 点満点のテストで, 25 点以下が MCI である. 方法は, 検査用紙を用いる. 質問式の検査内容の他に, 対象者自身に記入してもらう内容も含まれている. 日本語版 MoCA（MoCA-J）教示マニュアルも作成されている. 評価用紙は, MoCA のホームページより入手可能である（図 124）.

5 心理的評価

1) 改訂 PGC モラール・スケール　Philadelphia Geriatric Center Moral Scale

17 の質問項目からなり「はい」,「いいえ」で回答し各質問に肯定的な選択肢には 1 点を加算し合計得点は 17 点である. 合計点が高いほど, 主観的幸福感が高いとされる. 地域高齢者の疫学調査で広く用いられていて, 高い信頼性が確認されている（表 39）.

表37　MMSEの検査項目

質問内容	回答	得点
1 (5点)　今年は何年ですか	年	
いまの季節は何ですか		
今日は何曜日ですか	曜日	
今日は何月何日ですか	月	
	日	
2 (5点)　ここはなに県ですか	県	
ここはなに市ですか	市	
ここはなに病院ですか		
ここは何階ですか	階	
ここは何地方ですか（例: 関東地方）		
3 (3点)　物品名3個（相互に無関係） 検者は物の名前を1秒間に1個ずつ言う．その後， 被検者に繰り返させる 正答1個につき1点を与える．3個すべて言うま で繰り返す（6回まで） 何回繰り返したかを記せ＿＿回		
4 (5点)　100から順に7を引く（5回まで），あるいは「フ ジノヤマ」逆唱させる		
5 (3点)　3で提示した物品名を再度復唱させる		
6 (2点)　（時計を見せながら）これは何ですか 　　　　（鉛筆を見せながら）これは何ですか		
7 (1点)　次の文章を繰り返す 「みんなで，力を合わせて綱を引きます」		
8 (3点)　（3段階の命令） 「右手にこの紙を持ってください」 「それを半分に折りたたんでください」 「机の上に置いてください」		
9 (1点)　（次の文章を読んで，その指示に従ってください） 「眼を閉じなさい」		
10 (1点)　（なにか文章を書いてください）		
11 (1点)　（次の図形を書いてください）		
	合計得点	

(Folstein MR, et al. J Psychiatr Res.
1975; 12: 189)

表 38 HDS-R の検査項目

	質問内容		配点		
1	お歳はいくつですか？（2 年までの誤差は正解）		0	1	
2	今日は何年の何月何日ですか？　何曜日ですか？ （年月日，曜日が正解でそれぞれ 1 点ずつ）	年 月 日 曜日	0 0 0 0	1 1 1 1	
3	私達が今いるところはどこですか？（自発的に出れば 2 点，5 秒おいて，家ですか？　病院ですか？　施設ですか？　の中から正しい選択をすれば 1 点）		0	1	2
4	これから言う 3 つの言葉を言ってみてください． あとでまた聞きますのでよく覚えておいてください． （以下の系列のいずれか 1 つで，採用した系列に○印をつけておく） 1：a）桜　b）猫　c）電車　2：a）梅　b）犬　c）自動車		0 0 0	1 1 1	
5	100 から 7 を順番に引いてください．（100 − 7 は？ それからまた 7 を引くと？　と質問する．最初の答え が不正解の場合，打ち切る）	(93) (86)	0 0	1 1	
6	私がこれから言う数字を逆から言ってください． （6 − 8 − 2，3 − 5 − 2 − 9） （3 桁逆唱に失敗したら打ち切る）	286 9253	0 0	1 1	
7	先ほど覚えてもらった言葉をもう一度言ってみてください． （自発的に回答があれば各 2 点，もし回答がない場合，以下の ヒントを与え正解であれば 1 点） a）植物　b）動物　c）乗り物		a: 0　1　2 b: 0　1　2 c: 0　1　2		
8	これから 5 つの品物を見せます．それを隠しますので何があったか言ってください． （時計，鍵，タバコ，ペン，硬貨など必ず相互に無関係なもの）		0　1　2 3　4　5		
9	知っている野菜の名前をできるだけ多く言ってください．（答えた野菜の名前を右覧に記入する．途中で詰まり，約 10 秒待ってもでない場合にはそこで打ち切る） 5 個までは 0 点，6 個＝ 1 点，7 個＝ 2 点，8 個＝ 3 点，9 個＝ 4 点，10 個＝ 5 点		0　1　2 3　4　5		
（加藤伸司，他．老年精神医学雑誌．1991; 2: 1339）		合計得点			

JCOPY 498-07693

氏名：
教育年数：　　　　　　　生年月日：
性別：　　　　　　　　　検査実施日：

視空間／実行系

（点つなぎ：⑤おわり あ／① はじめ い ② え ④ ③ う）

図形模写

時計描画（１１時１０分）（3点）

[ ]　　　　　　　　　[ ]　　　[ ]　[ ]　[ ]　　/5
　　　　　　　　　　　　　　　　　輪郭　数字　針

命　名

[ ]　　　　　　　　[ ]　　　　　　　　[ ]　　/3

記　憶

		顔 かお	絹 きぬ	神社 じんじゃ	百合 ゆり	赤 あか	配点なし
単語リストを読み上げ, 対象者に復唱するよう求める。2試行実施する。5分後に遅延再生を行う。	第1試行						
	第2試行						

注　意

数唱課題（数字を1秒につき1つのペースで読み上げる）

順唱 [ ] ２１８５４
逆唱 [ ] ７４２　　/2

ひらがなのリストを読み上げる。対象者には"あ"の時に手もしくは机を叩くよう求める。2回以上間違えた場合には得点なし。
[ ] きいあうしすああるけこいあきあきけえあああるくあしせきああい　　/1

対象者に100から7を順に引くよう求める。[ ] 93　　[ ] 86　　[ ] 79　　[ ] 72　　[ ] 65　　/3
4間・5間正答：3点，2間・3間正答：2点，1間正答：1点，正答0間：0点

言　語

復唱課題　太郎が今日手伝うことしか知りません。[ ]
　　　　　犬が部屋にいるときは、猫はいつもイスの下にかくれていました。[ ]　　/2

語想起課題／対象者に"か"で始まる言葉を1分間に出来るだけ多く挙げるよう求める。[ ]＿＿＿ 11個以上で得点　　/1

抽象概念

類似課題　例：バナナ・ミカン＝果物 [ ] 電車・自転車　[ ] ものさし・時計　　/2

遅延再生

自由再生（手がかりなし）	顔 [ ]	絹 [ ]	神社 [ ]	百合 [ ]	赤 [ ]	自由再生のみ得点の対象	/5
参考項目　手がかり（カテゴリ）							
手がかり（多肢選択）							

見当識

[ ]年　　[ ]月　　[ ]日　　[ ]曜日　　[ ]市(区・町) [ ]場所　　/6

© Z.Nasreddine MD
MoCA-J 作成：鈴木宏幸　監修：藤原佳典
version 2.2

www.mocatest.org　　健常 ≧ 26/30　　合計得点　　/30
教育年数 12 年以下なら 1 点追加

検査実施者＿＿＿＿＿＿＿＿＿＿＿＿＿＿＿＿

図 124　日本語版 Montreal Cognitive Assessment（MoCA-J）の検査用紙（鈴木宏幸，他監修．日本語版 MoCA（MoCA-J）教示マニュアル 35) より許諾を得て転載）

表39 改訂PGCモラール・スケール

1. あなたは自分の人生が，年をとるにしたがって，だんだん悪くなっていく
   と思いますか
   　（イ）そう思う　<u>（ロ）そうは思わない</u>
2. あなたは去年と同じように元気だと思っていますか
   　<u>（イ）はい</u>　（ロ）いいえ
3. さびしいと感じることがありますか
   　<u>（イ）ない</u>　（ロ）あまりない　（ハ）時々感じる　（ニ）感じる
4. 最近になって小さなことを気にするようになったと思いますか
   　（イ）はい　<u>（ロ）いいえ</u>
5. 家族や親せき，友人との行き来に満足していますか
   　<u>（イ）満足している</u>　（ロ）もっと会いたい
6. あなたは年をとって前よりも役に立たなくなったと思いますか
   　（イ）そう思う　<u>（ロ）そうは思わない</u>
7. 心配だったり，気になったりして，ねむれないことがありますか
   　（イ）ある　<u>（ロ）ない</u>
8. 年をとるということは，若い時に考えていたよりも良いことだと思います
   か
   　<u>（イ）良い</u>　（ロ）同じ　（ハ）悪い
9. 生きていても仕方がないと思うことがありますか
   　（イ）ある　（ロ）あまりない　<u>（ハ）ない</u>
10. あなたは，若い時と同じように幸福だと思いますか
    　<u>（イ）はい</u>　（ロ）いいえ
11. 悲しいことがたくさんあると感じますか
    　（イ）はい　<u>（ロ）いいえ</u>
12. あなたには心配なことがたくさんありますか
    　（イ）はい　<u>（ロ）いいえ</u>
13. 前よりも腹をたてる回数が多くなったと思いますか
    　（イ）はい　<u>（ロ）いいえ</u>
14. 生きることは大変きびしいと思いますか
    　（イ）はい　<u>（ロ）いいえ</u>
15. 今の生活に満足していますか
    　<u>（イ）はい</u>　（ロ）いいえ
16. 物事をいつも深刻に考える方ですか
    　（イ）はい　<u>（ロ）いいえ</u>
17. あなたは心配事があると，すぐにおろおろする方ですか
    　（イ）はい　<u>（ロ）いいえ</u>
    　　　　　　　（下線の選択肢を選ぶと1点が与えられる）

（古谷野亘. 生きがいの測定-改訂PGCモラール スケールの分析-老年社会学.
1983; 3: 83-95 より）

JCOPY 498-07693

2) 生活満足度　Life Satisfaction Index Koyano（LSIK）

ニューガートン（Neugarten. 1961）らのLSI（Life Satisfaction Index）をもとに古谷野らが開発した主観的生活満足度の評価である．人生全体についての満足感，心理的安定，老いについての評価の3つの因子構造から成り立っている．肯定的な選択肢が選ばれた場合には1点，その他の選択肢が選ばれた場合には0点を与え，単純加算して合計得点を算出する．総得点は9点である．また，信頼性と妥当性が証明されている（表40）.

表40　生活満足度（LSIK）の質問文

あなたの現在のお気持ちについてうかがいます．あてはまる答の番号に○をつけて下さい．

(1) あなたは去年と同じように元気だと思いますか
　　<u>1. はい</u>　2. いいえ
(2) 全体として，あなたの今の生活に，不しあわせなことがどれくらいあると思いますか
　　<u>1. ほとんどない</u>　2. いくらかある　3. たくさんある
(3) 最近になって小さなことを気にするようになったと思いますか
　　1. はい　<u>2. いいえ</u>
(4) あなたの人生は，他の人にくらべて恵まれていたと思いますか
　　<u>1. はい</u>　2. いいえ
(5) あなたは，年をとって前よりも役に立たなくなったと思いますか
　　1. そう思う　<u>2. そうは思わない</u>
(6) あなたの人生をふりかえってみて，満足できますか
　　<u>1. 満足できる</u>　2. だいたい満足できる　3. 満足できない
(7) 生きることは大変きびしいと思いますか
　　1. はい　<u>2. いいえ</u>
(8) 物事をいつも深刻に考えるほうですか
　　1. はい　<u>2. いいえ</u>
(9) これまでの人生で，あなたは，求めていたことのほとんどを実現できたと思いますか
　　<u>1. はい</u>　2. いいえ

注　質問項目の配列は所属因子の順とは異なる．
　　いずれの質問項目についても下線の選択肢を選ぶと1点が与えられ，9項目の単純合計によって合計得点が算出される．
（古谷野亘，柴田　博，芳賀　博，他．生活満足度尺度の構造―因子構造の不変性．
老年社会科学．1990; 12: 102-16 より）

調査日　　　　　年　　　　　月　　　　　日（　）

被調査者氏名/番号

年齢　　　　歳　性別　（　男　・　女　）

表　Vitality Index

1）起　　床（Wake up）

いつも定時に起床している　　　　　　　　　　　　　　　　　　　2

起こさないと起床しないことがある　　　　　　　　　　　　　　　1

自分から起床することがない　　　　　　　　　　　　　　　　　　0

2）意思疎通（Communication）

自分から挨拶する、話かける　　　　　　　　　　　　　　　　　　2

挨拶、呼び掛けに対し返答や笑顔がみられる　　　　　　　　　　　1

応答がない　　　　　　　　　　　　　　　　　　　　　　　　　　0

3）食　　事（Feeding）

自分で進んで食べようとする　　　　　　　　　　　　　　　　　　2

促されると食べようとする　　　　　　　　　　　　　　　　　　　1

まったく食べようとしない　　　　　　　　　　　　　　　　　　　0

4）排　　泄（On and Off Toilet）

いつも自ら便意尿意を伝える、あるいは、自分で排泄排便を行う　　2

時々尿意、便意を伝える　　　　　　　　　　　　　　　　　　　　1

排泄にまったく関心がない　　　　　　　　　　　　　　　　　　　0

5）リハビリ、活動（Rehabilitation、Activity）

自らリハビリテーションに向かう、活動を求める　　　　　　　　　2

促されて向かう　　　　　　　　　　　　　　　　　　　　　　　　1

拒否、無関心　　　　　　　　　　　　　　　　　　　　　　　　　0

合計得点

点

調査実施者氏名/役職

備　考

図125　**意欲の指標**（鳥羽健二．意欲の評価．高齢者総合的機能評価ガイドライン．厚生科学研究所; 2008. p.102-6[36]）より許諾を得て転載）

3) 意欲の指標 Vitality index

高齢者の日常生活動作に関連した意欲（人，環境や事象に対する積極的な反応）を測定する指標で，およそ1分程度の時間で評価ができる．5個の項目について0から2点で評価し，合計得点は0～10点で高得点ほど意欲が高いという意味である．意欲が低く生命予後に要注意とみられるのは7点以下の場合である．方法は，介護者など高齢者の日常に主に携わっている人が観察して評価する．

評価用紙: 図125

4) 日本語版 FES-I（Fall Efficacy Scale-I）

これは，転倒自己効力感尺度（FES）を改善し，転倒恐怖感と転倒自己効力感を異なる概念で構成された尺度．FESの質問項目に加えて，滑りやすい路面や凹凸のある路面での歩行などのバランス能力が要求される難易度の高い動作や社会活動に関する6項目を追加し全16項目で構成されている．4段階で得点づけをし16点から64点の範囲をとる．点数が高いほど転倒自己効力感が低いことを表す．

●文献

1) 遠城寺宗徳，合屋長英．遠城寺式乳幼児分析的発達検査法．東京: 慶應義塾大学出版会; 1983.
2) 社団法人日本作業療法士協会，監修．作業療法学全書　第3巻　作業療法評価学．東京: 協同医書出版社; 2010, p.158-69.
3) 坂本龍生，他編．障害児理解の方法―臨床観察と検査法―．東京: 学苑社; 1985.
4) DENVER II―デンバー発達検査法―．東京: 日本小児医事出版社; 2005.
5) 嶋津峯眞，生澤雅夫，中瀬惇．新版K式発達検査法実施手引書．京都: 京都国際社会福祉センター; 2020.
6) 三宅和夫，監修．KIDS乳幼児発達スケール．東京: 発達科学研究教育センター; 1991.
7) 田中教育研究所，編．田中ビネー知能検査V 記録用紙．東京: 田研出版; 2003.
8) 日本版WISC-IV 記録用紙．東京: 日本文化科学社; 2010.
9) Wechsler D. 日本版WPPSI-III刊行委員会，訳編．WPPSI-III知能検査　実施・採点マニュアル．東京: 日本文化科学社; 2017.

10) Kaufman AS, Kaufman NL. 日本版 KABC-II 制作委員会, 訳編. 日本版 KABC-II マニュアル. 東京: 丸善出版; 2013.

11) 小林重雄. グッドイナフ人物画知能検査ハンドブック. 京都: 三京房; 1983.

12) 上野一彦, 名越斉子, 旭出学園教育研究所, 編. S-M 社会生活能力検査 第3版. 東京: 日本文化科学社; 2016.

13) Sparrow SS, Cicchetti DV, Balla DA. 辻井正次, 他・日本版監修. Vineland-II 適応行動尺度 面接フォーム. 東京: 日本文化科学社; 2014.

14) 旭出学園教育研究所. 肥田野直, 監修. ASA 旭出式社会適応スキル検査. 東京: 日本文化科学社; 2012.

15) 飯鉢和子, 鈴木陽子, 茂木茂八. 日本版フロスティッグ視知覚発達検査. 東京: 日本文化科学社; 1979.

16) 土田玲子, 岩永竜一郎. 日本版ミラー幼児発達スクリーニング検査と JMAP 簡易版. 大阪: パシフィックサプライ; 2003.

17) 日本感覚統合学会, 監修. JPAN 感覚処理・行為機能検査 実施マニュアル. 大阪: パシフィックサプライ; 2011.

18) Dunn W. 辻井政次, 日本版監修. 日本版 感覚プロファイル ユーザーマニュアル. 東京: 日本文化科学社; 2015.

19) 柏木正好. 姿勢・バランス・平衡. In: 日本作業療法士協会, 監修. 生田宗博, 編. 作業療法学全書 [改訂第3版] 第3巻 作業療法評価学. 東京: 協同医書出版社; 2009. p.121-2.

20) 大畑光司, 佐久間香. 中枢神経系検査測定法 (1) 一片麻痺 (錐体路徴候). In: 石川 朗, 森山英樹, 編. 理学療法テキスト 理学療法評価学 II. 東京: 中山書店; 2013. p.34.

21) Berg K, Wood-Dauphiness S, Williams JI, et al. Measuring balance in the elderly: preliminary development of an instrument. Physiother Can. 1989; 41: 304-11.

22) 藤原求美, 山口実果, 手塚康貴, 他. For Square Step Test の信頼性と妥当性について 脳卒中患者・骨関節疾患患者・健常高齢者における検討. 理学療法学. 2006; 33: 330-3.

23) Dite W, Temple VA. A clinical test of stepping and change of direction to identify multiple falling older adults. Arch Phys Med Rehabil. 2002; 83: 1566-71.

24) Baker PS, Bodner EV, Allman RM. Measuring life-space mobility in community dwelling older adults. J Am Geriatr Soc. 2003; 51: 1610-4.

25) 松林義人. 予防理学療法 3 転倒予防. In: 重森健太, 編. PT・OT ビジュアルテキスト 地域理学療法学. 東京: 羊土社; 2015. p.263.

JCOPY 498-07693

26) （公社）日本理学療法士協会．Life-Space Assessment の測定について．http://jspt.japanpt.or.jp/esas/pdf/e-sas-s-lsa-sokutei.pdf （閲覧日 2017 年 2 月 22 日）．

27) （公社）日本理学療法士協会．E-SAS 評価用紙．http://jspt.japanpt.or.jp/esas/01_use/index.html （閲覧日 2017 年 2 月 22 日）．

28) 栗本鮎美，粟田主一，大久保孝義，他．日本語版 Lubben Social Network Scale 短縮版（LSNS-6）の作成と信頼性および妥当性の検討．日本老年医学会雑誌．2011; 48 (2): 149-57.

29) Lubben JE. Assessing social networks among elderly populations. Family & Community Health. 1988; 11: 42-52.

30) Lubben J, Blozik E, Gillmann G, et al. Performance of an abbreviated version of the Lubben Social Network Scale among three European community-dwelling older adult populations. Gerontologist. 2006; 46: 503-13.

31) 東京都健康長寿医療センター研究所　自立促進と介護予防研究チーム（粟田主一）．DASC-21 とは．http://dasc.jp/about （閲覧日 2017 年 2 月 22 日）．

32) 栗田主一，杉山美香，井藤佳恵，他．地域在住高齢者を対象とする地域包括ケアシステムにおける認知症アセスメントシート（DASC-21）の内的信頼性・妥当性に関する研究．老年精神医学雑誌．2015; 26 (6): 675-86.

33) Nasreddine ZS, Phillips NA, Bedirian V, et al. The Montreal Cognitive Assessment, MoCA; A brief screening tool for mild cognitive impairment. J Am Geriatr Soc. 2005; 53(4): 695-9.

34) 鈴木宏幸，藤原佳典．Montreal Cognitive Assessment（MoCA）の日本語版作成とその有効性について．老年精神医学雑誌．2010; 21 (2): 198-202.

35) 鈴木宏幸，藤原佳典，監修．日本語版 MoCA（MoCA-J）教示マニュアル．http://www.mocatest.org （閲覧日 2017 年 2 月 23 日）

36) 鳥羽健二．意欲の評価．高齢者総合的機能評価ガイドライン．厚生科学研究所; 2008. p.102-6.

37) 上出直人，柴 喜崇，高橋香代子，他．日本の地域在住高齢女性における国際版転倒関連自己効力感尺度（the Falls Efficacy Scale-International）の信頼性と妥当性．総合リハ．2010; 38: 1063-9.

<黒渕永寿　田附松代　外里冨佐江>

■索　引■

あ行

愛着	226
愛着欲求	142
愛着理論	26
アイデンティティの危機	93
アイデンティティを確立	103
アクションジェネレーター	173
あくび	168
足踏み運動	180
アタッチメント	226
頭に働く体の立ち直り反応	162
アニミズム	224
アニミズム的思考	66
安全基地	226
いじめ	84
一次的情動	223
異聴	214
移動運動	167, 179
移動能力の評価	269
意欲の指標	265, 285
印象的把握	82
運動視	188, 189
運動の連続性	168
エアーズ	20
エアハルト	19
永久歯	69
エイムズの窓	189, 190
エストロゲン	91
エリクソン	13, 85, 227
遠城寺式乳幼児分析的発達検査	234, 237
黄疸	39
奥行き知覚	189

オノマトペ	204
音源識別	202
音源定位	202
音声言語	202, 221
音声知覚	205
音素	217

か行

絵画語い発達検査法	236
外言	77
改訂 PGC モラール・スケール	264, 278
改訂長谷川式簡易知能評価スケール	263, 278
外的言語	77
過期産児	37
学童期	69
学齢版・コミュニケーション発達スケール	257
化骨核	43
仮説演繹的	93
片足立位保持	261
体に働く体の立ち直り反応	162
体に働く頸の立ち直り反応	163
ガラント反射	156
過労死等防止対策推進法	115
感覚運動操作	224
感覚運動的段階	50
感覚運動的知能	22
感覚統合理論	20
眼球運動	168, 191, 192, 193
観察的把握	82
感情	222
感情の老化	141

記憶方略	81	光線療法	39
聞こえのチェックリスト	213	行動的把握	82
キッズ乳幼児発達スケール	234, 240	高度難聴	212
ギャングエイジ	84, 228	更年期障害	117
吸引反射	29	肛門期	23
吸啜・嚥下運動	168	高齢期前期	123
吸啜-嚥下反射	158	コールバーグ	85
キュブラー-ロス	150	呼吸窮迫症候群	38
強化	227	呼吸様運動	168
共同注意	55	心の理論	67
協同的な遊び	75	個性化と統合	147
緊張性頸反射	171	ごっこ遊び	220
緊張性反射	158	骨粗鬆症	118, 129
緊張性迷路反射	159	こどもの社会的地位	10
クーイング	52, 203	語の類推	79
具体的操作	23, 224	個別的成熟の原理	14
具体的操作段階	71	コミュニケーション	202
屈曲反射	171	コントラスト感度	186, 187, 188
屈筋逃避反射	154		

さ行

グッドイナフ人物画知能検査	235		
経験知	145	サーカディアンリズム	39
形式的操作	23, 224	鰓弓	29
形式的操作段階	81, 92	座位姿勢	16
傾斜反応	165	逆手握り	199
傾聴反応	203	作業記憶	77
ゲゼル	13	サッカード	192
結晶性知能	137	サルコペニア	125
言語コミュニケーション発達		三段論法	79
スケール	236	ジェネラルムーブメント	45, 169
原コミュニケーション	215	自我	23
原始反射	44, 195	視覚スキル	193
原始歩行	156	視覚的断崖	189, 190
高学年	78	自我同一性の危機	93
後期高齢者	143	自我同一性を確立	103
高校生	95	色覚	187, 188
交叉性伸展反射	154, 170	自己意識	60
抗重力機構	180	自己意識の発達	74
口唇	158	自己制御	77
口唇期	23	自己制御機能	67

自己組織化	175
自己中心性	224
自己評価	83
自殺	96
支持反応	170
思春期	89
姿勢運動	167
姿勢制御	170
視性立ち直り反応	161
姿勢調節機構	170
姿勢反射	44, 161, 170
姿勢反応	161
姿勢変換（背臥位～腹臥位）	16
指尖握り	195, 197
児童虐待に関する法律	12
児童虐待防止法	8
自動調節の原理	14
児童福祉法	8
自動歩行	156
自発的リリース	197
指腹握り	195, 196
ジャーゴン	53
社会人	102
社会的微笑	54, 223
しゃっくり	168
ジャン-ジャックルソー	10
集団帰属意識	84
縦断的方法	13
手根骨	78
手根骨の化骨化	69
手指-回内握り	58
手掌回外握り	58
手掌回内握り	58
手掌握り	195, 196
手掌把握反射	155, 195
手内操作スキル	197, 198
馴化法	186, 191
順序性	5
順手握り	199

生涯発達	232
生涯発達検査	232
松果体	39
情緒	222
象徴的思考	22
象徴的思考段階	65
情動	222
衝動性眼球運動	192
初語	205
書字言語	221
触覚反応	33
視力	186
視力測定	185
神経管の形成	32
神経成熟理論	174
新生児期	36
伸張反射	170
新版K式発達検査	234, 239
親密性	105
心理・社会的危機	106
睡眠	39
スキャモンの成長曲線	69
スキャモンの臓器別発育曲線	6
ステッピング反応	165
成育	4
生活の質	117
生活満足度	264, 283
性器期	23
正期産児	37
生後2カ月革命	169
成熟	4
成熟論	13
成人型歩行	182
成人期後期	116
成人期前期	105
成人期中期	112
成人年齢	97
成人の発達障害	108
正中指向	47

成長	4	第二次性徴	89
静的三指握り	64	大脳性視覚障害	192
性同一性障害	110	大脳皮質レベル	163
青年期	89	胎盤形成	32
青年期後半	102	体力テスト	79
生理的体重減少	42	立ち直り反射	171
生理的微笑	53, 223	立ち直り反応	175
脊髄神経	167	脱中心化	72
脊髄レベル	154	田中ビネー知能検査V	235, 242
前期高齢者	123	男根期	23
全血液交換	39	探索	158
選好注視法	184, 185, 187	男性の更年期障害	118
潜在期	23	小さな大人	9
詮索反応	204	知覚の中心化	71
前操作的思考	224	中学生	89
前操作的段階	58	抽象語理解力検査	237
選択的微笑	223	中枢パターン発生器	179
前庭機能	178	中脳レベル	161
センテナリアン	144	聴覚機能	202
早産児	37	聴覚反応	33
喪失の時期	147	超高齢者	143
相反交互作用の原理	14	直立歩行	16
足底把握反射	156	直感的思考	22
側彎反射	156	直感的思考段階	65
粗大運動	44	陳述記憶	139
育ち	2	追従性眼球運動	192
空の巣症候群	121	手遊び歌	217
		低学年	69
た行		低出生体重児	39
		テストステロン	91
ターン・テイキング	219	デンバー発達判定法	234
第一反抗期	62	橈側手指握り	195, 196
胎芽期	28, 29	橈側手掌握り	195, 196
大学	102	動的三指握り	64
胎児期	28, 29	動的トリポッド把握	199
対称性緊張性頸反射	160	トランスジェンダー	110
体節形成	32		
体節性姿勢反応	171	**な行**	
胎動	29		
ダイナミカルシステム理論	174	内言	77

内臓脂肪症候群 113
内的言語 77
喃語 204
ニート 107
二次的情動 223
日本語版 FES-I 265, 285
日本語版 LSNS-6 短縮版 265, 275
日本語理解テスト 237
日本版感覚プロファイル 236, 256
日本版ミラー幼児発達スクリー
　ニング検査 236, 251
日本版 K-ABC II 235
日本版 Vineland- II 適応行動
　尺度 235
乳児期 41
乳幼児精神発達質問紙（津守式）
　 234
ニルソン 28
人間 2
人間の発達段階の存在 10
認知症高齢者の日常生活自立度
　判定基準 271
脳幹レベル 158
脳神経 167
脳の老化 141

は行

把握反射 168
肺呼吸機能 30
背反射 156
ハサミの操作 200
ハサミの操作期 201
パターンジェネレーター 173
発育 4
発生的認知理論 20
発達 3, 4
発達学的把持理論 20
発達形態学的研究 13
発達の阻害因子 9

バブル崩壊 107
パラシュート反応 164
バランス能力評価 266
反射 158
反射運動 30
反射階層理論 174
ハンドリガード 52
反応性姿勢調整 171
汎用性パターンジェネレーター 174
ピアジェ 20, 71, 224
非運動性視知覚発達検査 236
引き起こし反射 159
微細運動 44
非対称性緊張性頸反射 160, 168
非陳述記憶 140
人見知り 223
ひとり遊び 227
百寿者 144
表象 59
表象的思考 223
敏感期 5
ピンクノイズ 202
ファンクショナルリーチ 261, 266
フィードバック機構 171
フィードフォワード的 171
フィジェティー 170
不登校 93
フリーター 107
ブリッジス 222
フレイル 124
フレーベル 11
不連続性 168
フロイト 11, 23
プロゲステロン 91
フロスティッグ視知覚発達検査
　 236, 250
分離不安 226
平行遊び 227
平衡反応 163, 175

ペスタロッチ 11
弁別機能 203
傍観的遊び 227
方向性 5
方向性の原理 14
ボウルビー 26, 226
歩隔 57
母語 205
歩行速度 262
保護伸展反応 164
母子分離不安 54
母性的養育の剥奪 26
母性剥奪 226
補聴器 205
ホッピング反応 166

ま行

マザーリース 203
マタニティブルー 110
マックグロー 15
味覚反応 33
見立て遊び 220
耳のきこえと言葉の発達の
　チェック 210
迷路性立ち直り反応 161
メタ記憶 81
メタボリックシンドローム 112, 113
目と手の協応 193, 200
メラトニン 39
メンタルヘルス 115
文字言語 72
物の永続性 52
モラトリアム 93
モロー反射 15, 158, 168
モンテッソリ 11

や行

ヤングケアラー 101
優位機能の原理 14

有意味語 217
有能感 83
指しゃぶり 168
幼児期後期 63
幼児期前期 56
陽性支持反射 157
抑制機能 167
予測性姿勢調整 171
四つ這い運動 16
夜泣き 203

ら行

ライジング 169
ランドウ反応 163
リーチ 193, 194
立体視 189
流動性知能 137
両眼視差 189
劣等感 83
老研式活動能力指標 262, 271
老衰 148
ロコモティブシンドローム 127

わ行

枠組み効果 191

欧文

acuditory neuropath 207
ADAM 118
Apgar score 36
ASA 旭出式社会適応スキル検査
　　 236, 249
ATNR（asymmetrical tonic neck
　reflex） 160
automatic walking reflex 156
BBS（Berg balance scale） 267
BOB（body righting reaction acting
　on the body） 162

BOH（body righting reaction acting on the head） 162
Bowlby John 226
Bridges KMB 222
centenarian 144
CPG（central pattern generator） 179
crossed extension reflex 154, 170
DAM 235
DASC-21 263, 275
DENVER II 234
DTVP 236, 250
empty nest syndrome 121
equilibrium reaction 163
FAI（frenchay activities index） 271
FBS（functional balance scale） 267
fidgety 170
flexion reflex 171
flexor withdrawal reflex 154
Forssberg 179
FSST（four square step test） 269
galant reflex 156
GM（general movement） 169
habituation method 186
HDS-R 263, 278
hopping reaction 166
intimacy 105
J.COSS 237
J.COSS 日本語理解テスト 258
JMAP 236, 251
JPAN 感覚処理・行為機能検査 236, 254
KIDS 乳幼児発達スケール 234, 240
Kohlberg L 85
Kübler-Ross 150
labyrinthine righting reaction 161
landau reflex 163
LCSA 236, 257
LC スケール 236
LOH 症候群 118

LSA（life-space assessment） 265, 271
LSIK（life satisfaction index koyano） 264, 283
McGraw 174
Milani 発達チャート 175
MMSE（mini-mental state examination） 263, 278
MoCA-J（Japanese version of MoCA） 264, 278
Moro reflex 158
NICU 31
NOB（neck righting reaction acting on the body） 163
optical righting reaction 161
palmar grasp 155
Piajet Jean 224
plantar grasp 156
PL 法（preferential looking） 184, 186, 187, 188, 189, 191
positive supporting reflex 157
postural reaction 161
postural reflex 161
Prechtl 167
protective extension reaction 164
PVT-R 236
QOL（quality of life） 117
reach 193
righting reflex 171
rooting reflex 158
S-M 社会生活能力検査　第 3 版 235, 246
S. Grillner 179
saccade 192
Scammon の成長曲線 69
SCTAW 237
self-organization 175
Sensory Profile 256
stepping reaction 165

STNR（symmetrical tonic neck reflex）　160
stretch reflex　170
sucking-swallowing reflex　158
supporting reaction　170
Takata　75
Thelen & Smith　174
tilt board reaction　165
TLR（tonic labyrinthine reflex）　159
tonic neck reflex　171
tonic reflex　158
traction reflex　159

TVPS　236
U 字現象　168
Vineland-II 適応行動尺度　247
vitality index　265, 285
WISC-IV 知能検査　235, 244
WPPSI-III 知能検査　235
writhing　169

数字

3 つ山課題　225
6 分間歩行テスト　260, 266
9 歳〜 10 歳の壁　221

編者略歴
ふくだえみこ
福田恵美子

1968年　　　　国立療養所東京病院付属リハビリテーション学院卒業（作業療法士）
1994年　　　　放送大学教養学部卒業（教養学士）
2003年　　　　東北大学大学院医学部医学系研究科障害科学専攻修了（障害科学博士）
1968年〜1979年　栃木県身体障害医療福祉センター（現とちぎリハビリテーションセンター）
1980年〜1995年　自治医科大学付属病院リハビリテーションセンター副室長
1995年〜2001年　国際医療福祉大学・大学院助教授
2001年〜2004年　東北文化学園大学・大学院教授
2004年〜2011年　山形県立保健医療大学・大学院教授・理事
2011年〜現在　　NPO法人発達支援飛翔のもり（顧問・理事）
　　　　　　　　指定特定相談支援事業所フリージア相談支援専門員
2015年〜2018年　長野保健医療大学保健科学部リハビリテーション学科教授
2018年〜現在　　長野保健医療大学特任教授

コメディカルのための専門基礎分野テキスト

人間発達学 ⓒ

発　行	2005 年 3 月10日	初版 1 刷
	2007 年 3 月 1 日	初版 2 刷
	2008 年 3 月20日	初版 3 刷
	2009 年 4 月 1 日	2 版 1 刷
	2009 年 7 月10日	2 版 2 刷
	2010 年 3 月20日	2 版 3 刷
	2011 年 9 月20日	2 版 4 刷
	2012 年 9 月20日	2 版 5 刷
	2014 年 3 月20日	2 版 6 刷
	2014 年 9 月10日	3 版 1 刷
	2015 年 9 月 1 日	3 版 2 刷
	2017 年 9 月 1 日	4 版 1 刷
	2019 年 3 月20日	5 版 1 刷
	2021 年 3 月20日	5 版 2 刷
	2022 年 3 月 1 日	5 版 3 刷
	2022 年 9 月 1 日	6 版 1 刷

編　者　福田恵美子

発行者　株式会社　中外医学社

代表取締役　青木　　滋

〒 162-0805　東京都新宿区矢来町 62

電　話　(03) 3268−2701 (代)

振替口座　00190-1-98814 番

印刷・製本／三和印刷 (株)　　　＜ MM・HO ＞

ISBN978-4-498-07693-8　　　Printed in Japan

JCOPY　＜(社) 出版者著作権管理機構 委託出版物＞

本書の無断複製は著作権法上での例外を除き禁じられています．
複製される場合は，そのつど事前に，(社) 出版者著作権管理機構
(電話 03-5244-5088, FAX 03-5244-5089, e-mail: info@jcopy.
or. jp) の許諾を得てください．

コメディカルのための
専門基礎分野テキスト

全15巻 好評刊行　各巻A5判160〜400頁

解剖学 3版	五味敏昭・岸　清　編集
生理学 3版	黒澤美枝子・長谷川　薫　編集
運動学	丸山仁司　編集
人間発達学 6版	福田恵美子　編集
病理学	神山隆一　編集
臨床心理学	名嘉幸一　編集
医学概論 7版	北村　諭　著
診断学概論	北村　諭　編集
内科学 7版	北村　諭　編集
整形外科学	茂原重雄　編集
神経内科学 2版	細川　武・原　元彦　編集
精神医学 3版	上野修一・大蔵雅夫・谷岡哲也　編集
小児科学	外間登美子　編集
老年医学 2版	松本和則・嶋田裕之　編集
公衆衛生学 3版	柳川　洋・萱場一則　編集